实用药学基础与临床应用

主 编 栗慧玲 郭建平 王利霞 汪 洋 韩 旭 邵 寅

SHIYONG YAOXUE JICHU YU

LINCHUANG YINGYONG

黑龙江科学技术出版社

图书在版编目（CIP）数据

实用药学基础与临床应用 / 栗慧玲等主编. -- 哈尔滨 : 黑龙江科学技术出版社, 2018.2
ISBN 978-7-5388-9742-5

Ⅰ.①实… Ⅱ.①栗… Ⅲ.①药物学 Ⅳ.①R9

中国版本图书馆CIP数据核字(2018)第114612号

实用药学基础与临床应用

SHIYONG YAOXUE JICHU YU LINCHUANG YINGYONG

主　　编	栗慧玲　郭建平　王利霞　汪　洋　韩　旭　邵　寅	
副 主 编	张贵成　辛小芳　裴晓燕　陈银华　杨　念	
	王永杰　张新茹　王冬雪　危　佳　聂　娟	
责任编辑	李欣育	
装帧设计	雅卓图书	
出　　版	黑龙江科学技术出版社	
	地址：哈尔滨市南岗区公安街70-2号　邮编：150001	
	电话：（0451）53642106 传真：（0451）53642143	
	网址：www.lkcbs.cn www.lkpub.cn	
发　　行	全国新华书店	
印　　刷	济南大地图文快印有限公司	
开　　本	880 mm × 1 230 mm　1/16	
印　　张	11	
字　　数	337 千字	
版　　次	2018年2月第1版	
印　　次	2018年2月第1次印刷	
书　　号	ISBN 978-7-5388-9742-5	
定　　价	88.00元	

前 言

　　随着医疗体制改革的不断深入，临床药学的传统观念和工作模式正发生着深刻的历史变革，已由过去简单的保障药品供应型向以患者为中心的药学技术服务型转变。药师参与临床合理用药，与医护人员一起优化治疗方案，已成为医院药学未来的发展趋势。

　　本书参考国内外最新文献，并结合临床用药现状和实践经验，先简要介绍了药理学、药物化学、药剂学等药学基础理论；然后重点介绍了临床常用西药，包括抗菌药物、抗病毒药物以及各系统常用药物的名称、药理作用、适应证、用法用量、不良反应、禁忌、注意事项、规格等内容；最后详细讲解了常用中药的临床运用。本书内容力求严谨准确、科学实用，尽可能做到全面覆盖，重点突出，既体现理论的完整性，又强调实践的系统性，希望本书能为广大医药同仁在临床使用上提供参考。

　　由于编写内容较多，时间紧促，尽管在编写的过程中我们虽经反复校对、多次审核，但书中难免有不足和疏漏之处，望各位读者不吝赐教，提出宝贵意见，以便再版时修订，谢谢。

编　者
2018 年 2 月

目 录

第一章

药理学

第一节　药理学概述

一、药理学的性质与任务

药理学的英文 pharmacology 一词，由希腊文字 pharmakon（药物、毒物）和 logos（道理）缩合演变而成。顾名思义，药理学就是研究药物与机体相互作用及其作用规律的学科，其研究的主体是药物。

药物指能改变或查明机体生理功能和病理状态，用于预防、诊断、治疗疾病的物质。

药品与药物的区别：药品是指经过国家药品监督部门审批，允许其生产销售的药物，即已获得商品属性的药物，不包括正在上市前临床试验中的药物。而药物不一定经过审批，也不一定市面上有售。《中华人民共和国药品管理法》第 102 条关于药品的定义：药品是指用于预防、治疗、诊断人的疾病，有目的地调节人的生理功能并规定有适应证或者功能主治、用法和用量的物质，包括中药材、中药饮片、中成药、化学原料药及其制剂、抗生素、生化药品、放射性药品、血清、疫苗、血液制品和诊断药品等。

药物与毒物：在一定条件下，较小剂量就能够对生物体产生毒性作用或使生物体出现异常反应的化学物质称为毒物（toxicant）。毒物的概念是相对的，药物与毒物难以严格区分，任何药物剂量过大或用药时间过长都可能产生毒性反应。毒理学（toxicology）是研究外源性化学物质及物理和生物因素对机体的有害作用及作用机制的应用学科，也属于药理学范畴。

药理学的学科任务是为阐明药物作用机制、改善药物质量、提高药物疗效、开发新药、发现药物新用途并为探索细胞生理生化及病理过程提供实验和理论依据；在正确用药、提高药物防病治病效果、促进医药学发展及协同其他生物学科阐明生命活动基本规律等方面，具有重要的作用；在药理学科学的理论指导下进行临床实践，在实验研究的基础上丰富药理学理论。药理学既是基础医学与临床医学的桥梁学科，也是医学与药学之间的桥梁学科。

药理学与临床药理学：近年来逐渐发展而设立的临床药理学是以临床患者为研究和服务对象的应用科学，其任务是将药理学基本理论转化为临床用药技术，即将药理效应转化为实际疗效，是基础药理学的后继部分。

二、药理学的研究方法与内容

药理学的研究方法是实验性的，即在严格控制的条件下观察药物对机体或病原体的作用规律并分析其客观作用原理。药物的研究和应用除了要尊重科学规律，还要依照法律、法规和相关指导原则的规定，以保障人们的生命健康。

药理学研究内容：不仅要阐明药物对人体与病原体的作用和作用机制；而且要研究人体与病原体对药物的反作用（药物的体内过程），前者属于药物效应动力学（pharmacodynamics）的范畴，后者属于药物代谢动力学（pharmacokinetics）的范畴。

（栗慧玲）

第二节　药物效应动力学

药物效应动力学（pharmacodynamics），简称药效学，是研究药物对机体作用及作用机制的科学。即研究药物对机体的影响，包括药物给机体带来的治疗效应（疗效）或者非预期甚至不好的作用（不良反应等）。

药效学的研究内容包括药物与作用靶位之间相互作用所引起的生物化学、生理学和形态学变化，药物作用的全过程和分子机制（药物作用、药理效应和药物作用机制），药物作用的二重性（治疗作用和不良反应），药物的效应关系（量效关系、构效关系和时效关系），以及对药物的安全性评价。药效学的研究为临床合理用药、避免药物不良反应和新药研究提供依据，在促进生命科学发展中发挥着重要作用。

一、药物作用和药理效应

药物作用（drug action）是指药物与机体生物大分子相互作用所引起的初始作用，是动因，有其特异性（specificity）。特异性指药物能与人体内相应的作用靶位（如受体）结合，从而产生特定的生理效应。

药理效应（pharmacological effect）是药物引起机体生理、生化功能的继发性改变，是药物作用的具体表现，对不同脏器有其选择性（selectivity）。选择性指药物对某组织、器官产生明显的作用，而对其他组织、器官作用很弱或几无作用。

通常药理效应与药物作用互相通用，但当两者并用时，应体现先后顺序，即两者的因果关系，药物作用是因，药理效应是药物作用的结果。以肾上腺素升高血压为例，说明药物作用与药理效应的关系，如图 1 - 1 所示。

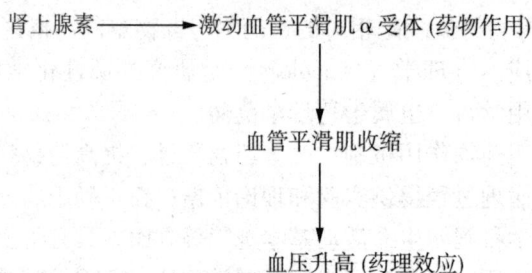

肾上腺素 ──────► 激动血管平滑肌 α 受体 (药物作用)

↓

血管平滑肌收缩

↓

血压升高 (药理效应)

图 1 - 1　药物作用与药理效应关系

药理效应的基本类型：机体功能的提高称为兴奋（excitation）、亢进（hyperfunction），功能的降低称为抑制（inhibition）、麻痹（paralysis）。过度兴奋转入衰竭（failure），是另外一种性质的抑制。近年来随着生命科学的迅速发展，能使细胞形态与功能发生质变的药物引起注意，例如某些物质可以诱发细胞癌变。

药物作用特异性强的药物不一定产生选择性高的药理效应，两者不一定平行。例如阿托品特异性阻断 M 胆碱受体，但其药理效应选择性并不高，由于 M 胆碱受体的广泛分布，阿托品对心脏、血管、平滑肌、腺体及中枢神经功能都有影响，而且有的表现为兴奋效应，有的表现为抑制效应。作用特异性强及/或效应选择性高的药物应用时较有针对性，不良反应较少。反之，效应广泛的药物不良反应较多。但广谱药物在多种病因共存或诊断未明时选用也有其方便之处，例如广谱抗生素、广谱抗心律失常药等。

药物作用的方式：①局部作用和吸收作用：局部作用指在给药部位发生作用，几无药物吸收，如乙醇、碘酒对皮肤黏膜表面的消毒作用；吸收作用又称全身作用，指药物经吸收入血，分布到机体有关部位后再发挥作用。②直接作用和间接作用：直接作用指药物与器官组织直接接触后所产生的效应；间接作用又称继发作用，指由药物的某一作用而引起的另一作用，常常通过神经反射或体液调节引起。洋地黄的直接作用是兴奋心肌，加强心肌收缩力，改善心力衰竭症状，而随之产生的利尿、消肿等则属继发作用。

药理效应与治疗效果（简称疗效，therapeutic effect），两者并非同义词，例如具有扩张冠脉效应的药物不一定都是抗冠心病药，抗冠心病药也不一定都会取得缓解心绞痛临床疗效，有时还会产生不良反应（adverse reaction），这就是药物效应的二重性：药物既能治病也能致病。

二、药物作用的二重性

1. 药物的治疗作用　指患者用药后所引起的符合用药目的的作用，有利于改善患者的生理、生化功能或病理过程，使机体恢复正常。根据药物所达到的治疗效果分为对因治疗、对症治疗和补充治疗或替代治疗。

对因治疗（etiological treatment）用药目的在于消除原发致病因子，彻底治愈疾病称为对因治疗，或称治本，例如抗菌药物清除体内致病菌。

对症治疗（symptomatic treatment）用药目的在于改善症状称为对症治疗，或称治标。对症治疗未能根除病因，但在诊断或病因未明时，对暂时无法根治的疾病却是必不可少的。在某些重危急症如休克、惊厥、心力衰竭、高热、剧痛时，对症治疗可能比对因治疗更为迫切。

补充治疗（supplement therapy）用药目的在于补充营养物质或内源性活性物质的不足，可部分起到对因治疗的作用，急则治其表，缓则治其本，但需注意病因。或者作为替代治疗（replacement therapy），如肾衰竭患者的透析治疗。

2. 药物的不良反应　凡是不符合用药目的并给患者带来不适或痛苦的反应统称为药物的不良反应（adverse drug reaction，ADR）。多数ADR是药物固有效应的延伸，在一般情况下是可以预知的，但不一定可以避免。少数较严重的ADR较难恢复，称为药源性疾病（drug induced disease），例如庆大霉素引起神经性耳聋。根据治疗目的，用药剂量大小或不良反应严重程度，分为以下几个方面。

（1）不良反应（side reaction）：指药物在治疗剂量时，出现的与治疗目的无关的不适反应。这与药理效应选择性低有关，当某一效应用作治疗目的时，其他效应就成为不良反应。例如阿托品用于解除胃肠痉挛时，将会引起口干、心悸、便秘等不良反应。不良反应是在常用剂量下发生的，一般不太严重，但是难以避免。

（2）毒性反应（toxic reaction）：指在剂量过大或蓄积过多时发生的危害性反应，一般比较严重，但是可以预知也是应该避免发生的ADR。企图增加剂量或延长疗程以达到治疗目的是有限度的，过量用药会增加临床治疗风险。急性毒性反应多损害循环、呼吸及神经系统功能，慢性毒性反应多损害肝、肾、骨髓、内分泌等功能。致癌（carcinogenesis）、致畸胎（teratogenesis）、致突变（mutagenesis）的三致反应也属于慢性毒性范畴。

（3）后遗效应（residual effect）：是指停药后血药浓度已降至阈浓度以下时仍残存的药理效应。例如长期应用肾上腺皮质激素，停药后肾上腺皮质功能低下，数月内难以恢复。

（4）停药或撤药反应（Withdrawal reaction）：指长期服用某些药物，突然停药后原有疾病的加剧，又称反跳现象（rebound phenomenon）。例如长期服用可乐定降血压，停药次日血压将回升。

（5）继发反应（secondary reaction）：指由于药物的治疗作用引起的不良后果。如长期应用广谱抗菌药物导致的二重感染。

（6）变态反应（allergic reaction）：指机体受药物刺激所发生的异常免疫反应，可引起机体生理功能障碍或组织损伤，也称过敏反应（hypersensitive reaction）。常见于过敏体质患者。临床表现各药不同，各人也不同。反应性质与药物原有效应无关，用药理拮抗药解救无效。反应严重度差异很大，与剂量无关，从轻微的皮疹、发热至造血系统抑制、肝肾功能损害、休克等。可能只有一种症状，也可能多种症状同时出现。停药后反应逐渐消失，再用时可能再发。致敏物质可能是药物本身，可能是其代谢物，也可能是药剂中杂质。青霉素类抗生素临床用药前常做皮肤过敏试验，但仍有少数假阳性或假阴性反应。由此可见这是一类非常复杂的药物反应。

（7）特异质反应（idiosyncratic reaction）：指某些药物可使少数患者出现特异质的不良反应，与遗传有关，属于遗传性生化缺陷。反应性质也可能与常人不同，但与药物固有药理作用基本一致，反应严重度与剂量成比例，药理拮抗药救治可能有效。这种反应不是免疫反应，故不需预先敏化过程。目前已知这是一类药理遗传异常所致的反应，例如葡萄糖 - 6 - 磷酸脱氢酶（glucose - 6 - phosphate clehydroge-nase，G - 6 - PD）缺乏的患者，服用磺胺类药物会引起溶血反应。

（8）药物耐受（drug tolerance）：指机体对药物反应的一种适应性状态和结果。当反复使用某种药物时，机体对该药物的反应性减弱，效价降低；为达到与原来相等的反应性和药效，就必须逐步增加用药剂量，这种叠加和递增剂量以维持药效作用的现象，称药物耐受。对于化疗药物，则存在病原体产生耐受的问题，称为耐药性（drug resistance）或抗药性。

（9）药物依赖（drug dependence）：又称药瘾（drug addiction），是指对药物强烈的渴求。患者为了谋求服药后的精神效应以及避免断药而产生的痛苦，强制性地长期连续或周期性地服用。

WHO 对药物不良反应的定义是：正常剂量的药物用于预防、诊断、治疗疾病或调节生理功能时出现有害的或与用药目的无关的反应。药物不良反应按与其正常药理作用有无关联而分为 A，B 两类。

A 型又称剂量相关的不良反应，该反应为药理作用增强所致，常和剂量有关，可以预测，发生率高而病死率低。临床上出现药物不良反应、毒性反应、过度效应、撤药反应、继发反应等皆属 A 型 ADR。

B 型又称剂量不相关的不良反应。是和药理作用无关的异常反应。一般与剂量无关，难以预测，发生率低而病死率高，如药物变态反应和特异质反应，属 B 型 ADR。

1998 年以后，WHO 又细划了药物不良反应，除 A，B 型外，又增加了 C 型（迟发不良反应）、D 型（时间不良反应）、E 型（停药型）、F 型（治疗意外失败型）。

三、药物的效应关系

药物的效应取决于三种关系：量效关系、构效关系和时效关系。

1. 量效关系（dose - effect relationship） 在一定范围内，药理效应的强弱与单位时间内药物剂量大小或浓度高低呈一定的关系，即剂量 - 效应关系，简称量效关系。

2. 量效曲线（dose - effect curve） 以药理效应为纵坐标，药物剂量或浓度为横坐标做图得量效曲线，如以药物的效应（E）为纵坐标，药物的剂量或浓度（C）为横坐标作图，则得到直方双曲线；如将药物浓度或剂量改用对数值（logC）作图，则呈典型的 S 形曲线，见图 1 - 2A。

定量阐明药物的剂量（浓度）与效应之间的关系，有助于了解药物作用的性质，为临床用药提供参考。药理效应是连续增减的量变，可用具体数量或最大反应的百分数表示的，称为量反应（quantitative response），如血压、心率、血糖浓度等，其研究对象为单一的生物单位。如果药理效应表现为反应性质的变化，而不是随着药物剂量或浓度的增减呈连续性量的变化，则称为质反应（qualitative response），其反应只能用全或无、阳性或阴性表示，如存活与死亡、惊厥与不惊厥等，其研究对象为一个群体。量效曲线以累加阳性率与剂量（或浓度）作图，也呈 S 形曲线，如图 1 - 2B。

量效曲线在药理学上有重要意义，分析 S 形量效曲线，可解释如下概念。

（1）最小有效量（minimum effective dose）：药物产生效应的最小剂量，亦称阈剂量（threshold dose）。

（2）最小有效浓度（minimum effective concentration）：药物产生效应的最小浓度，亦称阈浓度（threshold concentration）。

（3）半数有效量（median effective dose，ED_{50}）：在量反应中是指能引起 50% 最大反应强度的药物剂量；在质反应中是指引起 50% 实验动物出现阳性反应的药物剂量。量效曲线在 50% 效应处的斜率最大，故常用半数有效量计算药物的效应强度。半数有效量常以效应指标命名，如果效应指标为死亡，则称为半数致死量（median lethal dose，LD_{50}）。

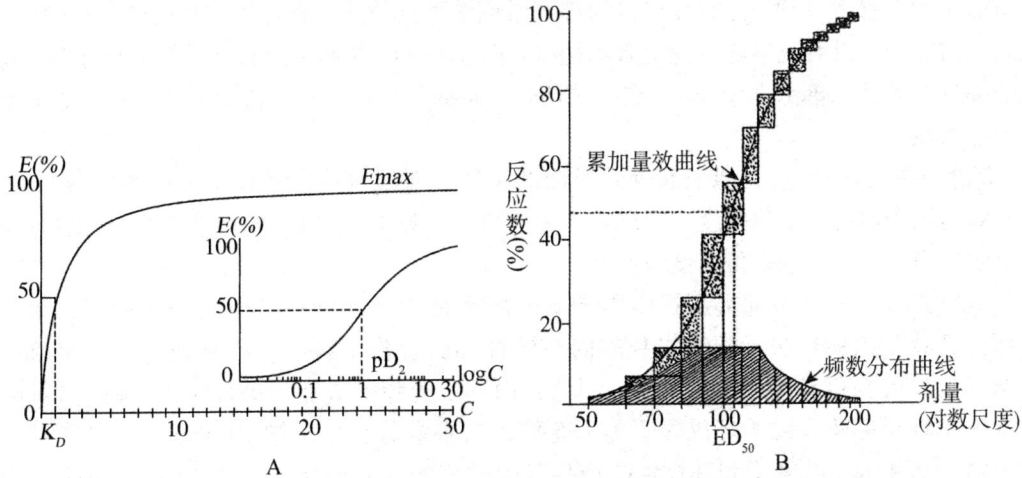

图 1-2 药物作用的量效关系曲线

A. 药物作用量反应的量效关系曲线（E 效能；C 浓度；Emax 最大效应；KD 药物与受体的结合能力；亲和力指数 $pD_2 = -logK_D$）；B. 药物作用质反应的累加量效关系曲线 ED_{50} 半数有效剂量

（4）半数有效浓度（median effective concentration，EC_{50}）：在量反应中指能引起 50% 最大反应强度的药物浓度，在质反应中指引起 50% 实验对象出现阳性反应时的药物浓度。

（5）中毒量（toxic dose，TD）和最小中毒量（minimum toxic dose）：分别为引起中毒的剂量和引起中毒的最小剂量。

（6）极量（maximum dose）和致死量（lethal dose）：分别为最大治疗剂量和引起死亡的剂量。

（7）治疗指数（therapeutic index，TI）和安全范围（margin of safety，MOS）：表示药物安全性的两个指标。治疗指数一般常以药物的 LD_{50}（临床用 TD_{50}）与 ED_{50} 的比值称为治疗指数用以表示药物的安全性，药物的 ED_{50} 越小，LD_{50}（或 TD_{50}）越大说明药物越安全。当药物的量效曲线与其剂量毒性曲线不平行，则 TI 值不能完全反映药物的安全性，此时，需要采用安全范围来表示药物的安全性。安全范围以 LD_5（临床用 TD_5）与 ED_{95} 值或/LD_1（临床用 TD_1）与 ED_{99} 之间的距离表示药物的安全性。药物安全范围越窄，用药越不安全，有的药物安全范围为负值（ED_{95} 与 LD_5 或 TD_5 相互重叠），说明该药极易中毒。

（8）治疗窗（therapeutic window）：一般来说，药物剂量在安全范围内不会发生严重毒性反应。近年来提出"治疗窗"的概念，指疗效最佳而毒性最小的剂量范围，比安全范围更窄。下列情况须确定治疗窗：①药理效应不易定量。②用于重症治疗，不允许无效。③安全范围小且毒性人的药物。

上述见图 1-3。

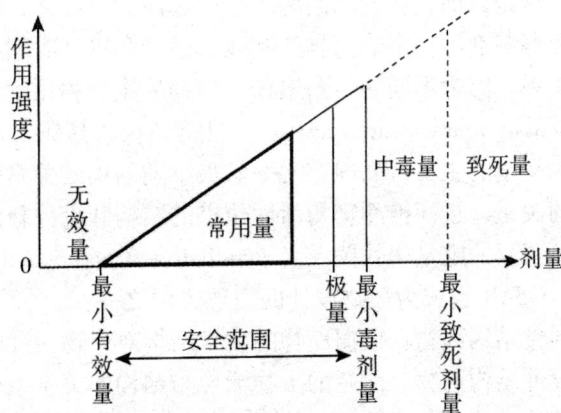

图 1-3 剂量与药物作用关系

（9）效能（efficacy）：也称最大效应（maximum effect，E_{max}），指药物随着剂量或浓度的增加，效应也相应增加，当剂量增加到一定程度时再增加剂量或浓度其效应不再继续增强时的药理效应，即药物产生最大效应的能力。具有高效能的完全激动药（full agonist）占领很少部分受体可产生很大效应；具有低效能的部分激动药（partial agonist）或拮抗药（antagonist），即使占领极大部分受体，也仅能产生较小或不产生效应。

（10）效价强度（potency）：能引起等效反应的药物相对浓度或剂量，其值越小则效价强度越大。药效性质相同的两个药物的效价强度进行比较称为效价比，如10mg吗啡的镇痛作用与100mg哌替啶的镇痛作用强度相当，则吗啡的效价强度为哌替啶的10倍。

效能与效价强度，是比较同类药物作用强弱的两个指标，评价一个药物需从效能与效价强度两个方面分析。药物的效能取决于药物本身的内在活性和药理作用特点。以利尿药呋塞米和环戊噻嗪为例，呋塞米的效能为每日能排出钠250mmol/L，而环戊噻嗪的效能为每日能排出钠160mmol/L，按效能呋塞米大于环戊噻嗪，约为环戊噻嗪的1.5倍；呋塞米每日排出钠100mmol/L时需要35mg，而环戊噻嗪只需用0.4mg，呋塞米和环戊噻嗪产生等效效应的剂量比为88（35/0.4），因此，按效价强度环戊噻嗪是呋塞米的88倍。临床上选用产生同种药理效应的药物时，当然希望选用高效能的药物。高效能药物产生的疗效是低效能药物无论多大剂量也不能产生的。就呋塞米和环戊噻嗪的利尿作用而言，虽然环戊噻嗪的效价强度大于呋塞米，但其利尿效能却比呋塞米弱。当然高效能药物与低效能药物的适用范围和适应证也不同。如环戊噻嗪用于轻度水肿，而呋塞米用于严重水肿、急性肺水肿、脑水肿和急性肾衰竭。

3. 量效关系也与下述因素相关 如下所述。

（1）量效关系与个体差异（individual variability），药物效应的各种数据带有群体均值的性质，但人体对药物的反应存在着个体差异，有的差异甚至很大。例如，有的人对小剂量某种药物即产生强烈反应，称为高敏性，而有的人则需很大剂量才能产生反应，称为高耐受性，还有人对药物的反应与常人有质的不同，称为特异质。对个体差异大而且安全范围窄的药物应实行剂量（或用药方案）个体化。个体差异表现为两种情况：一是达到同样效应时不同患者需药剂量不同；二是用同等剂量时不同患者的效应不同。

（2）量效关系与连续用药，就同一个体而言，有些药物连续使用可产生耐受性，药量需不断加大，有的药物则形成依赖性。仅仅是心理或精神上的依赖性称习惯性；有的药物如麻醉性镇痛药、某些中枢兴奋药，能形成生理或功能上的依赖，即有成瘾性，停用则出现戒断症状。后一种情况已成为严重的社会问题，故对这些药品应严格控制，避免滥用。

（3）量效关系与药物剂型和给药途径，不同剂型可影响量效关系，这是因为个体使用不同剂型，药物实际吸收进入血液循环的药量不同，即人体对药物的生物利用度不同。同种药物的同一剂型，由于生产工艺、配方、原料质量的差别，不同厂家的产品即使所含药物的标示量相同，其效应也可能不同，称之为相对生物利用度不同，这是当前较普遍的问题，应引起注意。此外，随着药学的发展，出现了一些新的剂型，如缓释制剂和控释制剂等，影响药物的起效、达峰和维持时间，当然也影响量效关系。不同的给药途径也可影响量效关系，因为不同的给药途径，药物的生物利用度不同。

4. 构效关系（structure activity relationship，SAR） 是指药物或其他生理活性物质的化学结构与其生理活性之间的关系，是药物化学的主要研究内容之一。最早期的构效关系研究以直观的方式定性推测生理活性物质的结构与活性的关系，进而推测靶酶活性位点的结构和设计新的活性物质结构。随着信息技术的发展，以计算机为辅助工具的定量构效关系（quantitative structure activity relationship，QSAR）成为构效关系研究的主要方向，QSAR也成为药物设计的重要方法之一。

非特异性结构药物和特异性结构药物：根据药物的化学结构对生物活性的影响程度，宏观上将药物分为非特异性结构药物和特异性结构药物。前者的生物活性与结构的关系主要是由这些药物特定的理化性质决定的。而多数药物，其化学结构与活性相互关联，药物一般通过与机体细胞上的受体结合然后发挥药效，这类药物的化学反应性、官能团分布、分子的外形和大小及立体排列等都必须与受体相适应。

即药物对受体的亲和力及其内在活性是由药物的化学结构决定的。如拟胆碱药物的化学结构与乙酰胆碱相似，都有季铵或叔胺基团。

构效关系没有普遍规律，自从 Hansch 提出用回归方程表示构效关系以来，定量构效关系的研究发展迅速，而将化合物的量子化学指数和分子连接性指数等引入到 Hansch 方程中，使药物的定量构效关系研究更趋成熟。1990 年以后，随着计算机计算能力的提高和众多生物大分子三维结构的准确测定，基于结构的药物设计逐渐取代了定量构效关系在药物设计领域的主导地位。

在另一些情况下，相似的化合物也可具有相反或拮抗作用。这是由于这些药物虽然能与受体结合，但没有内在活性，同时还阻碍了激动药与受体的结合，因此具有对抗作用。如在去甲肾上腺素的同系物中，如果氮原子上的取代基逐渐增大，虽然与受体仍有亲和力，但其内在活力随碳原子数目的增加而逐渐降低，其作用也就由激动变为拮抗。

光学异构体（optical isomerism）：指分子结构完全相同，物理化学性质相近，但旋光性不同的物质。凡含有不对称碳原子的化合物就有光学异构体，在其两个对映体中，只有一个能与特定受体的分子相吻合。有的药物，其左旋体与右旋体的药理作用可完全不同，如奎尼丁为奎宁的右旋体，但奎尼丁为抗心律失常药而奎宁则为抗疟药。

药物的理化性质对药物的吸收与分布影响很大。药物结构中不同官能团的改变可使整个分子的理化性质、电荷密度等发生变化，进而影响或改变药物与受体的结合，影响药物在体内的吸收和转运，最终影响药物的药效，有时甚至会产生药物不良反应。因为不论是吸收还是分布，药物都必须借助主动或被动转运，越过重重生物膜的障碍。药物的油水分配系数与电离度等理化性质是决定其能否被动扩散通过生物膜的关键。离子化的物质亲水性很强，极易溶于水而难以溶于脂，因此不易透过生物膜。反之非离子化的物质亲脂性强，易溶于脂而难溶于水，易于通过生物膜。

5. 时效关系（time‑effect relationship）　指药物进入人体后在不同时间内，其呈现的效应亦不同，这种时间与效应的关系称为时效关系。以横坐标为给药后时间，纵坐标为药物效应，根据给药后产生的约效随时间的变化（时效关系）绘制出的曲线，称时效曲线（time‑effect curve）（图 1‑4）。

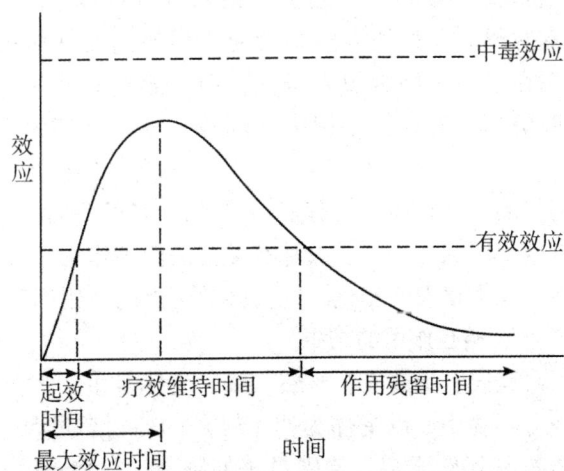

图 1‑4　时效关系曲线示意图

四、药物作用的机制

药物效应多种多样，是不同药物分子与机体不同靶细胞间相互作用的结果。药理效应是机体细胞原有功能水平的改变，从药理学角度来说，药物作用机制要从细胞功能方面去探索。

（1）理化反应：抗酸药中和胃酸以治疗溃疡病，甘露醇在肾小管内提升渗透压而利尿等，分别是通过简单的化学反应及物理作用而产生的药理效应。

（2）参与或干扰细胞代谢：补充生命代谢物质以治疗相应缺乏症的药物很多，如铁盐补血、胰岛素治疗糖尿病等。有些药物化学结构与正常代谢物非常相似，掺入代谢过程却往往不能引起正常代谢的生理效果，实际上导致代谢抑制或阻断，称为伪品掺入也称抗代谢药。例如氟尿嘧啶结构与尿嘧啶相似，掺入肿瘤细胞 DNA 及 RNA 中可干扰蛋白合成而发挥抗肿瘤作用。

（3）影响生理物质转运：很多无机离子、代谢物、神经递质、激素在体内主动转运需要载体参与，干扰这一环节可以产生明显药理效应。例如利尿药抑制肾小管 Na^+ – K^+，Na^+ – H^+ 交换而发挥排钠利尿作用。

（4）对酶的影响：酶的品种很多，在体内分布极广，参与所有细胞生命活动，而且极易受各种因素的影响，是药物作用的一类主要对象。多数药物能抑制酶的活性，如新斯的明竞争性抑制胆碱酯酶，奥美拉唑不可逆性抑制胃黏膜 H^+ – K^+ – ATP 酶（抑制胃酸分泌）。尿激酶激活血浆纤溶酶原，苯巴比妥诱导肝微粒体酶，解磷定能使被有机磷酸酯抑制的胆碱酯酶复活，而有些药本身就是酶，如胃蛋白酶。

（5）作用于细胞膜的离子通道：细胞膜上无机离子通道控制 Na^+，Ca^{2+}，K^+ 等离子跨膜转运，药物可以直接对其产生作用，而影响细胞功能。

（6）影响核酸代谢：核酸（DNA 及 RNA）是控制蛋白质合成及细胞分裂的生命物质。许多抗肿瘤药是通过干扰肿瘤细胞 DNA 或 RNA 代谢过程而发挥疗效的。许多抗菌药物，如喹诺酮类也是作用于细菌核酸代谢而发挥抑菌或杀菌效应的。

（7）影响免疫机制：除免疫血清及疫苗外，免疫增强药（如左旋咪唑）及免疫抑制药（如环孢霉素）通过影响免疫机制发挥疗效。某些免疫成分也可直接入药。

根据药物作用的性质，可以把它们分为非特异性（nonspecific action）和特异性（specific action）两大类。

非特异性作用一般与药物的理化性质如离子化程度、溶解度、表面张力等有关，而与药物的化学结构关系不大。它们的作用可能是由于药物累积在一些对细胞功能有重要作用的部位上，导致一系列代谢过程发生紊乱，影响细胞功能。例如许多烃、烯、醇、醚等化合物由于具有较高的油水分配系数，亲脂性大，对神经细胞膜的脂相有高度的亲和力，因而可能抑制神经细胞的功能，如乙醚、氟烷具有麻醉作用，用于手术麻醉。又如消毒防腐药对蛋白质的变性作用，因此只能用于体外杀菌或防腐。还有一些药物的作用在于改变细胞膜兴奋性，但不影响其静息电位。膜稳定药可阻止动作电位的产生及传导，如局部麻醉药，某些抗心律失常药等，反之，称为膜易变药，如藜芦碱等，都是作用特异性低的药物。

特异性作用则不然，和药物的分子整体结构有密切关系，包括基本骨架、活性基团、侧链长短及立体构形等因素。凡是有相同有效基团的药物，一般都有类似的药理作用。有效基团的改变或消失，往往能使药物的作用强度或作用性质发生很大的变化。绝大多数药物的作用都属于这一类，引起的效应是药物与机体大分子组分（作用靶点）相互作用的结果。

药物作用靶点类型多样，研究表明蛋白质、核酸、酶、受体等生物大分子不仅是生命的基础物质，有些也是药物的作用靶点。现有药物中，以受体为作用靶点的药物超过 50%，是最主要和最重要的作用靶点；以酶为作用靶点的药物占 20% 之多，特别是酶抑制药，在临床用药中具有特殊地位；以离子通道为作用靶点的药物约占 6%；以核酸为作用靶点的药物仅占 3%；其余近 20% 药物的作用靶点尚待研究中。

药物的作用靶点不仅为揭示药物的作用机制提供了重要信息和入门途径，而且对新药的开发研制、建立筛选模型、发现先导化合物，也具有特别意义。例如，第一个上市的 H_2 受体拮抗药西咪替丁，在极短的时间内就成为治疗胃肠溃疡的首选药物；第一个用于临床的 3 – 羟基 – 3 – 甲基戊二酰辅酶 A（HMG – CoA）还原酶抑制药洛伐他汀，对杂合子家族性高胆固醇血症、多基因性高胆固醇血症、糖尿病或肾病综合征等各种原因引起的高胆固醇均有良好的作用，促进了此类药物的发展。上述实例表明，药物的作用靶点一旦被人们认识和掌握，就能获取新药研发的着眼点和切入点，药物的作用靶点已成为药物设计的重要依托。

五、受体学说（receptor theory）

早在 19 世纪末与 20 世纪初，Langley 曾设想在肾上腺素作用的神经肌肉之间有"接受物质"（receptive suostance）存在的可能。1910 年 Ehrlich 又用"钥与匙"的比喻首先提出"受体"（receptor）假说，以解释药物的作用。以后，随着神经递质传递研究的进展，进一步为受体下了定义，认为受体是"细胞膜上可以与药物相互作用的特殊部位"。通过药理学实验方法，采用核素标记技术，发现并证实了多种神经递质的受体、多肽类和甾体激素类的受体。现在发展到采用分子生物学方法寻找新型受体，受体家族将被不断地鉴定和扩充。

1. 受体（receptor）　是一类介导细胞信号转导的功能蛋白质，能识别周围环境中的某些微量化学物质，首先与之结合，并通过中介的信息放大系统，如细胞内第二信使的放大、分化、整合，触发后续的药理效应或生理反应。一个真正的受体具有以下特性：①饱和性（saturability）。②特异性（specificity）。③可逆性（reversibility）。④高亲和力（high affinity）。⑤多样性（multiple - variation）。⑥灵敏性（sensitivity）。

2. 配体（ligand）　是指能与受体特异性结合的生物活性物质（如神经递质、激素、自体活性物质或药物）。

3. 受体类型和调节

（1）受体类型：根据受体蛋白结构、信息转导过程、效应性质、受体位置等特点，可分为：①配体门控离子通道受体（ligand gated ion channel receptor），这一家族是直接连接有离子通道的膜受体，存在于快反应细胞膜上，由数个亚基组成，起着快速的神经传导作用，GABA 受体等属配体门控离子通道型受体。②G 蛋白偶联受体（G protein coupled receptor），这一家族是通过 G 蛋白连接细胞内效应系统的膜受体，α 肾上腺素、β 肾上腺素、多巴胺、5 - HT、M 胆碱、阿片、嘌呤受体等属 G 蛋白偶联受体，见图 1 - 5B。③具有酪氨酸激酶活性的受体（tyrosine kinase receptor），这类受体可激活细胞内蛋白激酶，一般为酪氨酸激酶的膜受体。胰岛素（insulin）、表皮生长因子（epidermal growth factor，EGF）、血小板衍生的生长因子（platelet derived growth factor，PDGF）、转化生长因子 β（transforming growth factor - β，TGF - β）、胰岛素样生长因子（insulin - like growth factor）受体等属具有酪氨酸激酶活性的受体。④细胞内受体（cellular receptor），甾体激素、维生素 A、维生素 D、甲状腺激素受体等属细胞内受体。⑤细胞因子受体（cytokin receptor），白细胞介素（interleukin）、红细胞生成素（erythropoietin）、粒细胞巨噬细胞集落刺激因子（granulocyte macrophage colony stimulating factor）、粒细胞集落刺激因子（granulocyte colony stimulating factor）、催乳素（prolactin）、淋巴因子（lymphokine）受体等属细胞因子受体。如图 1 - 5A。

G 蛋白偶联受体（图 1 - 5B），　种与二聚体 C 蛋白偶联的细胞表面受体。含有 7 个穿膜区，是迄今发现的最大的受体超家族，其成员有 1 000 多个。与配体结合后通过激活所偶联的 G 蛋白，启动不同的信号转导通路并导致各种生物效应。分 α，β，γ 三种亚型，其中 Gα 又分为 Gs（兴奋性 G 蛋白）、Gi（抑制性 G 蛋白）、Gp（磷脂酶 C 型 G 蛋白）、Gt（转导素 G 蛋白）、Go（在脑内含量最多，参与钙、钾通道的调节）。

（2）受体的调节（regulation of receptor）：①向下调节（down - regulation）：受体脱敏（receptor desensitization），受体长期反复与激动药接触产生的受体数目减少或对激动药的敏感性降低。如异丙肾上腺素治疗哮喘产生的耐受性。②向上调节（up - regulation）：受体增敏（receptor hypersitization），受体长期反复与拮抗药接触产生的受体数目增加或对药物的敏感性升高。如长期应用普萘洛尔突然停药的反跳现象（rebound phenomenon）。

具有酶活性的受体
结合

N胆碱受体
谷氨酸受体
GABA$_A$受体
甘氨酸受体
5-HT$_3$受体

G蛋白偶联受体系统

G蛋白偶联受体

细胞表面

多亚基配体门
控的离子通道

催化

α β γ

效应器

GTP   GDP

催化活性:
酪氨酸激酶
酪氨酸磷酸酯酶
丝氨酸/苏氨酸激酶
鸟甘酸环化酶

细胞质

G蛋白:
由 α 亚基
组成命名
αs
αi
αo
αq
α13

效应器
受Cα亚单位调节:
↑腺苷酸环化酶
↓腺苷酸环化酶
↓Ca^{2+}电流
↑磷脂酶C$_β$
↑Rho GTP交换催化剂

细胞核
转录调节
类固醇类
维甲类
甲状腺激素

细胞内受体

受C$_{βγ}$亚单位调节:
内向整合K$^+$电流
腺苷酸化酶
磷脂酶C$_β$
磷脂酰肌醇-3-激酶

A

NH$_2$

膜外

细胞膜

膜内

COOH

B

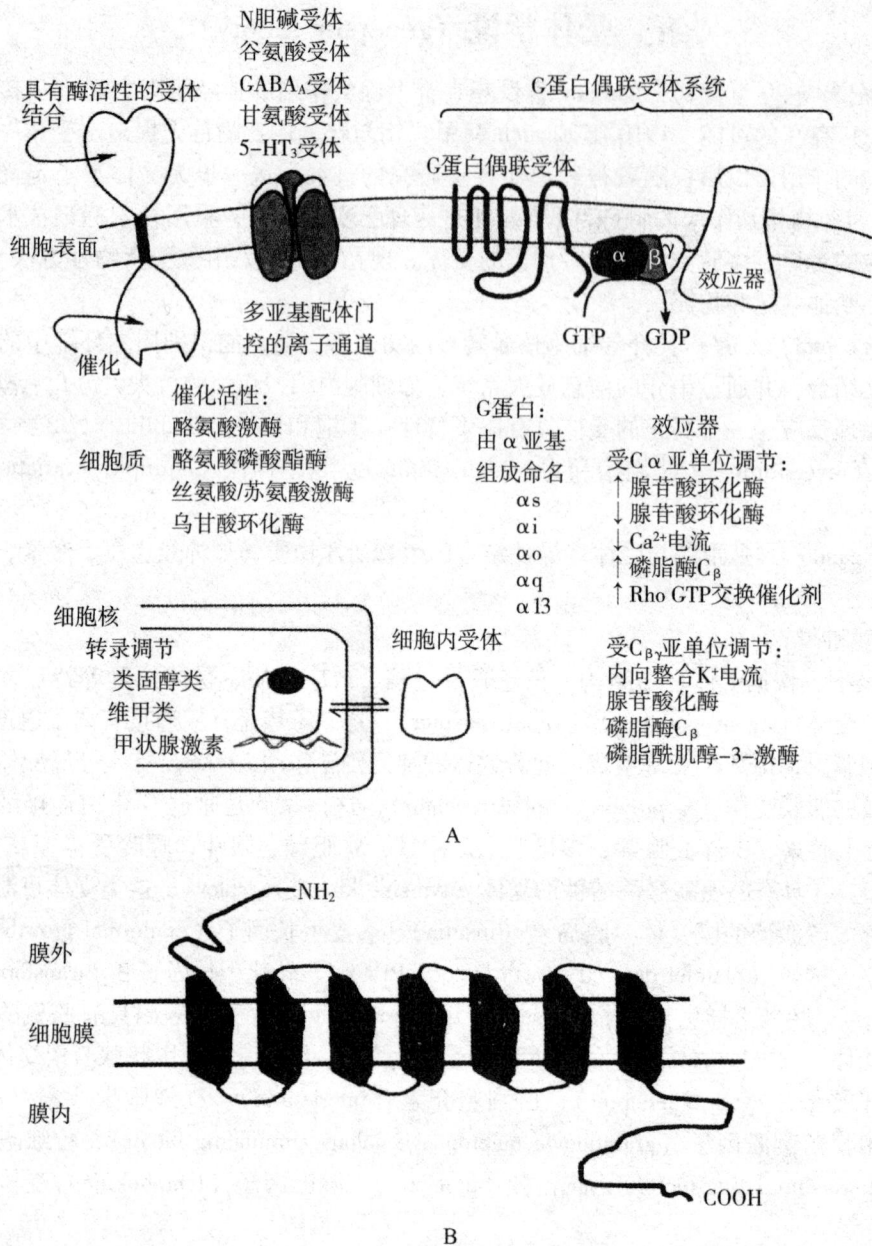

图1-5 生理性受体及其信号转导途径与 G 蛋白偶联受体模式
A. 生理性受体及其信号转导途径; B. G 蛋白偶联受体模式

4. **占领学说**(occupation theory) 1933 年 Clark 提出, 药物对受体有亲和力。药物作用强度与药物占领受体的数量成正比, 药物与受体的相互作用是可逆的; 药物浓度与效应服从质量作用定律; 药物占领受体的数量取决于受体周围的药物浓度、单位面积或单位容积内受体总数; 被占领的受体数目增多时, 药物效应增强, 当全部受体被占领时, 药物效应达 Emax。

5. **内在活性**(intrinsic activity, α) 指药物激动受体的能力, 是同系药物的效应大小之比, 一般用 0 ~ 1 表示。1954 年 Ariens 和 1956 年 Stephenson 对占领学说进行了修正, 认为为了产生药理效应, 药物至少具备两个条件, 首先是与特殊受体之间必须有亲和力, 才能形成药物 - 受体复合物; 其次, 这种复合物必须具有刺激组织代谢的生物化学和生物物理过程的性质, 即内在活性。而且只要受体的临界部分被占领就可发生作用, 这说明有空闲受体(spare receptor)或储备受体(reserve receptor)存在。根据他们的学说, 内在活性低或缺乏内在活性的药物虽然也能与受体结合, 但是不论剂量如何大都不能引起最大反应, 或者甚至拮抗另一激动剂的药理效应。

6. 速率学说（rate theory） 指药物分子与受体碰撞的频率。药物效应的强弱，与药物占领受体的速率成正比，与药物所占领受体的数量无关。

7. 二态学说（two - model theory） 认为受体的构象有两种状态，Ri（静息状态）和 Ra（活动状态）。两者处于动态平衡，可发生转变。按此学说认为激动药为与受体 Ra 结合的药物；部分激动药为与受体 Ra 具有结合优势的药物；而拮抗药则是与 Ri 结合的。

六、联合用药及药物相互作用

同时使用两种或两种以上药物时，由于一种药物在体内对另一种药物药动学或药效学的影响，从而使药效减弱、失效、增强或引起不良反应。

在药效学上，药物以直接或间接的方式改变另一药物作用称为药效学的相互作用。如中枢抑制药（镇静催眠药、镇痛药）与另一种中枢抑制药（氯丙嗪）合用，会增强上述药物的中枢抑制作用，反之中枢抑制药与中枢兴奋药（如咖啡因）合用，则出现中枢作用的相互拮抗。故药物相互作用的效果可表现为协同作用和拮抗作用。

1. 协同作用

（1）相加：合用时效应是各药分别作用的代数和，如复方磺胺甲噁唑片。

（2）增强：合用时效应大于各药分别效应的代数和，如普鲁卡因中加入微量肾上腺素，使普鲁卡因毒性下降，局部麻醉时间延长。

（3）增敏：一种药可使组织或受体对另一种药敏感性增加，如可卡因使去甲肾上腺素或肾上腺素作用增强。

2. 拮抗作用

（1）药理性：药物与特异性受体结合后，阻止激动药与受体结合，如普萘洛尔拮抗异丙肾上腺素的 β 受体激动作用。

（2）生理性：两激动药分别作用于生理作用相反的特异性受体，如组胺和肾上腺素对支气管血压的效应。组胺可作用于 H_1 组胺受体，引起支气管平滑肌收缩，使小动脉、小静脉和毛细血管扩张，毛细血管通透性增加，引起血压下降，甚至休克；肾上腺素作用于 β 肾上腺素受体，使支气管平滑肌松弛，小动脉、小静脉和毛细血管前括约肌收缩，可迅速缓解休克，用于治疗过敏性休克。

（3）生化性：苯巴比妥诱导肝药酶，使苯妥英钠的代谢加速。

（4）化学性：鱼精蛋白对抗肝素的效应。硫酸鱼精蛋白具有一个强碱性基因，能与强酸性肝素钠或肝素钙形成稳定的盐而使肝素失去抗凝作用。

七、药物安全性评价

药效学的研究有助于药物安全性评价。药物安全评价又称非临床药物安全性评价，是指通过实验室研究和动物体外系统研究，对治疗药物的安全性进行评估，是新药品进入最终临床试验和获得最终批准前的必要程序和重要步骤。药物安全性评价是整个新药发现和开发的一部分。研究内容包括：一般急性慢性毒性研究，病理组织学研究，生殖毒性试验，遗传毒性研究，安全药理学研究，调查研究，毒性和安全性生物标志物的研究。药物安全性研究必须先起草方案和协议，从而帮助制药科学家，毒理学家，生物化学家和分子生物学家以及其他所有相关学科的科学家了解相关药品的毒性信息。

药物的安全性与药物剂量（或浓度）有关。药物安全性评价指标有：

（1）治疗指数：$TI = LD_{50}/ED_{50}$。当药物的量效曲线与其剂量毒性曲线不平行，则 TI 值不能完全反映药物的安全性。此时，需要采用安全范围来表示。

（2）安全范围：指 $ED_{95} \sim LD_5$ 之间的距离，其值越大越安全。

（3）安全指数：为 LD_5/ED_{95} 的比值。

（4）安全界限：$(LD_1 - ED_{99})/ED_{99}$ 的比值。

八、临床药效学

药物和机体间可产生影响。临床使用的药物对机体所产生的作用，属临床药效学范畴。研究的对象是使用药物的患者，目的是对已供临床使用的药物进行再评价，为临床筛选疗效高、毒性小的药物，避免药物不良反应，达到安全、合理用药的目的。临床药效学的研究内容如下。

（1）兴奋作用与抑制作用：使机体功能增强的作用称为兴奋作用；使机体功能减弱的作用称为抑制作用。

（2）局部作用与吸收作用：药物未吸收入血流之前在用药部位出现的作用称为局部作用；当药物吸收入血流后所出现的作用称为吸收作用。

（3）直接作用与间接作用：药物对所接触的组织器官直接产生的作用称为直接作用；由直接作用所引起其他组织器官的效应称为间接作用。

（4）药物作用的选择性：药物吸收后对某组织器官产生明显的作用，而对其他组织器官作用很弱或几无作用，这种作用称为选择性作用。

（5）防治作用与不良反应：与防治疾病目的有关的作用称为防治作用。与防治目的无关甚至有害的的作用称为不良反应，其中包括不良反应、毒性反应、变态反应、继发反应等。

（6）药物作用的机制：改变理化环境；酶促或酶抑作用；对代谢影响；影响细胞膜的通透性；影响活性物质释放；作用于受体。

（栗慧玲）

第三节　影响药物作用的因素

药物应用后在患者身体内产生的作用常常受到多种因素的影响，例如药物的剂量、剂型、给药途径、联合应用、患者的生理因素、病理状态等，都可影响到药物的作用，不仅影响药物作用的强度，有时还可改变药物作用的性质。临床应用药物时，除应了解各种药物的作用、用途外，还有必要了解影响药物作用的一些因素，以便更好地掌握药物使用的规律，充分发挥药物的治疗作用，避免引起不良反应。

一、药物方面的因素

1. 剂量　药物剂量可以决定药物和机体组织相互作用的浓度，因而在一定范围内，剂量越大，药物的浓度越高，作用也越强；相反，剂量越小，作用就越小。

2. 药物剂型和制剂　同一药物可有不同剂型适用于不同给药途径。同一药物的不同制剂和不同给药途径，对药物的吸收、分布、代谢、排泄有很大的影响，从而会引起不同的药物效应。一般地说，注射药物比口服吸收快，作用往往较为显著。在注射剂中，水溶性制剂比油溶液或混悬液吸收快；在口服制剂中，溶液剂比片剂、胶囊容易吸收。同一药物，即使剂量相等、剂型也相同，但由于各个制剂的处方或工艺不同，甚至同一药厂不同批号的产品其疗效及毒性也会有所差别。采用生物利用度（bioavailability，F）评价制剂之间的效价。

生物利用度是指药物被机体吸收进入体循环的相对量和速率，用 F 表示，$F = (D/A) \times 100\%$。A为药物直接进入体循环所能达到的浓度，D 为口服相同剂量药物后体循环所能达到的浓度。影响生物利用度的因素较多，包括药物颗粒的大小、晶型、填充剂的紧密度、赋型剂及生产工艺等，生物利用度是用于评价制剂吸收程度的指标。

3. 联合用药　在临床上，将两种或两种以上药物联合使用，称为联合用药。其目的不外乎增强疗效或对抗不良反应。一般来说，联合用药的结果，表现为药理作用或毒性相加，或大于相加，统称协同作用，前者称为相加作用，后者称为增强作用。反之，作用或毒性减弱，称为拮抗作用。

4. 配伍禁忌　两种或两种以上药物配伍在一起，引起药理或物理化学上的变化，影响治疗效果甚至影响患者用药安全，这种情况称为配伍禁忌。无论药物相互作用或配伍禁忌，都会影响药物的疗效及其安全性，必须注意分析，加以妥善处理。

5. 影响药动学的相互作用　两种或两种以上药物联合使用，可能使药物的吸收、分布、代谢和排泄等体内过程发生改变，凡影响这些过程的因素，必将影响药物的作用。如消化道 pH 的改变影响药物吸收；促胃动力药（甲氧氯普胺、多潘立酮等）可使地高辛和核黄素加速通过十二指肠和小肠而减少吸收，而抗胆碱药则相反；金属离子药物（钙、镁、铝、铋、铁、锌等盐）可与某些药物（四环素类、青霉胺等）形成螯合物，使药物不能吸收等。又如某些药物可竞争结合血浆蛋白，从而阻碍其他药物结合或使其他药物自结合物中置换出来，致使后者的游离百分数升高而显示较强效应。再如代谢过程的药物相互作用分为酶促作用和酶抑作用，具有酶诱导作用的药物有氨鲁米特、巴比妥类、卡马西平、苯妥英、扑米酮、利福平等，以及吸烟；具有酶抑作用的药物有别嘌醇、氯霉素、西咪替丁、环丙沙星、依诺沙星、红霉素、氟康唑、氟西汀、异烟肼、酮康唑、甲硝唑、保泰松、维拉帕米、胺碘酮、氯丙嗪、地尔硫䓬、丙米嗪、美托洛尔、奋乃静、普萘洛尔、伯氨喹、奎尼丁、丙戊酸钠、甲氧苄啶以及乙醇等。排泄过程中的药物相互作用，具有同样排泌机制的药物间可存在排泌竞争。肾血流对药物的经肾排泄有重要影响，如非甾体消炎药可通过抑制前列腺素减慢肾血流而影响一些药物经肾的排泄，使其作用加强并延长。

二、患者的生理因素

（1）年龄：不同年龄的人在代谢和整体反应功能方面有差异，从而影响药物的效应。因为老年人的主要器官功能减退和对药物敏感性的改变，药典规定 60 岁以上患者用药量为成年人的 3/4。儿童用药量首先考虑体重的差异，通常可按比例折算，也要注意儿童对药物的敏感性与成年人不同。婴儿，特别是早产儿、新生儿，由于肝药酶系统尚未发育完善，药物的消除及持续时间延长。

（2）性别：不同性别对药物的反应也有明显的差别。如妇女的月经、妊娠、分娩和哺乳期用药应特别注意其特殊性。

（3）营养状态和精神因素：在营养不足、体重减轻的情况下，由于血浆蛋白不足，结合药物能力较小，肝药酶活性较低，甘氨酸、半胱氨酸与药物结合能力低下，故对药物作用较为敏感。患者的精神状态与药物的治疗效果有密切关系。乐观的情绪对疾病的痊愈产生有利的影响。相反，如果患者对疾病有很重的思想包袱，悲观失望，往往就会降低治疗效果。

（4）个体差异和种族差异：不同种族的人甚至是同种族的不同个体，对某一药物所需的治疗剂量可相差很多倍，这种种属或种族间的不同称为种属或种族差异，而个体间的差异称为个体差异。有的人对小剂量某种药物即产生强烈反应，称为高敏性；而有的人则需很大剂量才能反应，称为高耐受性；还有人对药物的反应与常人有质的不同，称为特异质。对个体差异大而且安全范围窄的药物应实行剂量（或用药方案）个体化。

三、患者的病理状态

病理状态可以影响中枢神经系统、内分泌系统，以及其他效应器官的反应性，因而能改变药物的作用。例如，正常人服用利尿药后血压下降并不明显，高血压患者的血压则明显降低；退热药只对发热患者有降温作用；甲状腺功能亢进症患者对小剂量肾上腺素即有强烈的升压反应。肝功能不全时，将会增强经肝灭活的药物的毒性。肾功能不全时，药物在体内蓄积，以至达到中毒浓度，引起不良反应，甚至发生严重后果。在循环功能不足、休克和脱水情况下，药物的吸收、转运会发生障碍，在临床用药时应加以考虑。

四、其他因素

（1）昼夜节律（circadian rhythm）：生物活动表现出昼夜节律，这是指某一生物指标在为时约 24h 的周期内的有规律波动。如体温、肾上腺皮质激素的分泌及尿钾排泄等，与外界环境的昼夜变化直接相关。药物作用也常常呈现这种昼夜节律。如用皮质激素治疗时，在上午 8～10 时一次给予，可以最大限度地避免抑制肾上腺皮质功能。

（2）遗传因素：特异质反应，是指个体对某些药物特有的异常敏感性。该反应和遗传有关，与药理作用无关，大多是由于机体缺乏某种酶，使药物在体内代谢受阻所致。如 G－6－PD 缺乏者，服用伯氨喹、磺胺、呋喃妥因等药物时可发生正铁血红蛋白血症，引起发绀、溶血性贫血等；乙酰化酶缺乏者，服用异烟肼后易出现多发性神经炎，服用肼屈嗪后易出现全身性红斑狼疮样综合征；假胆碱酯酶缺乏者，使用琥珀酰胆碱后，由于延长了肌肉松弛作用常出现呼吸暂停反应。

（3）在连续用药一段时间后：机体对药物的反应可能发生改变，例如病原体的抗药性（耐药性）、机体的耐受性等，对药物作用有一定的影响，都应给予足够的重视。

（栗慧玲）

第四节　药物代谢动力学

药物代谢动力学（pharmacokinetics）是近 30 年迅速发展起来的一门新学科。"药物代谢动力学"中"代谢"二字是广义的，包括药物在体内的吸收、分布、代谢（生物转化）与排泄，而非狭义地指药物在体内生物转化的动力学。药物代谢动力学对于药理学、临床药学、药效学、药物设计及生物药剂学等研究都具有重要指导意义，如可根据药物的药代动力学特征，设计新药、改进药物剂型以提高其吸收或延长其作用持续时间，优选给药方案以发挥其最大疗效或减少其不良反应等。

一、基本概念

药物代谢动力学应用动力学原理与数学模型，定量描述药物在生物体内吸收、分布、代谢和排泄过程随时间变化的动态规律，研究体内药物的存在位置、数量与时间之间的关系。药物代谢动力学从速度论的观点出发，研究体内药量的变化规律，通过数学公式表示药物在体内的位置（隔室）、数量（或浓度）与时间的关系。体内药物动力学研究，根据药物的移行（转运）速度与药物的量（或浓度）之间的关系，将转运速度分为零级速率（或零级动力学、非线性动力学）、一级速率（或一级动力学、线性动力学）等。

（一）线性与非线性动力学过程

药物在机体内的生物转化、肾小管分泌以及胆汁排泄通常需要酶或载体系统参与，这些系统具有较高的专属性，且有一定的能力限度，即饱和。

药物在某部位的转运速率与该部位的药量或浓度的一次方成正比，即单位时间内转运恒定比例的药量，为一级消除动力学过程。常规治疗剂量范围内，多数药物的体内转运为简单扩散，属于一级速率过程，即线性动力学过程，其特点是药物体内动力学过程，可用线性微分方程描述。线性动力学分析基于以下三点假设。

（1）相对消除而言，药物分布过程迅速完成。

（2）药物消除（包括生物转化和排泄）可作为一级速率过程处理。

（3）药物吸收或可作一级速率过程处理，或因迅速完成而忽略不计。

若采用酶诱导剂使酶量增加（Vm 增加），那么，此消除过程的一级速度常数亦相应增加。事实上，通常所观察到的药物一级消除速度过程是表观一级动力学，因为对大多数药物，通常治疗方案和剂量所产生的血浓度比 km 小得多。

零级（非线性）动力学药物转运速度以恒定数量转运，即在一定时间内转运一定数量的药物，药物消除半衰期随剂量的增加而延长。

具有非线性药物动力学特性的药物，若以消除速率对血浓度 C 作图，可发现开始血药浓度很低时，消除速率随浓度呈线性上升，表现为一级动力学特点。血浓度 C 进一步增加，则消除速率以低于与浓度成比例的速度上升。最后，消除速率逐渐接近于 Vm，此时，消除速率不再增大，与浓度无关，即为零级动力学过程。

线性动力学与非线性动力学存在着原则的区别，但实际上两者又不易区分。非线性药物动力学过程只能用非线性微分方程描述；血浓度及 AUC 与给药剂量不成正比关系。一个非线性动力学的药物，可因试验设计，或受检验水平限制，而未能发现其非线性特征。实际工作中，识别非线性药物动力学的方法可归纳为以下三种。

（1）以若干不同剂量静脉注射某一药物，分别在不同时间测定血清或血浆药物浓度，然后各个浓度数据分别除以相应剂量，并对时间 t 作图。若所得曲线明显不重叠，则可以预测该药物存在非线性过程；或各个浓度–时间曲线下面积分别除以相应剂量，若所得各个比值明显不同，则可认为该药物存在非线性过程。

（2）将每个浓度–时间数据按线性模型处理，计算各动力学参数，若某些或所有的药代动力学参数明显随剂量不同而改变，则可认为存在非线性过程。

（3）动物静脉单次给药，测定不同时间、不同剂量的组织和血浓度，如果是线性动力学过程，则以组织浓度对相应的游离药物浓度作图，数据应呈直线分布，且通过零点。如果不呈直线分布，则存在非线性过程。

（二）房室模型

为了分析药物在体内运动（转运和转化）的动态规律，并以数学方程式加以表示，就需要建立一个模型模拟机体（动力学模型），故将机体视为一个系统，并将该系统内部按动力学特点分为若干房室（隔室，Compartment），也就是说，机体模型由若干房室组成，房室是模型的组成单位，是动力学上彼此可以区分的药物"储存处"。

Teorell 首次应用多室模型模拟体内药物分布的动态过程。模型中的两个房室由代表血管内腔的中央室及代表非代谢组织的外周室组成。房室的划分主要是根据药物在体内转运速率不同而概括为不同的房室，解剖学上大体并不存在这种房室。机体解剖位置上不同的各组织器官，只要药物在其间的转运速率相同，则被归纳成为一个房室。然而，房室概念又与体内各组织器官的解剖生理学特性（如血流量、膜通透性等）有一定联系。

通常根据药物代谢动力学特性，将房室数目分作一室（单室）、二室乃至多室模型。一室模型指给药后药物一经进入血液循环，即均匀分布至全身，因而把整个机体视为一个房室。二室模型将身体分为二个房室，即中央室与周边（外周）室。中央室是药物首先进入的区域，除血浆外通常还有细胞外液及心、肝、肾、脑等血管丰富、血流畅通的组织。药物可在数分钟内分布到整个中央室，血浆浓度和这些组织浓度可迅速达到平衡，并维持平衡状态。周边室一般是血管稀少、血流缓慢的组织，如脂肪组织、静止状态的肌肉等，药物进入这些组织缓慢。

对于一个具体药物来说，判断属于哪种房室模型，需根据试验结果所绘制的血药浓度–时间曲线具体分析，常用的有以下几种方法。

1. 根据图形判断　以 lgC 对 t 作图，直线者为单室模型。若不是直线，则可能是多室模型。

2. 残差平方和判断法　按假定的模型计算血药浓度拟合值，拟合值与实测值之差的平方和小的，为合理的房室模型。

3. 拟合度判别法　根据假定的模型计算血药浓度拟合值，进一步计算拟合度，拟合度 r^2 越大选择的房室模型越合理。

4. AIC 判别法　采用残差平方和及拟合度法仍然不能进行很好的判断时，可采用 AIC 法。采用最小二乘法计算血药浓度估计值，进一步计算 AIC 值。权重系数相同时，AIC 值越小，说明拟合越好。

5. F 检验法　计算各种权重下不同房室模型的 F 值，并与 F 值表中自由度及 df^2 的 F 界值比较判定。

（三）统计矩模型

经典的药物代谢动力学研究是以房室模型理论为基础的分析方法，计算药代动力学参数过程较为复杂，且模型的确定受试验设计和药物浓度测定方法的影响。有时一种药物以不同途径给药，或药物浓度测定方法不同可以有不同的房室模型。

以统计矩理论为基础的非房室模型分析方法在药物浓度–时间曲线下面积的基础上估算药代动力学

参数，不需要预先设定药物或其代谢产物属于何种房室模型。如果药物体内过程符合线性药物动力学特性，该方法适用于任何房室模型。非房室模型分析方法可用于估算药物制剂的生物利用度、体内总清除率、生物半衰期、表观分布容积、平均稳态血浓度、消除速率常数和吸收速率常数等药物动力学参数。

概率统计采用矩表示随机变量的某种分布特征。在药代动力学研究过程中，以一定剂量给药，不论是在给药部位或在整个机体内，药物滞留时间的长短均属随机变量。药物的吸收、分布及消除可视为这种随机变量相应的总体效应。

（四）主要药代动力学参数

临床用药设计方案的基本要求是使血浓度保持在有效的治疗范围之内，有效且不引起毒性。药物的体内过程可以药代动力学参数表示，如生物半衰期、表观分布容积、峰浓度、消除速率常数、稳态血药浓度、生物利用度等，对确定临床用药方案、预测药物疗效和毒性以及合理用药有着重要意义。

1. 表观分布容积（apparent volume of distribution，Vd）　房室的大小用表观分布容积表示。表观分布容积是一个重要的药代动力学参数，但其数值并非表示身体中的真正容积，也就是说不应把表观分布容积看成体内的特殊生理空间，而只是一种比例因素或数学概念。根据表观分布容积可以推测某一药物在体液和组织中的摄取、分布情况，如表观分布容积大，表示其分布广，或提示药物与生物大分子有大量结合，或兼而有之；表观分布容积小，表示分布有限。

将药物的表观分布容积与机体体液的数值进行比较，可推测药物在体内分布的情况，如：

Vd = 5L，表示药物基本分布于血浆。

Vd = 10～20L，表示药物分布于体液中。

Vd = 40L，表示药物分布于全身血浆和体液。

Vd = 100～200L，表示药物大量储存在某一器官或组织，或药物与组织或血浆蛋白大量结合。

2. 总清除率（total body clearance，CL）　机体总清除率是指单位时间内从体内清除的药物的血液容积数。

3. 消除速率常数（ke）　药物代谢动力学研究经常涉及通过生物膜的药量及其转运速率。按转运速率不同，机体可分为若干房室，并设想房室为一个均匀的系统，药物进入某一房室后，可在该房室内迅速地自由扩散。但在房室之间或房室内外则设想存在屏障，其出入必须遵从一定的规律，出入的快慢用转运速率常数 k 表示，而且出与入的速率常数常不相等。转运速率常数不随时间发生变化，可定量描述药物体内过程的快慢，k 值越大，转运速率越快。

药物自机体或房室的消除速度常以消除速率常数 ke 表示。某一药物的消除速率常数是根据该药物所测定的血浓度所做血浓度－时间曲线，确定其房室模型种类，按一定公式计算所得。不同房室模型的药物消除速率常数的计算不相同。

4. 生物半衰期（biological half life，$t_{1/2}$）　药物自体内消除一半（或药物浓度减少50%）所需的时间即为药物的生物半衰期。

$t_{1/2}$是药物代谢动力学中很重要的、最基本的一个参数，对制订给药方案和调整给药方案具有重要的作用。

5. 血药浓度－时间曲线下面积（area under curve，AUC）　血药浓度－时间曲线下面积简称药-时曲线下面积，是指在直角坐标系中，以血药浓度为纵坐标，时间为横坐标，以血药浓度对时间描点作图所得曲线与横坐标所围成曲线下面积，用 AUC 表示。

6. 生物利用度（bioavailability，F）　生物利用度是指药物剂型中能被吸收进入体循环的药物相对分量及相对速率，一般用百分数表示。生物利用度是一个相对概念，与疗效的意义并不相等，仅仅是比较各种制剂之间利用度的尺度。

同一药物的制剂由于各药厂的生产工艺不同，甚至同一药厂生产批号不同的同一制剂，生物利用度也可有较大的差异。可用相同剂型中质量比较好的制剂作为标准与被测制剂进行对照，计算该制剂的相对生物利用度。

7. 达峰时（T_{max}）与峰浓度（C_{max}）　单室模型血管外途径给药，当药物按一级速率吸收进入体内，则血药浓度 – 时间曲线为一单峰曲线。单次血管外途径给药，血药浓度达到最大值所需的时间即为达峰时；药物吸收后，血药浓度达到的最大值即为峰浓度。药物制剂的达峰时和峰浓度可表明该制剂中药物吸收的快慢和程度。如某口服制剂能很快崩解和较好地被吸收，则达峰时短，峰浓度高。

8. 稳态血药浓度（steady – state plasma concentvation，C_{ss}）　临床若按一定剂量、一定时间间隔多次重复给药，体内血药浓度逐渐增加，并趋向达到稳定状态。

连续恒速滴注给药或按半衰期的间隔时间恒量给药，经过 4~6 个半衰期可基本到达稳态血浓度。增加用药量则只能增加血药浓度，而不能缩短到达稳态的时间。单位时间内用药量不变，缩短给药间隔，只能减少血药浓度的波动范围，也不能影响稳态血药浓度和到达稳态血药浓度的时间。如反复给药的间隔时间为一个半衰期，首次剂量加倍，则可迅速到达稳态血药浓度。

某些药物制剂吸收特性易造成血药浓度的谷峰现象，使血药峰浓度超过药物的中毒量，发生严重的不良反应，对此类药物应进行制剂改进，如改为缓控释制剂，可使释药缓慢，血浓度平稳，减小波动度，延长作用时间，减少不良反应。

二、研究方法与研究内容

药物代谢动力学研究旨在全面阐明药物体内的吸收、分布、代谢和排泄规律。生物样品中药物及其代谢物浓度一般很低，且生物样品成分复杂，内源杂质较多，因此直接从尿液、胆汁、血液中分离检测代谢物较为困难。另外，体内整体动物实验周期长，受干扰因素多，生物样品处理复杂，尤其不能适应现代药物开发研究的高通量代谢筛选要求。因此，在进行体内药代动力学研究之前，可首先进行体外研究，如观察动物和人肝等组织匀浆、细胞悬液、微粒体或灌流器官对药物的代谢作用，为全面认识药物体内处置过程提供依据。

（一）体外药代动力学研究

采用体外方法研究代谢途径和动力学特点不仅方便，还可节省动物资源，获得更多信息，例如代谢模式、代谢酶对药物作用的动力学参数、药物及其代谢物与蛋白、DNA 等靶分子的亲和力等。这些信息有利于补充说明体内研究结果，进一步阐明药理和毒理作用机制。体外代谢研究还可排除体内因素干扰，直接观察酶对底物的选择代谢性，为整体试验提供可靠的理论依据。对于体内代谢转化率低、毒性大及缺乏灵敏检测手段的药物，体外代谢研究为良好的研究手段。随着新药研究水平的不断提高，一些新的体外药代动力学研究手段也逐渐成熟，如体外吸收模型（Caco – 2 细胞模型）、体外肝代谢系统研究等。

1. 血浆蛋白结合率　研究药物与血浆蛋白结合可采用多种试验方法，如平衡透析法、超过滤法、分配平衡法、凝胶过滤法、光谱法等。根据药物的理化性质及试验条件，可选择使用一种方法进行至少三个浓度（包括有效浓度）的血浆蛋白结合试验，每个浓度至少重复三次，以了解药物的血浆蛋白结合率是否有浓度依赖性。

一般情况下，只有游离型药物才能通过脂膜向组织扩散，被肾小管滤过或被肝代谢，因此药物与蛋白结合可明显影响药物分布与消除的动力学过程，并降低药物在靶部位的作用强度。根据药理毒理研究所采用的动物种属，进行动物与人血浆蛋白结合率比较试验，以预测和解释动物与人药效和毒性反应的相关性。

蛋白结合率高于 90% 以上的药物应开展体外药物竞争结合试验，即选择临床上有可能合并使用的高蛋白结合率药物，考察对所研究药物蛋白结合率的影响。

2. 药物体外代谢研究　肝是药物代谢的重要器官，是机体进行生物转化的主要场所，富含参与药物代谢的细胞色素 P_{450} 混合功能氧化酶系统，多数药物的 I 相反应和 II 相反应均依赖于肝脏酶系统。以肝为基础的体外代谢模型以其特有的优势在药物代谢研究中得到广泛应用。

对于创新药物，应观察药物对药物代谢酶，特别是细胞色素 P_{450} 同工酶的诱导或抑制作用。在临床前阶段可采用底物法观察对动物和人肝微粒体 P_{450} 酶的抑制作用，比较种属差异。药物对酶的诱导作用可观察整体动物多次给药后的肝 P_{450} 酶或药物反复作用后的肝细胞（最好是人肝细胞） P_{450} 酶活性的变化，以了解该药物是否存在潜在的代谢性相互作用。

常用的肝体外代谢研究方法有肝微粒体体外温孵法、肝细胞体外温孵法、离体肝灌流法及器官组织切片法等，这些方法广泛应用于药物的代谢途径、体内代谢清除及药物间相互作用等研究。

（1）肝微粒体体外温孵：肝微粒体法是以制备的肝微粒体辅以氧化还原型辅酶，在模拟生理温度及生理环境条件下进行生化反应的体系。首先采用差速离心法制备肝微粒体，然后运用肝微粒体及 $NADP^+$ 与异柠檬酸还原酶系再生 NADPH 系统进行药物体外代谢途径的研究。细胞色素 P_{450} （$CYP_{450}s$）是肝微粒体混合功能氧化酶系的主要成分，是一组由许多同工酶组成的超基因大家族，涉及大多数药物代谢的 P_{450} 酶系主要有 CYP1、CYP2、CYP3 三个家族，根据代谢转化的特点，可有目的地进行诱导，影响酶亚型，使其对底物的代谢选择性更强，转化率更高。

肝微粒体体外温孵法与其他体外肝代谢方法相比，酶制备技术简单，代谢过程快，结果重现性好，易大量操作，便于积累代谢样品供结构研究。同时，该方法可用于药酶抑制及体外代谢清除研究，因而实际工作中应用较为普及。但肝微粒体体外温孵法同其他体外肝代谢方法相比，与体内的一致性存在不足，因而结果用于预测体内代谢仍需进一步的确证。目前越来越多运用肝微粒体体外温孵法预测药物在体内的代谢清除，一般通过测定药物体外代谢酶促动力学获得 Vm 及 Km （米氏常数），运用合理的药代动力学模型推断体内药物的代谢清除。

（2）基因重组 P_{450} 酶系：基因重组 P_{450} 酶即利用基因工程及细胞工程，将调控 P_{450} 酶表达的基因整合到大肠杆菌或昆虫细胞，经细胞培养，表达高水平的 P_{450}，纯化后获得较纯的单一 P_{450} 同工酶。

基因重组 P_{450} 酶系具有分子水平的优势，因而对于药酶特异性和选择性研究优于其他体外方法，并可为药物与酶结合位点的相互作用研究提供更多的信息。基因重组 P_{450} 酶系还可用于人 P_{450} 酶系功能和特异性研究及药物的高通量筛选。因研究结果的实用性和科学性更强，故适于药物代谢领域的微观研究。但成本较高，难以大范围推广普及。

（3）肝细胞体外温孵：肝细胞体外温孵法与肝微粒体法相似，也是以制备的肝细胞辅以氧化还原型辅酶，在模拟生理温度及生理环境条件下进行生化反应的体系。适于研究蛋白及 mRNA 水平药物代谢酶诱导及酶活性，被广泛用于评估药物代谢过程中药物－药物间相互作用。但肝细胞制备技术较复杂，目前以胶原酶灌注技术为主。体外肝细胞活性仅能维持 4h，不利于储存和反复使用。为了解决肝细胞活性在体外维持时间短的问题，减少新鲜肝组织消耗，优化肝细胞冷冻技术，与新鲜肝细胞相比，经过该技术冷冻储藏的肝细胞活性仍为新鲜肝细胞的 80% 以上，而其 Ⅰ 相、Ⅱ 相代谢酶的活性大于 60%。因此该冷冻的肝细胞可用于温孵时间不超过 8h 的代谢研究，亦可用于药酶的诱导研究。

肝细胞体外温孵法同肝微粒体法相比，在代谢物生成、体外代谢清除等研究方面有许多相似性，但针对具体药物在代谢物种类、生成主要代谢物及所反映的代谢特性上存在着程度不同的质或量的差异。在药物代谢酶诱导研究中，肝细胞体外温孵法占主导地位，且随着肝细胞冷冻技术的发展，因肝细胞在体外活性维持时间短而应用受限的状况也会不断得到改善。

（4）离体肝灌流：与肝微粒体法、肝细胞体外温孵法比，离体肝灌流法一方面保留着完整细胞的天然屏障和营养液的供给，能在一段时间内保持肝的正常生理活性和生化功能；另一方面，具有离体系统的优点，能够排除其他器官组织的干扰，控制受试物质的浓度，定量观察受试物质对肝的作用。

由于具有器官水平的优势，兼备体外实验和整体动物实验的优点，离体肝灌流法更适于定量研究药物体外代谢行为和特点，解决其他体外肝代谢模型和整体动物实验不能解决的难点，因而在药理学和毒理学的研究中受到广泛重视。同时离体肝灌流亦应用于对药物药代动力学参数的考察。但由于本方法对实验设备及技术有较高要求，一定程度上限制了其应用。

（5）器官组织切片法：器官组织切片法也是研究药物代谢及其毒性的有效的体外系统，该方法不破坏器官的细胞构成和组织结构，所得结果与体内法相近。在各种器官组织切片中以肝切片应用最多。相对于纯化的 P_{450} 同工酶、P_{450} 混合酶、肝微粒体、游离的肝细胞，肝切片不仅完整保留了所有肝药酶及各种细胞器的活性，而且保留了细胞与细胞间的联系及一定的细胞间质，更能反映药物在体内生理情况下的实际代谢过程，且可在较长的孵育时间（8~24h）内保持代谢活性。其缺点为切片机价格昂贵，使用受限。以利多卡因、睾酮及7－乙氧基香豆素为探针药物，进行了器官切片温孵实验，结果表明该系统具有Ⅰ相及Ⅱ相多相代谢途径，且易于比较不同器官组织的代谢差别。

以上各种方法具有各自的特点，不同方法得出的结果也会有很大差异，应根据不同的要求和目的选择合适的方法。例如，Alison等对选择性的5－HT$_4$受体药物替加色罗的体外代谢途径的研究结果表明，O－去甲基化物是其在肝微粒体代谢中的主要产物。而应用人肝组织切片及小肠组织切片的代谢研究，采用LC/MS分析技术，N－葡萄糖醛酸化产物为其主要的代谢产物，未检出O－去甲基化产物。说明肝微粒体与肝组织切片代谢酶系组成存在差异，催化不同的代谢途径，而哪一种更接近于体内情况仍需进一步的研究。

体外肝代谢研究可针对先导化合物代谢过快或生成毒性代谢物的特性进行结构改造，以获得安全稳定的候选物，并根据候选物的代谢特征（如药酶诱导、抑制、参与代谢的药酶种类、活性代谢物的生成等）确定药物的开发价值，因而具有广阔的应用前景。

（二）体内药代动力学研究

整体动物或人体药代动力学研究最能反映药物代谢的体内整体特征，但出于伦理考虑，一般先于成年健康动物，如小鼠、大鼠、兔、犬、小型猪和猴等进行非临床（临床前）研究，再于人体进行临床研究。

1. 非临床药代动力学研究　首选动物类型应尽可能与药效学和毒理学研究一致，尽量在清醒状态于同一动物多次采样；一般应选用两种或两种以上的动物，其中一种为啮齿类动物，另一种为非啮齿类动物（如犬、小型猪或猴等）。如选用一种动物，应首选非啮齿类动物；经口给药不宜选用兔等食草类动物。高等动物如小型猪、灵长类动物，由于生理结构上更接近人体，可提供更多有关人体代谢的信息。

非临床药代动力学研究通过动物体内、外和人体外研究方法，揭示药物体内动态变化规律，获得药物的基本药代动力学参数，阐明药物的吸收、分布、代谢和排泄的过程和特点。

非临床药代动力学研究在新药研究开发的评价过程中起着重要作用。药物或活性代谢物浓度数据及其相关药代动力学参数是产生、决定或阐明药效或毒性大小的基础，可提供药物对靶器官效应（药效或毒性）的依据，可用于评价药物制剂特性和质量，可为设计和优化临床研究给药方案提供有关参考信息。

动物体内药代动力学研究应至少设置三个剂量组，高剂量接近最大耐受剂量，中、小剂量根据动物有效剂量的上下限范围选取。主要考察所试剂量范围，药物的体内动力学过程是属于线性还是非线性，以利于解释药效学和毒理学研究中的发现，并为新药的进一步开发和研究提供信息。所用的给药途径和方式，应尽可能与临床一致。

（1）吸收：对于经口给药的新药，应进行整体动物实验，尽可能同时进行血管内给药实验，获得绝对生物利用度数据。如有必要，可进行在体或离体肠道吸收试验以阐述药物吸收特性。而对于其他血管外给药的药物及某些改变剂型的药物，应根据立题目的，尽可能获得绝对生物利用度数据。

（2）分布：选用大鼠或小鼠做组织分布实验较为方便。选择一个剂量（一般以有效剂量为宜）给药，测定其在心、肝、脾、肺、肾、胃肠道、生殖腺、脑、体脂、骨骼肌等组织浓度，以了解药物主要分布组织。应特别注意药物浓度高、蓄积时间长的组织和器官，以及在效应或毒性靶器官的分布（如影响造血系统的药物，应考察骨髓分布）。参考血药浓度－时间曲线的变化趋势，选择至少3个时间点分别表示吸收相、平衡相和消除相的分布。若某组织药物浓度较高，应增加观测点，进一步研究该组织中药物消除的情况。每个时间点，至少应有5个动物的数据。组织分布实验必须注意取样的代表性和一致性。

核素标记物的组织分布试验应提供标记药物的放化纯度、标记率（比活性）、标记位置、给药剂量等参数；提供放射性测定所采用的详细方法，如分析仪器、本底计数、计数效率、校正因子、样品制备过程等；提供采用放射性示踪生物学试验的详细过程，以及在生物样品测定时对放射性衰变所进行的校正方程等；尽可能提供给药后不同时相的整体放射自显影图像。

（3）代谢：对于创新性药物，尚需了解其体内生物转化情况，包括转化类型、主要转化途径及其可能涉及的代谢酶。对于新的前体药物，除对其代谢途径和主要活性代谢物结构进行研究外，尚应对原形药和活性代谢物进行系统的药代动力学研究。而对在体内以代谢消除为主的药物（原形药排泄小于50%），生物转化研究则可分为两个阶段进行。临床前可先采用色谱方法或放射性核素标记方法分析和分离可能存在的代谢产物，并用色谱－质谱联用等方法初步推测其结构。如果Ⅱ期临床研究提示其在有效性和安全性方面有开发前景，在申报生产前进一步研究并阐明主要代谢产物的可能代谢途径、结构及代谢酶。但当多种迹象提示可能存在有较强活性的代谢产物时，应尽早开展活性代谢产物研究，以确定开展代谢产物动力学试验的必要性。

（4）排泄：尿和粪便药物排泄研究一般采用小鼠或大鼠，将动物放入代谢笼内，选定一个有效剂量给药后，按一定的时间间隔分段收集全部尿或粪样品，测定药物浓度。粪样品晾干后称重（不同动物粪便干湿不同），按一定比例制成匀浆，记录总体积，取部分样品进行药物含量测定。计算药物经此途径排泄的速率及排泄量，直至收集到的样品测定不到药物为止。每个时间点至少有5只动物的实验数据。应采取给药前尿及粪样，并参考预试验的结果，设计给药后收集样品的时间点，包括药物从尿或粪中开始排泄、排泄高峰及排泄基本结束的全过程。

胆汁排泄研究一般用大鼠在乙醚麻醉下作胆管插管引流，待动物清醒后给药，并以合适的时间间隔分段收集胆汁，进行药物测定。

同时，应记录药物自粪、尿、胆汁排出的速度及总排出量（占总给药量的百分比），提供物质平衡数据。

（5）对药物代谢酶活性的影响：对于创新药物，应观察药物对药物代谢酶，特别是细胞色素 P_{450} 同工酶的诱导或抑制作用。在临床前阶段可以用底物法观察对动物肝微粒体 P_{450} 酶的抑制作用。药物对酶的诱导作用可观察整体动物多次给药后的肝 P_{450} 酶活性的变化，以了解该药物是否存在潜在的代谢性相互作用。

（6）毒代动力学研究：毒代动力学研究通常结合毒性研究进行，将获得的药代动力学资料作为毒性研究的组成部分，以评价全身暴露结果。药代动力学和毒代动力学研究的目的不同，但两者相互联系，分析方法相同，技术可以共享或相互借鉴。已获取的药代动力学参数可以为毒代动力学和毒性试验给药方案的设计提供参考。三个剂量的药代动力学试验，最高剂量采用接近动物最大耐受量所得到的动力学参数，对毒代动力学试验设计有直接参考价值。药物组织分布研究结果可为评价药物毒性靶器官提供依据。药物与血浆蛋白结合试验结果可为估算血药浓度与毒性反应关系提供依据，因为毒性反应与血中游离药物浓度－时间曲线下面积的相关性优于总的药物浓度－时间曲线下面积。生物转化研究所提供的代谢产物资料有助于判断可能引起毒性反应的成分和毒代动力学研究应检测的成分。

2. 临床药代动力学研究　临床药代动力学研究旨在阐明药物在人体内的吸收、分布、代谢和排泄的规律。药物体内处置过程的研究，是全面认识人体与药物间相互作用不可或缺的重要组成部分，是临床制定合理用药方案，实现个体化药物治疗的科学依据。由于各种疾病的病理状态均可不同程度的对药物的药代动力学产生影响，为了客观反映人体药代动力学特征，故多选择健康受试者。但如果试验药品的安全性较小，试验过程中可能对受试者造成损害，在伦理上不允许在健康受试者中进行时，可选用相应适应证的患者作为受试者。

药代动力学研究一般包括单次与多次给药的药代动力学研究、进食对口服药物制剂药代动力学影响的研究、药物代谢产物的药代动力学研究、药物－药物药代动力学相互作用研究。

（1）单次给药药代动力学研究：单次给药人体药代动力学研究一般应选择18～45岁、体重不低于50kg、体重指数在19～24的健康受试者。因临床上大多数药物均不按体重计算给药剂量，所以同批受试者的体重应比较接近。受试者例数一般为每组8～12例。原则上男性和女性兼有，一般男、女各半，这不仅可了解药物在人体的药代动力学特点，同时也能观察到该药的药代动力学是否存在性别的差异。但女性作为受试者往往受生理周期或避孕药物的影响，因某些避孕药物具有药酶诱导作用或抑制作用，可能影响其他药物的代谢消除过程，因而改变试验药物的药代动力学特性。另外，一些有性别针对性的药物，如性激素类药物、治疗前列腺肥大药物，治疗男性性功能障碍药物及妇产科专用药等则应选用相应性别的男性或女性受试者。

剂量确定主要根据耐受性试验结果，并参考动物药效学、药代动力学及毒理学试验结果，以及经讨论后确定的拟在Ⅱ期临床试验采用的治疗剂量推算。一般选用低、中、高三种剂量，高剂量必须小于或等于人最大耐受剂量，但一般应高于治疗剂量。

采样点的确定对药代动力学研究结果具有重大的影响。服药前采集空白血样品，一个完整的血药浓度－时间曲线，应包括药物各时相的采样点，即采样点应包括给药后的吸收分布相、平衡相（峰浓度）和消除相三个时相。一般在吸收分布相至少需要 2 个采样点，平衡相至少需要 3 个采样点，消除相至少需要 6 个采样点。一般不少于 11 个采样点，应持续 3～5 个消除半衰期，或采样持续到血药浓度为 C_{max} 的 1/20～1/10。

如果同时收集尿样，则应收集服药前尿样及服药后不同时间段的尿样。取样点的确定可参考动物药代动力学中试验药物的排泄特点，应包括开始排泄时间、排泄高峰及排泄基本结束的全过程。

采用药代动力学统计软件统计所得药代动力学参数，并进行分析，说明其临床意义，并对Ⅱ期临床研究方案提出建议。药代动力学统计软件主要用于数据处理、计算药代动力学参数、模型判断、统计学分析及图形显示等。

根据所测各受试者的血药浓度－时间数据，绘制各受试者的药－时曲线及平均药－时曲线，计算药物的主要药代动力学参数，以全面反映药物在人体内吸收、分布和消除特点。主要药代动力学参数 Ka、T_{max}（实测值）、C_{max}（实测值）、AUC（梯形法求算），主要反映药物吸收速率和程度；Vd 主要反映理论上药物在体内占有的分布容积；而 Ke、$t_{1/2}$、MRT 和 CL 等主要反映药物从血液循环中消除的特点。药物经肾排泄的速率和总量可从尿药浓度估算。应能够根据研究结果对药物的药代动力学特性做出判断，如该药呈线性或非线性药代动力学特征等，以及根据剂量与体内药物浓度的关系，为临床合理用药及药物监测提供有价值的参考信息。

（2）多次给药药代动力学研究：如果药物需临床上连续多次应用，应考虑多次给药可能引起的体内蓄积或药代动力学参数改变，需进行多次给药的药代动力学研究。该研究旨在考察药物多次给药后的稳态浓度（C_{ss}），达到稳态浓度的速率和程度，药物谷、峰浓度和波动系数（DF），药代动力学特点是否发生改变，是否存在约物蓄积作用及 C_{ss} 和临床药理效应（药效和不良反应）的关系。如不进行多次给药试验应有充足理由，并需提供相应文献或试验依据。

根据单次给药的药代动力学参数中消除半衰期和Ⅱ期临床试验给药方案中制订的服药间隔以及给药日数，确定总服药次数和总剂量。根据单剂量药代动力学研究求得的消除半衰期，估算药物可能达到稳态浓度的时间，应连续测定 3 次（一般为连续 3d 的）谷浓度（给药前）以确定已达稳态浓度。一般采样点最好安排在早上空腹给药前，以排除饮食、时辰以及其他因素的干扰。当确定已达稳态浓度，最后一次给药后采集各时相（同单次给药）系列血样，以测定稳态血药浓度，并绘制药物浓度－时间曲线。

根据试验中测定的三次谷浓度及稳态血药浓度－时间数据，绘制多次给药后药－时曲线，求得相应的药代动力学参数，包括峰时间（T_{max}）、峰浓度（C_{max}）、消除半衰期（$t_{1/2}$）、清除率（CL）、谷浓度（C_{min}）、平均稳态血药浓度（C_{av}）、稳态血药浓度－时间曲线下面积（AUC_{ss}）及 DF（波动系数）等。对试验结果进行分析，说明多次给药时药物在体内的药代动力学特征，同时与单剂量给药的相应药代动力学参数进行比较，观察单次与多次给药是否存在明显的差异，吸收和消除等有否显著改变。

（3）进食对口服药物制剂药代动力学影响的研究：许多口服药物制剂的消化道吸收速率和程度受食物的影响，食物可能减慢或减少药物的吸收，亦可能促进或增加某些药物的吸收。故应进行口服药物在饮食前、后服药时药物药代动力学比较研究，观察食物对药物的吸收过程的影响，为后续临床研究制订科学、合理的用药方案提供依据。研究时所进试验餐应是高脂、高热量配方，以便使食物对胃肠道生理状态的影响达到最大，使进食对所研究药物的药代动力学行为的影响达到最大。

进食试验餐应从开始进食试验餐起计时，以排除进餐速度对服药时间的影响。试验餐应在开始进食后 30min 内吃完，且两个试验周期应保证试验餐的配方一致。餐后服药组应在进餐开始 30min 后给药，200～250ml 水送服。试验可采用随机双周期交叉设计，也可根据药物的代谢特性与单剂量交叉试验结合在一起进行。

（4）药物代谢产物的药代动力学研究：如果药物主要以代谢方式消除，其代谢物可能具有药理活性或毒性反应，或作为酶抑制药而使药物的作用时间延长或作用增强，或通过竞争血浆和组织结合部位而影响药物的处置过程，则代谢物的药代动力学行为可能影响药物的疗效和毒性。

对于具有上述特性的药物，应在非临床体内外生物转化和代谢物研究的基础上，通过体外和/或体内方法进一步研究，明确药物的代谢物数目、结构、活性和负责代谢的酶系。鼓励开展放射性核素标记化合物和 P_{450} 同工酶研究，提供代谢途径的框图，并与相应的动物研究资料进行比较。应在进行母体药物临床药代动力学研究的同时考虑进行代谢物的药代动力学研究，以便更好地了解原型药物的作用、毒性、滞后作用及体内处置过程等。

（5）药物－药物的药代动力学相互作用研究：两种或两种以上的药物同时或先后应用，可能在吸收、与血浆蛋白结合、诱导/抑制药酶、存在竞争排泌或重吸收等方面存在相互影响，从而影响它们在体内的过程，进而影响各自的效应。因此，应根据需要进行药物－药物的药代动力学相互作用研究，尽可能明确引起相互作用的因素或机制，为制订科学、合理的联合用药方案提供依据。大多数药代动力学相互作用研究在健康受试者中进行。

药物在人体内的代谢过程需各种药酶的参与，因此药物可通过诱导/抑制药酶而去影响另一药物的代谢，导致血药浓度的改变。当所研制的药物临床上可能与其他药物联合使用，且药物的安全范围又较窄时，应考虑药物－药物相互作用中血药浓度的改变以及肝药酶诱导剂或抑制剂的作用。

很多消除代谢途径，包括大多数通过细胞色素 P_{450} 酶系代谢的途径，都可被合并使用的治疗药物所抑制、激活或诱导。已经观察到的由于代谢性药物－药物相互作用导致的变化可能是药物或代谢产物在血液和组织浓度中严重地减少或增加的变化，可能还包括毒性代谢产物的形成，或增加毒性母体药物的暴露量。许多药物因合并另一种药物导致其暴露量发生重大改变，如合并酮康唑或红霉素（抑制 CYP3A4），导致特非那定、西沙必利或阿司咪唑浓度增加；合并咪拉地尔或伊曲康唑（抑制 CYP3A4），导致辛伐他汀及其酸性代谢产物浓度增加；合并氟西汀、帕罗西汀或奎尼丁（抑制 CYP2D6），导致地昔帕明浓度增加；合并利福平（诱导 CYP3A4），导致卡马西平浓度降低。这些暴露量的显著变化很大程度上影响了药物和/或其活性代谢产物的安全性和有效性。对于治疗窗窄的药物，这种改变最为明显，但对非治疗窗窄的药物，如 HMG 辅酶 A 还原酶抑制药，也可能如此。根据药物相互作用的程度和因果关系，由于一个药物的代谢可被其他药物显著抑制，或这个药物自身可抑制其他药物的代谢，可能需要对该药物或它所相互作用的药物的说明书中用法用量进行较大的调整。因此，应该在药物开发早期进行试验药物对其他药物代谢影响和其他药物对试验药物代谢影响的研究，从而可在后期临床试验中对药物相互作用的临床意义进行尽可能充分的研究。

（6）特殊人群人体药代动力学研究：肝是药物消除的重要器官，许多药物进入体内后在肝被消除，或在肝被代谢后，以代谢物的形式经胆汁排泄，或以原形从胆汁直接排泄。由于肝是药物处置过程中非常重要的器官，因此肝功能损害患者是组成这一特殊群体的重要亚群。因此肝损害必然会对这些药物经肝的代谢和排泄产生影响。前药或其他需经肝代谢活化的药物，可使活性代谢物的生成减少，从而导致疗效的降低；对于经肝代谢灭活的药物，可使其代谢受阻，原形药物浓度明显升高，导致药物蓄积，出现严重的不良反应。药代动力学研究可用于确定特殊的患者亚群，这些患者，出于有效性和/或安全性考虑而可能需要调整给药方案。

对临床前研究确定的可能受肝功能影响的毒性代谢产物，应收集血浆（或全血）对母体药物和已知或可疑的所有活性代谢产物（具治疗作用或有不良反应）进行分析评估。同时，对于肝功能正常患者体内无活性的代谢产物，如果大量蓄积，也可能达到活性/毒性水平。因此，也应考虑对这样的代谢产物进行评估。血浆样品采样的频度和持续时间应足够准确评估母体药物和代谢产物的相关药代动力学参数。

肝功能不全患者药代动力学研究的主要目的在于确定推荐剂量，使患者和医生了解肝疾病患者应当改变剂量和给药间隔，并注意其后谨慎地逐渐增加剂量。如果肝功能受损对药物药代动力学行为的影响显著（如 AUC 增加 2 倍或更多），说明书应建议调整剂量。肝功能受损患者应注意前药（即药物大部分的活性源自肝产生的代谢产物）可能需增加剂量或缩短给药间隔。同时，基于所研究药物可利用的信息，如剂量和/或浓度－效应研究，或应用可信区间方法，证明肝功能受损不改变药物的药代动力学行为也很重要。

肾疾病或从四十岁开始随着年龄而出现的肾功能衰减都可引起肾功能降低。对于主要经肾排泄消除的药物，肾损害可能改变药物的药代动力学行为，与肾功能正常的人相比，需改变给药方案。肾损害不仅与药物及其代谢产物排泄降低有关，还与吸收、分布、代谢、血浆蛋白结合改变有关，严重肾功能损害患者尤为显著。

各肾功能组年龄、性别、体重等应具有可比性。不同药物，需考虑对所研究药物药代动力学行为具有明显潜在影响的其他因素（如饮食、吸烟、饮酒、合并用药、种族）。纳入研究的患者数应足以测得足够大的差异，以作为剂量调整的依据。

单次给药研究，峰浓度较小受肾功能影响，无论肾功能如何，通常均给予所有病人相同剂量。多次给药研究，则易发生原形药物和代谢产物蓄积，应随肾功能下降程度相应减少剂量和降低频度，并给予足够长时间以达到稳态。

肾功能不全患者，经肾排泄的原形药物或代谢产物极易发生蓄积。应增加血、尿标本采集频率，延长采集时间，以便精确计算原形药物及其代谢产物的药代动力学参数，评估其药代动力学特征。

透析可显著改变药物的药代动力学特性。当部分药物或活性代谢产物被透析清除时，可能需要对剂量方案进行调整，例如在透析结束后给予补充剂量等。即使药物不是主要通过肾途径排除，也有可能被透析清除。

急性肾衰患者通常采用持续性血液滤过/血液透析治疗方法。将间歇性血液透析对药物药代动力学的影响作用直接外推至持续性血液滤过或血液透析可能是困难的。但根据现有的数据（如间歇性血透、相似药物数据、体外数据等），可尝试为这些患者提供适宜的推荐剂量。

通常情况下，只有在透析对药物或其活性成分消除无明显影响时，才可省略透析对药代动力学影响的研究。此类药物包括具有巨大非结合分布容积或非结合非肾清除的药物和活性成分。如果某药物和代谢产物有巨大非结合分布容积，则体内只有一小部分被透析排除。如果药物和代谢产物具有巨大的非结合非肾清除的特点，透析对全部非结合肾清除的作用相对较小。

当采用简化试验设计或等效方法时，可以通过统计分析证明不需进行剂量调整。为了能够说明严重肾损害没有影响，严重肾损害患者的药代动力学参数与对照组比值的90％可信区间应在预先设定的范围内，而此预先设定的范围应根据目标标准设定。

不论是否提出特异性降低剂量的建议，仍需要提供推荐剂量下的稳态暴露量的模拟情况。模拟可包括浓度（总浓度，以及相关非结合浓度）随时间变化的图例说明，同时也应显示群体预期差异。还应提供相关的稳态药代动力学参数对应于肾功能的图例说明，其中应包括对变异性的评估。

（7）老年人药代动力学研究：老年人不仅患病率高，且往往同时患有多种疾病，应用药物的品种也较多，约有25％的老年患者可能同时使用4~6种药物。因此，老年人群进行药物代谢动力学研究具有重要临床意义。

药物与年龄相关的差异可由药代动力学差异和药效学差异引起。已知，多数老年人与年轻人之间重要的效应差异来自于药代动力学差异。与正常成年人不同，老年人胃酸分泌减少，消化道运动功能减退，消化道血流减慢，体内水分减少，脂肪成分比例增加，血浆蛋白含量减少，肾单位、肾血流量、肾小球滤过率均下降，肝血流量减少，功能性肝细胞减少等，以上因素均可导致药物在老年人体内吸收、分布、代谢、排泄发生相应改变。因此，进行详细的试验设计评价老年人药代动力学改变对药物作用的影响，将为药物研发和评价提供重要信息，并为上市后临床合理应用提供依据。

老年人药代动力学研究的目的是确定老年患者的药代动力学行为与成年人是否存在差异，并明确引起差异的因素（如肝肾功能不全等）。老年人的药代动力学研究可选择老年健康受试者或患者，酌情在四个阶段的临床试验期间进行。应选择等于或大于65岁（尽可能选择75岁或大于75岁）健康老年人或需要用该药物治疗的患者，进行老年人体药代动力学研究。可首先在小范围老年人与年轻受试者或患者进行初始药代动力学研究，如要发现统计学差异则可在更大范围做单一剂量药代动力学研究，或进一步进行多剂量且患者例数充分的药代动力学研究。

（8）儿科人群药代动力学研究：不同年龄阶段，小儿生长、发育有其各自的特点，药代动力学行为也各不相同。因此，儿科人群药代动力学研究，应根据拟用疾病、人群、药物特点等，酌情选取不同发育阶段的目标疾病受试者，或根据药物特点、所治疗的疾病类型、安全性及可选择的其他治疗措施的有效性和安全性等，酌情在Ⅰ～Ⅳ期临床试验进行。儿科人群药代动力学研究的目的在于为使小儿用药方案达到与成年人相同的安全、有效的药物体内暴露水平提供依据。

鉴于新生儿及婴幼儿用药剂量的安全性知识、信息有限，研究剂量的确定应考虑新处方与成年人处方相对生物利用度的比较、儿科人群的年龄范围、药物的治疗指数、成年人药代动力学参数、儿科研究人群的身体指标等因素。

由成年人剂量推算儿童初始剂量应基于 mg/kg 体重或 mg/m² 体表面积。

成年人药代动力学参数与儿童的特殊生长发育特征相结合确定初始剂量，并结合儿科用药经验，最初考虑给予成年人暴露量计算所得药量的一部分。进一步的临床观察及药物或/和其活性代谢产物分析可指导儿童剂量调整。在成年人呈线性药代动力学特点的药物，可仅进行儿童单剂量研究；在成年人呈任何非线性吸收、分布、消除及存在任何时－效关系改变的药物，均需在儿童进行稳态药代动力学研究。

许多儿科实验可用群体药代动力学研究方法代替标准药代动力学方法，甚至首选群体药代动力学研究方法。这种方法指选取大样本量少次采集标本的方法获得相应的药代动力学参数。群体药代动力学研究方法通常适用于接受药物治疗的患儿。

（9）不同种族的药代动力学研究：中国人在遗传学、生理和病理情况、生活饮食习惯以及生活环境、社会经济、教育状况、医疗措施、药物依从性等方面与外国人存在明显差异。因此，直接将国外药品的药代动力学和安全性数据用于指导中国人的临床用药缺乏科学依据，也有悖于药品评价的安全、有效原则。同时，药物种族差异在实际中也并不是大得无法接受，种族间差异导致临床用药剂量变化的相关性并不大于种族内个体差异。故评价药物不同个体、种族的药代动力学差异应当遵循客观和实事求是的原则。

如果药物的代谢行为是一个主动耗能的生物学过程，其代谢参数具有种族差异的可能性就越大。循着 ADME 途径，可能具有代谢种族差异的药物包括：①消化道主动吸收或首过代谢或饮食对吸收影响较大的药物。②血浆蛋白结合率较高，特别是结合于酸性糖蛋白的药物。③经 CYP2C9、2C19、2D6、1A2、2A6 和 N－乙酰转移酶等代谢的药物可能具有种族差异，多酶代谢的药物一般难以判定其代谢是否存在种族差异，需要新的临床试验进一步的求证。④具有肾小管排泄过程的药物。对药物代谢动力学种族差异的评价应阐明药物在不同种族人群的吸收、分布、代谢和排泄，以及食物－药物、药物－药物的相互作用。饮食、吸烟、饮酒可能影响药物吸收和生物利用度；种族因素如基因多态性、身高、体重、疾病状况则可能影响药物的清除、吸收、分布、代谢等药代动力学过程。

三、药代动力学与药物治疗方案设计

药物的药代动力学参数及其方程式可用于估算给药剂量（D 或 X）和给药间隔（τ），预测在体内可达到和维持稳态血药浓度（C_{ss}），制订一般给药方案。制订个体化给药方案，则需考虑其肝、肾、心功能，有无酸、碱中毒，尿液 pH 值等。根据所需达到的有效浓度确定剂量和给药间隔（或静滴速度），如可以固定剂量调整给药间隔，也可固定给药间隔调整剂量。

四、药代动力学与创新药物研究

组合化学和高通量筛选使短期合成大量化合物成为可能，生命科学和基因组学的发展，也为新药设计和化合物的筛选提供了大量的新靶点。但是，能够顺利通过各期临床试验获得上市的新药并未增加。造成新的化学实体在研发后期退出的主要原因并不是活性不高，而是由于其药代动力学性质不好，或生物利用度低，或口服吸收不佳，或不易代谢，或毒性过大等。

创新药物研究的常规方法是经药效学筛选确定化合物后，再对其进行药代动力学和安全性评价。在这些过程中所产生的各种不定参数又导致反复的结构优化。如果在药物发现和优化阶段就考虑到这些因素，将会大大降低候选药物上市失败的风险，提高新药研发的效率。创新药物研制过程中，药代动力学研究已成为药物临床前研究和临床研究的重要组成部分，与药效学研究、毒理学研究处于同等重要的地位。

高通量筛选虽然有效，但成本高。计算 ADME（computational ADME）研究，又称为虚拟计算 ADME（in silico ADME）研究，是目前药物研发中的前沿领域之一。计算 ADME 可以加速药物理化性质筛选，进行活性预测，指导分子定向优化等，从而节省药物开发成本，提高成功率。

计算 ADME 模型能合理有效地利用有限的体内实验资源评价潜在的开发成功率高的先导化合物，结合药物脂水分配系数、水溶性、小肠吸收、血脑屏障通透性、生物利用度等，通过优化设计改善药物的溶解、吸收、代谢的性质。计算模型不需精确预测口服生物利用度，但能可信地预测化合物在人和动物体内生物利用度是否令人满意。由于涉及多种因素，使生物利用度的预测具有较大的挑战性，但近年来，多种体外测定结合计算预测的方法已经取得了长足进展。

先导化合物相关药代动力学参数如组织渗透、稳定性、肠吸收、代谢和清除可通过体外系统获得。这些体外体系包括微粒体、肝细胞、用于确定代谢和评价代谢路径和速率的组织切片、评价细胞转运吸收的 Caco-2 细胞系。毒性数据可以通过器官特异性细胞系获得。对早期先导化合物及其可能代谢产物潜在毒性的认识是药物成功开发的关键。大多数药物候选化合物在这一阶段失败，只有少数被认为足够安全和有效，进入下一阶段的开发。临床前研究的目标不仅是确定最有效且最安全的先导化合物，而且能选择最接近人类的动物物种进行研究。了解所选化合物的药代动力学和代谢特征有助于设计合适的临床试验。

体外方法的优点首先是可以采用微量化、自动化等手段建立高通量或中等通量的模型；其次是可以利用来自人体的组织细胞成分进行研究，以消除人类和动物之间存在的种属差异，提高药物研发的成功率。但体外研究缺乏体内研究所存在的血流、生化因了以及多种转运蛋白等影响因素。化合物配制过程中使用的有机溶剂可能掩盖药物在体内的溶解性能，影响药物代谢酶的活性。

（一）口服药物吸收评价

口服吸收与药物在胃肠道内容物中的溶解度、解离度以及跨胃肠细胞膜的能力有关。因此化合物的理化性质是其小肠通透性的重要决定因素。在创新药物研发阶段，常采用计算机辅助虚拟筛选确定药物吸收特征方法。

第一种方法为 Lipinski 五规则法。该方法将化合物结构中 N 和 O 原子看作氢键的受体，而将 N-H、O-H 基团看作氢键的供体，计算脂水分配系数（partition coefficient logP，ClgP）。如果一个化合物满足下列两个以上条件：

（1）氢键供体数 >5。
（2）氢键受体数量 >10。
（3）脂水分配系数 ClgP >5。
（4）相对分子质量 MW >500Da。

则这个化合物将被给予开发警告标志，未来的成药性有较大疑问。本方法不适合存在主动转运机制口服药物的药代动力学特征的预测。

另外一种预测吸收的方法为定量模型与 Lip-inski 五规则结合的方法。该方法根据分子亲脂性及分子大小，以绘图方式预测化合物以被动扩散方式吸收的情形。以生理 pH 化合物内在亲脂性（ClgD）与用于测定分子大小的计算分子折射率（calculated molecular refraction，CIR）绘图，得化合物分布象限图。

药物进入体内循环，需要在口服给药后经过胃部的低 pH 环境，进入十二指肠和小肠，由小肠上皮细胞吸收入血。目前常见的口服药物小肠吸收评价模型有 Caco-2 细胞系、MDCK 细胞系、PAM-PA

人工膜方法。其中 PAMPA 是基于被动扩散方式的吸收评价模型，属于高通量研究方法。

（二）代谢稳定性研究

药物进入体内后作为外来物经历由药物代谢酶所催化的生物转化。肝脏是体内最大的代谢器官，P_{450} 酶是体内主要的代谢酶，CYP1A2、CYP2A6、CYP281、CYP2C9、CYP2C19、CYP2D6、CYP2E1、CYP3A4 是与药物代谢有关的重要亚型。代谢稳定性是药物的一个重要特性，代谢不稳定的药物需要频繁给药才能保持有效的治疗浓度。

由于药物代谢存在种属差异，在药物研发阶段使用人体组织、细胞获得的结果与临床结果更接近。酶代谢稳定性研究使用的体外系统主要为人类肝微粒体、肝细胞。目前已知肝微粒体含有的 P_{450} 酶及其比例与肝组织中的比例接近，肝微粒体易于保存，可进行高通量的酶稳定性研究。肝细胞中含有完整酶系，不需要添加辅助因子，但肝细胞保存时间短，来源受限。

（三）药物相互作用研究

为避免药物因药代动力学相互作用而撤回，在药物研发阶段应确定药物体内代谢的关键酶，评价待测药物与抑制药或诱导药之间的潜在相互作用。如果一个药物主要由 CYP3A4 代谢，则这个药物可能与 CYP3A4 抑制药如酮康唑、红霉素、伊曲康唑或诱导药如利福平、苯妥英间产生药物相互作用。药物相互作用研究可以使用提取的肝微粒体、重组表达的肝微粒体、肝细胞。重组表达的肝微粒体可用于确定药物代谢酶；肝微粒体和某一 P_{450} 同工酶抑制药合用可用于推测药物代谢酶。

如果一个化合物是药物代谢酶的抑制药，则可以与该酶的药物底物产生药物相互作用。使用肝微粒体和特殊的药物底物可以进行酶抑制研究，根据计算得到的 IC50 或 Ki 值，判断药物相互作用潜力。也可以使用重组表达的肝微粒体以及肝细胞进行药物相互作用研究。如果一个药物可诱导肝细胞过度表达某个代谢酶，则该药物与该药物代谢酶的底物存在药物相互作用。如已知 PXR 是介导 CYP3A4 基因表达的受体，药物与 PXR 结合会上调 CYP3A4 表达量，提示该药物是 CYP3A4 的诱导剂。

另外，还需要关注药物转运蛋白所引起的药物相互作用；分析抑制机制，区分是竞争性酶抑制还是机制依赖性酶抑制。机制依赖性酶抑制引起的药物相互作用的发生率更高。

（四）体内药代动力学研究

体内药代动力学研究拥有体外研究所没有的血流、各种因子等影响因素，是新药研究中不可缺少的一项。创新性药物应首先选用两种或两种以上的动物，如小鼠、大鼠、兔、豚鼠、犬、小型猪和猴等进行药物体内代谢过程研究。其中一种为啮齿类动物，另一种为非啮齿类动物（如犬、小型猪或猴等），然后进行人体药代动力学研究。

由于药物代谢受多种因素干扰，存在明显的代谢种属差异性，因此从动物获得的信息外推至人体具有风险性及欺骗性。人体药代动力学研究是创新药物临床药理学研究的重要一部分。从拟就的说明书分析而言，临床药理学研究目的不仅仅是为了描述药物的吸收、分布、代谢与排泄（ADME）特征，为整个临床试验结束时撰写产品说明书相应项目下的内容提供数据，更为重要的是为相应阶段的临床试验提供药代动力学支持，并作为重要数据与进行安全、有效性评价为目的的临床试验有机整合，从而发挥其在量化评价方面的重要作用。

一般而言，人体药代动力学研究应获取以下几个方面的数据：①药物或活性代谢物的药代动力学特征（ADME）数据。②药物剂量与血药浓度或靶位浓度的量效关系数据。③与适应证治疗相关的常见合并用药的相互作用数据。④性别或年龄对药代动力学参数的影响。其目的为量化评价耐受性试验结果提供支持，也为后续的临床试验提供包括推荐剂量在内的药代动力学方面的支持。临床药代动力学通过以下几种形式的研究来提供临床试验所需的数据支持，包括单次给药研究、多次给药研究、食物影响、药物相互作用、不同人群等。研究人群应包括所有可能使用研究药物的适应证人群和健康受试者。患者人群包括一般患者和特殊人群。特殊人群包括孕妇、哺乳期妇女、儿童患者、老年患者及心、肝、肾等重要脏器功能不全的患者。

基于药物研发的复杂多样性，创新药物的药代动力学研究可以在任何临床试验阶段进行；药代动力学研究服从于研究药物的整体临床试验开发目标或具体临床试验的阶段性目标；任何以疗效和安全评价为目的的临床试验，都应该有清晰的药代动力学轮廓；药代动力学研究与临床试验整合，可以评价量化安全性和有效性；各个临床试验阶段的目标决定了各个阶段的药代动力学研究内容，由临床试验总体目标统领下的各个阶段的目标，为临床药代动力学研究的脉络或主线。如果研究药物拟最大限度地覆盖用药人群，所要进行的临床试验就要最大限度地纳入包括特殊人群在内的用药人群，所要进行的以安全、有效性评价为目的的临床试验都需要对上述人群的药代动力学研究支持，所以在临床试验的较早阶段，需要收集包括特殊人群在内的药代动力学数据。此种临床试验研发周期长，成本高，风险大，但一旦开发成功，会有较大的市场收益。

五、药代动力学与药效动力学相关性研究

药物的监测和量化可发生于体外分子和细胞水平、体内外组织和器官水平或整体水平的。即使同一种药物，不同水平用于测量效应的终点指标也可能不同。在整体水平，药物的药理学作用是多种药物效应与机体对这些药物效应生理反应的总和。一般认为，药物效应包括治疗效应和毒性效应，与药物血浓度有直接的关系。但由于血浆并非大多数药物发挥作用的场所，药物由中央室到周边室或效应室需要时间，或者某些药物到达效应部位很快，但起效很慢，使直接拟合血药浓度与效应曲线比较困难。因此，药物效应与血药浓度相比常常存在一定的滞后，即效应变化滞后于浓度的变化，从而使血浆药代动力学预测的相关效应被延迟。

剂量或浓度效应关系研究有助于认识药物的作用靶点，选择剂量和设计给药方案，测定药物的效价和效能，阐明药物间的相互作用。任何新药临床前和临床评价，都包括在预期剂量范围内定量描绘量－效关系，分析药物的疗效和毒性反应。根据药效学和药动学知识制定合理的个体化药物治疗方案，包括合理的剂量选择，衡量风险/效应比等。某些情况下，将描述药物分布动力学某一特征的房室确认为药物作用部位，具有生物学上的可能性。如注射胰岛素后血糖利用的时程与三室胰岛素分布模型中慢平衡房室所预期胰岛素浓度是一致的。因为药物在此房室的动力学与骨骼肌组织间液中胰岛素的浓度相对应，因此有理由使用药动学房室预测胰岛素的特定效应。

如果效应的终点指标（如血压变化）可连续测量，则剂量－效应关系可以进行量化；而对于全或无的终点，如存活与死亡，剂量－效应关系是质化的。量反应型剂量－效应关系在一定剂量范围内可以在单一生物学单位内进行测量，且药物剂量或浓度与效应强度相关。质反应型剂量－效应关系通过在一定剂量范围内对用药患者数量进行测定，每一水平剂量与全或无效应的发生频率相关。

为了更精确地描述药物剂量与药物效应之间的关系，Sheiner 等在经典药代动力学研究中加入效应室，利用血药浓度－时间－效应数据，经模型分析，拟合出血药浓度及其效应经时过程的曲线，推导出产生效应部位的药物浓度，定量地反映浓度与效应的关系，称为 PK/PD（pharmacokinetics/pharmacodynamics）模型。效应室（effect compartment）是描述效应部位药量变化规律的假想室，与中央室（血液室）相连接。为方便数学分析，假设效应室内药物不返回中央室，直接从效应室消除，因为从中央室转运到效应室的药量非常小，这样做不影响经典药代动力学模型的计算精度。目前还没有直接测定效应部位药物浓度的方法，一般以药物在体内达到平衡时的血药浓度代替，或使用 PK/PD 结合模型模拟计算。

（一）药效学模型

药效学模型将药物的药理作用与效应部位浓度从数字上联系起来。目前常用的药效学模型包括固定效应模型、线性/对数线性模型及最大效应模型。与药动学模型不同，药效学模型与时间无关。

1. 固定效应模型　当药物效应是全或无的，如睡眠；或是连续状态的特定中断，如高血压患者的舒张压 <90mmHg（11.97kPa），即当药物浓度高于阈浓度时特定的药理作用就出现，当药物浓度低于阈浓度时就消失，可选用固定效应药效学模型。不同患者阈浓度不同，根据阈浓度分布情况，固定效应模型量化了特定的给药浓度产生全或无效应的可能性，主要用于临床剂量研究。如根据地高辛浓度和毒性关系研究，地高辛浓度为 3ng/ml 时毒性反应的发生率为 50%。固定效应模型是联系药物浓度和药理

作用的简单模型。

2. 线性/对数线性模型　某些药物效应与浓度呈直线关系，可用线性模型预测药物效应。

类似地，当药物效应强度与浓度对数呈直线关系，或者药物效应强度对数与浓度对数呈直线关系时，可用对数线性模型预测药物效应。

线性模型和对数线性模型是描述药物浓度和一定范围内效应关系的简单模型，只能预测 20% ~ 80% E_{max} 的药物效应，当预测高于 80% E_{max} 或低于 20% E_{max} 的效应时将发生较大偏差。对于大部分药物，浓度与药效间关系的线性仅存在于中间范围，而在高或低浓度时，该模型不能准确预测药物效应。

3. 最大效应模型（E_{max} 和 S 形 E_{max}）　某些药物效应随浓度呈饱和曲线增加，当药物不存在时，无药理效应；当药物浓度接近于某一极限水平时，再增加浓度，效应增加有限。此时，可用 S 形 E_{max} 模型将连续的效应和药物浓度联系起来。

最大效应模型描述了浓度和效应之间的双曲线型关系，即在未用药时没有效应，当浓度接近于无限大时出现最大效应 E_{max}，当浓度超过 EC_{50} 后，效应的升高幅度减小。

（二）PK/PD 结合模型

在非稳态情况下，血液浓度与效应部位浓度不存在平衡，药物进入作用部位需要一定时间，因此效应部位浓度与血液浓度相比存在一定的滞后，使直接拟合血浓度与效应十分困难。

Sheiner 等提出的效应室模型的方法较好地克服了这一困难，并得到了广泛的应用。效应室模型将经典的药代动力学模型加以扩展，提出一个假设的"效应室"。由中央室到效应室的药物转运速率是一级过程，但其速率常数 ke_1 远小于药代动力学模型中的其他速率常数，从而药物往效应室的转运量不会改变药代动力学模型原有的特性，可忽略不计，但药物从效应室消除则用第 2 个一级速率常数 ke_0 表示。求出药代动力学参数后，给予 ke_0 一个初始值，可采用一定数学模型，估算效应室浓度 Ce，结合效应观测值就可拟合出合适的效应模型，求出 ke_0 值及效应模型参数。

Fuseau 和 Sheiner 提出非参数效应模型方法，可不必假设效应模型，效应室消除速率常数 ke_0 通过拟合，使效应室预测浓度 Ce 与效应（E）的滞后环消失。ke_0 为 CP - E 曲线的上下支重叠为一支时 ke_0 的优化值。另一扩展的非参数法，药代动力学和药效学指标都用非参数表示，在模型不确定时有独特的优点。

1. 参数法　在非稳态下，根据外周室浓度 - 时间数据求出药代动力学参数，只要引入效应室消除速率常数 ke_0，就可估算出效应室浓度，然后选择合适的药效学模型。对药效学数据进行拟合，则可求出 ke_0 及药效学模型参数。

2. 非参数效应模型方法　若效应室药量忽略不计，则效应室浓度的变化是 ke_0 及药代动力学参数的函数。

3. 扩展的非参数　Jashvant 等进一步提出，不仅药效学模型适用于非参数法，而且浓度变化规律也可用非参数法（如差值）描述。

非参数 PK/PD 模型法计算参数步骤：

（1）给予 ke_0 初始值。

（2）差值求出 Cp（t）的变化规律。

（3）数值积分得到 C_{ei}（t），t。

（4）差值得到 $E_{int,i,ti}$，同非参数药效模型方法。

（5）计算垂直距离，同非参数药效模型方法。

（6）选择 ke_0 使垂直距离最小，求出 ke_0。

以上三种方法各有优缺点，处理实际数据可比较使用。如用非参数法求得 ke_0 值作为初值，再用参数法进行拟合，求出一些有意义的药效学参数，如 EC_{50}、E_{max} 等。但必须注意数据好坏直接影响处理结果的正确性，因此，数据的采集不仅必须兼顾药代动力学特征，而且必须兼顾其药效学特点。最好在药效上升和下降区域均有数据点（与药物浓度的采集类似）。

尽管基于药物 - 受体相互作用的 PK/PD 模型有很大进展，但由于药物可与不同受体发生相互作用，引起不同的 PD 反应，使原发作用的效应－浓度关系变得模糊，干扰了模型的精确性。PK/PD 结合模型研究的药效指标必须符合以下标准。

（1）药物效应指标最好能用定量参数描述，且有一定变化规律，这样以药物效应对药物浓度作图，可以得到浓度－效应曲线，从而得以用 PK/PD 理论分析两者之间的关系。

（2）药物效应指标的变化对浓度相对敏感，这样允许在相对窄的浓度范围内对浓度－效应关系有较全面的反映。

（3）药物效应指标必须在个体间和个体内具有良好的重复性，不然药效测定方法误差会被错误地认为是个体间或个体内药效学的变异，造成不正确的结论。

（4）同一个体的药物效应指标应能反复测量，不至因耐受性或学习效应（learning effect）产生而改变。这样不必在大量不同的个体中收集浓度－效应数据，只要在某一个体上就可以得到足够多的能反映浓度－效应关系的数据。

（5）药物效应指标最好是客观的而不是主观的，如有些中枢神经系统（CNS）药物的效应，有时采用主观判断方法评价药效，但 PK/PD 研究原则上应采用客观的指标。

（6）所选择的药物效应指标要有临床意义，而且可靠，最好可作为治疗的指针。如某些药物的脑电图（EEG）效应，如不与某些临床药效联系起来，则无实际参考价值。

某些情况下，可采用合适的替代指标评价药物治疗后的临床症状、体征或疗效。药效学研究水平的提高，可促进 PK/PD 结合模型研究。另外，某些药理反应如依赖、戒断和耐受性等受内环境稳定机制所调节，并非药物与受体结合所致，这些情况下，药物的输入速率可改变效应－浓度关系。因此发展更为精细的、涉及各种作用机制的模型可能是发展趋势之一。

近年来人工神经网络已经在 PK/PD 研究中得到广泛应用。人工神经网络的特点在于不需要先假定一个特定的模型，而只需从提供的数据中建立输入与输出的关系，从而极大地简化了传统药代动力学数据分析所需的建模工作。Minor 等的研究表明，人工神经网络能够将给药情况与 PD、给药情况与 PK、PD 与 PK 或其他与治疗相关的因素直接关联起来，获得各要素之间的关系。

临床效应指标和替代指标的发展及规范化十分重要，药物治疗作用通常不是单一的，而是包含所有作用的总和，因此临床效应采用药物的治疗效果评估最为合适。但多数 PK/PD 研究，效果难以定量，只能选择较易测定的替代指标。替代指标应能反映各种效应。但由于替代指标种类繁多，检测方法各异，尚难满足临床效果评价的要求，已成为 PK/PD 深入发展的限制因素。因此迫切需要横向比较 PK/PD 研究结果，发现新的替代指标并使之规范化和标准化。数据库和计算机程序的深入开发与合理应用十分必要，提倡相互协作，分享已有的药理和临床试验数据，建立相应的数据库，以便有效分析新的假设和研究目标，建立新的模型，得出新的结果和概念。较使用。如用非参数法求得 k_{e0} 值作为初值，再用参数法进行拟合，求出一些有意义的药效学参数，如 EC_{50}、E_{max} 等。但必须注意数据好坏直接影响处理结果的正确性，因此，数据的采集不仅必须兼顾药代动力学特征，而且必须兼顾其药效学特点。最好在药效上升和下降区域均有数据点（与药物浓度的采集类似）。

尽管基于药物－受体相互作用的 PK/PD 模型有很大进展，但由于药物可与不同受体发生相互作用，引起不同的 PD 反应，使原发作用的效应－浓度关系变得模糊，干扰了模型的精确性。PK/PD 结合模型研究的药效指标必须符合以下标准。

（1）药物效应指标最好能用定量参数描述，且有一定变化规律，这样以药物效应对药物浓度作图，可以得到浓度－效应曲线，从而得以用 PK/PD 理论分析两者之间的关系。

（2）药物效应指标的变化对浓度相对敏感，这样允许在相对窄的浓度范围内对浓度－效应关系有较全面的反映。

（3）药物效应指标必须在个体间和个体内具有良好的重复性，不然药效测定方法误差会被错误地认为是个体间或个体内药效学的变异，造成不正确的结论。

（4）同一个体的药物效应指标应能反复测量，不至因耐受性或学习效应（learning effect）产生而改变。这样不必在大量不同的个体中收集浓度－效应数据，只要在某一个体上就可以得到足够多的能反映浓度－效应关系的数据。

（5）药物效应指标最好是客观的而不是主观的，如有些中枢神经系统（CNS）药物的效应，有时采用主观判断方法评价药效，但 PK/PD 研究原则上应采用客观的指标。

（6）所选择的药物效应指标要有临床意义，而且可靠，最好可作为治疗的指针。如某些药物的脑电图（EEG）效应，如不与某些临床药效联系起来，则无实际参考价值。

某些情况下，可采用合适的替代指标评价药物治疗后的临床症状、体征或疗效。药效学研究水平的提高，可促进 PK/PD 结合模型研究。另外，某些药理反应如依赖、戒断和耐受性等受内环境稳定机制所调节，并非药物与受体结合所致，这些情况下，药物的输入速率可改变效应－浓度关系。因此发展更为精细的、涉及各种作用机制的模型可能是发展趋势之一。

近年来人工神经网络已经在 PK/PD 研究中得到广泛应用。人工神经网络的特点在于不需要先假定一个特定的模型，而只需从提供的数据中建立输入与输出的关系，从而极大地简化了传统药代动力学数据分析所需的建模工作。Minor 等的研究表明，人工神经网络能够将给药情况与 PD、给药情况与 PK、PD 与 PK 或其他与治疗相关的因素直接关联起来，获得各要素之间的关系。

临床效应指标和替代指标的发展及规范化十分重要，药物治疗作用通常不是单一的，而是包含所有作用的总和，因此临床效应采用药物的治疗效果评估最为合适。但多数 PK/PD 研究，效果难以定量，只能选择较易测定的替代指标。替代指标应能反映各种效应。但由于替代指标种类繁多，检测方法各异，尚难满足临床效果评价的要求，已成为 PK/PD 深入发展的限制因素。因此迫切需要横向比较 PK/PD 研究结果，发现新的替代指标并使之规范化和标准化。数据库和计算机程序的深入开发与合理应用十分必要，提倡相互协作，分享已有的药理和临床试验数据，建立相应的数据库，以便有效分析新的假设和研究目标，建立新的模型，得出新的结果和概念。

（栗慧玲）

第二章

药 物 化 学

第一节 概述

一、药物化学的定义、研究内容和任务

药物化学（medicinal chemistry）是一门发现与发明新药、合成化学药物、阐明药物化学性质、研究药物分子与机体细胞（生物大分子）之间相互作用规律的综合性学科。药物化学既要研究化学药物的化学结构特征、与此相联系的理化性质、稳定性，同时又要了解药物进入体内后的生物效应、不良反应及药物进入体内的生物转化等化学－生物学内容。

药物化学的主要任务是通过对药物的相关研究，为有效利用现有化学药物提供理论基础，为生产化学药物提供先进、经济的方法和工艺，为创制新药探索新的途径和方法。

二、化学结构与药理活性

药物从给药到产生药效是一个非常复杂的过程，药物化学结构与活性之间的构效关系建立在药剂相、药物动力相和药效相三个阶段。

化学结构决定理化性质，从而决定其药物动力学行为，并直接对药物的吸收、分布、蛋白质结合、肾排泄、重吸收、肝肠循环及代谢产生影响。

三、药物名称

每一种药物都有其特定名称，相互间不能混淆。药物的命名应遵循国家《新药审批办法》的有关规定，药物名称包括通用名（汉语拼音）、化学名称（中文及英文）、商品名等。商品名称可申请专门保护。

（栗慧玲）

第二节 中枢神经系统药物

中枢神经系统药物按治疗疾病或药物作用分类，主要有镇静催眠药、抗癫痫药、抗精神病药、抗抑郁药、镇痛药、神经退行性疾病治疗药物和中枢兴奋药等。

一、镇静催眠药

1. 镇静催眠药的分类　镇静催眠药属于中枢神经系统抑制药物，按化学结构可分为巴比妥类、苯二氮䓬类和其他类等。由于巴比妥类药物长期使用，易产生依赖性、耐受性和中枢抑制性等药品不良反应，故临床上主要用于抗癫痫。

2. 苯二氮䓬类药物的结构特点、理化性质、构效关系和临床常用药物　如下所述。

1）结构特点：苯二氮䓬类药物具有一个苯环和一个七元亚胺内酰胺环骈合的苯二氮䓬类母核。目前临床上使用的大部分药物属于 1，4－苯二氮－2－酮类化合物。

2）理化性质：苯二氮䓬类的二氮环上具有内酰胺及亚胺结构，在酸性或碱性溶液中受热易水解，生成二苯甲酮衍生物和甘氨酸，这是引起该类药物不稳定、作用时间短的直接原因。

3）构效关系（图2-1）

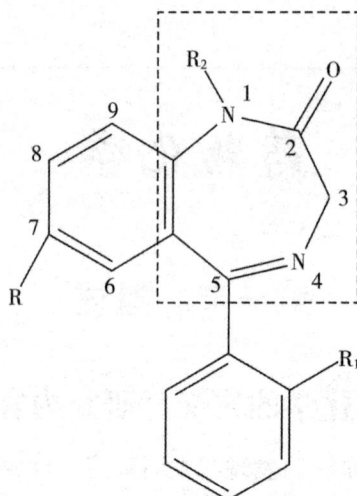

图2-1　苯二氮䓬类化合物构效关系

（1）七元亚胺内酰胺环为活性必需结构。

（2）R_2以长链烃基取代，如环氧甲基，可延长作用。

（3）1，2位骈上五元含氮杂环如咪唑和三唑环，可以增加1，2位的稳定性，对代谢稳定，也提高了药物与受体的亲和力，它们的镇静催眠和抗焦虑作用明显增强。

（4）1，2位酰胺键和4，5位亚胺键，在酸性条件下两者都容易发生水解开环反应，但是4，5位开环是可逆的，开环化合物进入肠道，因pH升高又闭环成原药，因此，4，5位间开环，不影响药物的生物利用度。

（5）若3位引入取代基则产生手性中心，临床上使用的苯二氮䓬类药物，右旋体的作用强于左旋体。

（6）495双键被饱和或骈入四氢噁唑环增加镇静和抗抑郁作用。

（7）在分子结构的C-7位和C-2'位（C-5苯环取代的邻位）引入吸电子取代基，能显著增强活性。

4）临床常用药物：地西泮（diazepam）又名安定，苯二氮䓬环上的内酰胺和亚胺结构，在酸性或碱性溶液中，加热易水解开环，生成2-甲氨基-5-氯-二苯甲酮和甘氨酸，这一水解过程是苯二氮䓬类药物共有的反应。4，5位亚胺键水解是可逆的，在酸性条件下水解开环，在中性和碱性条件下脱水闭环，因此不影响药物的生物利用度。

去甲安定类如奥沙西泮，水解产物具有芳伯氨基结构，经重氮化反应后与β-萘酚偶合，生成橙色的偶氮化合物，可与1位甲基取代的苯二氮䓬药物如地西泮相区别。

二、抗癫痫药

1. 抗癫痫药物的分类　目前临床上常用的抗癫痫药物，按化学结构可分为酰脲类、苯二氮䓬类、二苯并氮䓬杂类、GARA类似物、脂肪羧酸类和磺酰胺类等。

2. 巴比妥类药物的结构特点、理化性质、构效关系　如下所述。

（1）结构特点：巴比妥类药物为丙二酰脲的衍生物。丙二酰脲也称巴比妥酸，由丙二酸二乙酯与脲缩合而成。巴比妥酸本身无治疗作用，当5位上的两个氢原子被烃基取代时才呈现活性。不同的取代基，起效快慢和作用时间不同。

（2）理化性质：巴比妥类药物在空气中较稳定，遇酸、氧化剂和还原剂，在通常情况下其环不会破裂；具有弱酸性，可溶于氢氧化钠和碳酸钠溶液中，在碳酸氢钠溶液中不溶；其钠盐不稳定，容易吸收空气中的二氧化碳而析出巴比妥类沉淀；具有水解性，互变异构分子双内酰亚胺结构比酰胺更易水解；具有成盐反应，其水溶液的钠盐可与某些重金属离子形成难溶性盐类，如与硝酸银作用生成一银盐，可溶于碳酸钠或氨试液，当继续加入过量的硝酸银时，则生成不溶性二银盐；具有颜色反应，与铜盐在有机胺－水溶液中可产生类似双缩脲的颜色反应，如与吡啶－硫酸铜溶液作用生成紫色络合物，可用于鉴别反应。

（3）构效关系：①2 位的氧原子以硫原子替代，则脂溶性增加，极易分配到脑以外的其他脂肪及肌肉组织中，使脑中药物浓度快速下降，起效快。②R_2 以甲基取代，可降低酸性和增加脂溶性，起效快；如果两个氮上都引入甲基，则产生惊厥作用。③N 上有烷基取代时，可使代谢减慢，从而延长作用时间。④5 位的两个取代烃基，碳原子总数以 4～8 为最好，此时分配系数合适，具有良好的镇静催眠作用，碳数超过 10，作用产生过强，会出现惊厥作用。⑤5 位取代基的不同影响药物的体内代谢速度，从而作用时间长短也不同，当 5 位取代基为饱和直链烷烃或苯环，则因不易被氧化而作用时间较长，当 5 位取代基为支链烷烃或不饱和烃基时，氧化代谢容易，易被排除。

3. 临床常用的抗癫痫药物　苯妥英钠（sodium phenytoin）为乙内酰脲类化合物，分子结构中具有环状酰脲结构，与碱加热可以分解产生二苯基脲基乙酸，最后生成二苯基氨基乙酸，并释放出氨气；其水溶液中加入二氯化汞，可生成白色沉淀，在氨试液中不溶，由于巴比妥类的药物所得沉淀溶于氨试液中，这一性质可用于乙内酰脲类与巴比妥类药物的鉴别。本品是治疗癫痫大发作和局限性发作的首选药，对小发作无效。

（1）丙戊酸钠（sodium valproate）：属于脂肪酸结构的抗癫痫药物，为不含氮的广谱抗癫痫药，对各种小发作的效果更好。

（2）卡马西平（carbamazepine）：为二苯并氮䓬类药物，其乙醇溶液在 235nm 和 285nm 波长处有最大吸收，可用于定性和定量鉴别；其具有引湿性，片剂在潮湿环境中表面硬化；长时间光照变色，固体表面由白色变成橙色，故应避光保存。本品临床用于治疗癫痫大发作和综合性局灶性发作，对失神发作无效。

三、抗精神病药

1. 抗精神病药物的分类　抗精神病药可根据化学结构，按母核不同分成如下几类：吩噻嗪类、噻吨类（硫杂蒽类）、丁酰苯类、二苯氮䓬类、苯甲酰胺类等。其中吩噻嗪类、噻吨类和二苯氮䓬类统称为三环类，均是由吩噻嗪的结构改造而来。

2. 吩噻嗪类　如下所述。

1）一般性质：吩噻嗪类药物的吩噻嗪母核易被氧化，在空气中放置，逐渐变为红棕色，日光及重金属离子对氧化有催化作用，遇氧化剂则被迅速氧化破坏。口服或注射给药吩噻嗪类药物后，有部分患者在日光强烈照射下会发生严重的光化毒过敏反应，皮肤出现红疹，这是吩噻嗪类药物的不良反应之一。

2）吩噻嗪类构效关系：以氯丙嗪为先导化合物，对吩噻嗪类药物进行结构改造。结构改造的部位集中在以下三方面。

（1）吩噻嗪坏只有 2 位引入吸电子基团时可增强活性。

（2）母核上的 10 位 N 原子与侧链碱性氨基之间相隔 3 个直链碳原子时作用最强，是吩噻嗪类抗精神病药的基本结构。

（3）侧链末端的碱性基团常为叔胺，如二甲氨基；也可为氮杂环，以哌嗪取代作用最强。侧链还与不良反应有关。

3. 丁酰苯类　丁酰苯类与吩噻嗪类的基本结构差别很大，但两者侧链部分有相似之处，如丁酰苯类中的 Ar－C－C－C－N 结构与吩噻嗪类的 Ar－N－C－C－C－N 结构十分相似。丁酰苯类具有抗精神病作用的基本结构是与羰基相连的 3 个碳原子的末端再连上 1 个叔胺。

4. 硫杂蒽类　硫杂蒽类是将吩噻嗪环上的氮原子换成碳原子，并通过双键与侧链相连形成的一类化合物，也称为噻吨类。与吩噻嗪类相比，镇静作用较弱，但有一定的抗焦虑和抗抑郁作用，对伴有焦虑和抑郁的精神病性障碍该类药物属于首选药物。

硫杂蒽类的母核与侧链以双键相连，因此有几何异构体存在。以侧链与母核 2 位取代基在同一边者为 Z 型（顺式），相反，以侧链与母核 2 位取代基为异边者成为 E 型（反式）。通常顺式异构体的活性大于反式异构体。

四、抗抑郁药

抗抑郁药主要分为四大类，即三环类抗抑郁药、单胺氧化酶抑制药、选择性 5 - HT 再摄取抑制药、非典型抗抑郁药。

1. 三环类抗抑郁药　三环类抗抑郁药结构中均含有三环母核，一个含 7 个元素的杂环两边各连接一个苯环。侧链末端的氨基结构影响药物的抗抑郁作用；三环类母核与药理活性相关，具有中间七元环的三环类化合物扭曲程度越大，抑制去甲肾上腺素重摄取作用越强，因此其精神松弛作用也较强，可用于治疗抑郁症。代表药物有盐酸丙咪嗪、盐酸阿米替林等。

2. 单胺氧化酶抑制药　吗氯贝胺属于苯甲酰胺类衍生物，通过可逆性地抑制单胺氧化酶（MAO），产生抗抑郁作用；异卡波肼为非选择性 MAOI，与 MAO - A 与 B 产生不可逆性结合作用，起到抗抑郁作用；托洛沙酮为噁唑烷酮类衍生物，具有新型结构的抗抑郁药，其作用机制为选择性地抑制 MAO - A 活性，产生抗抑郁作用。

五、镇痛药

镇痛药根据结构和来源又可分作吗啡生物碱、半合成和全合成的镇痛药三大类。

1. 吗啡及其衍生物　盐酸吗啡结构中由 5 个环稠合，含有 5 个手性碳，具有旋光性，天然存在的吗啡为左旋体。本品在酸性溶液中加热，可脱水并进行分子重排，生成阿扑吗啡，阿扑吗啡具有邻苯二酚结构，极易被氧化，可用稀硝酸氧化成邻苯二醌而显红色，用作鉴别。本品水溶液在酸性条件下稳定，在中性或碱性下易被氧化，故配制盐酸吗啡注射液时，应调整 pH 值为 3 ~ 5，并充入氮气，加焦亚硫酸钠、亚硫酸氢钠等抗氧剂，使其保持稳定；本品具还原性，在光照下能被空气氧化，可生成伪吗啡和 N - 氧化吗啡，伪吗啡的毒性较大，故本品应避光，密闭保存；本品水溶液与中性三氯化铁试液反应显蓝色，与甲醛硫酸反应显蓝紫色（Marquis 反应），与钼硫酸试液反应呈紫色，继而变为蓝色，最后变为绿色（Frohde 反应）。本品临床主要用于抑制剧烈疼痛，亦用于麻醉前给药。

2. 合成镇痛药　合成镇痛药按化学结构类型可分为吗啡喃类、苯并吗喃类、哌啶类、氨基酮类等几大类。代表药物盐酸哌替啶（pethidine hydrochloride）为第一个合成镇痛药，具有酯类的特性，在酸催化下易水解，pH 值为 4 时最稳定，短时煮沸不致分解。本品起效快，作用时间短，常用于分娩时镇痛，对新生儿的呼吸抑制作用较小。

3. 阿片样镇痛药的构效关系　见图 2 - 2。

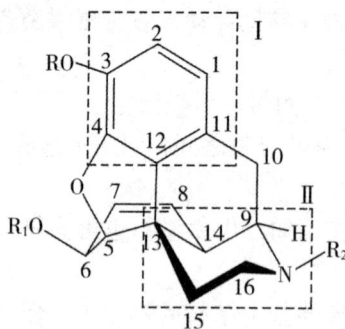

图 2 - 2　阿片样镇痛药的构效关系

①Ⅰ和Ⅱ为基本结构。②3 位的酚羟基被醚化、酰化，活性及成瘾性均下降，酚羟基为必须基团。③6 位的羟基被烃基化、酯化、氧化成酮或去除，活性及成瘾性均增加。④7，8 位的双键可被还原，活性及成瘾性均增加；⑤16 位的 N 为镇痛活性的关键，可被不同取代基取代，可从激动剂转为拮抗药

六、神经退行性疾病治疗药

1. 抗帕金森病药　抗帕金森病药可以分为拟多巴胺药、外周脱羧酶抑制药、多巴胺受体激动药、多巴胺加强药和其他药物。

左旋多巴（levodopa）为拟多巴胺药，结构中有一个手性中心，临床用 L - 左旋体。由于其具有邻苯二酚结构，极易被空气中的氧氧化变色。水溶液久置后，可变黄、红紫，直至黑色，高温、光、碱和重金属离子可加速其变化。本品注射液常加 L - 半胱氨酸盐酸盐作抗氧化剂，变黄则不能供临床使用。其广泛用于治疗各种类型帕金森病患者，无论年龄、性别差异和病程长短均适用。

2. 抗阿尔茨海默病药物　目前治疗阿尔茨海默病采用的特异性治疗策略是增加中枢胆碱能神经功能，其中胆碱酯酶抑制剂效果相对肯定。盐酸多奈哌齐（donepezil hydrochloride）为六氢哌啶衍生物，属叔胺类乙酰胆碱酯酶抑制剂，易于透过血脑屏障进入脑内。临床应用外周不良反应少，患者耐受性好。

七、中枢兴奋药

中枢兴奋药物按其作用可分为大脑皮质兴奋药、延髓兴奋药、脊髓兴奋药和反射性兴奋药等。

咖啡因（caffeine）为黄嘌呤类药物，具有以下性质：①具有黄嘌呤的特征反应，即紫脲酸胺反应。②弱碱性，与强酸成盐也不稳定，立即水解。③结构中含有酰脲，不稳定。与苯甲酸钠的盐为苯甲酸钠咖啡因（安钠咖），水溶性增大，可用作注射剂。本品 N 去甲基分解产生代谢产物副黄嘌呤、可可碱和茶碱。具有中枢兴奋作用，小剂量增加大脑皮质的兴奋过程，清醒凝神，消除疲劳，改善思维活动；加大剂量则有兴奋延髓呼吸中枢及血管运动中枢的作用。

尼可刹米（nikethamide）为油状液体，能与水任意混合。具有酰胺结构，一般条件下稳定，与碱共热可发生水解。本品含吡啶，与碱石灰共热，水解放出吡啶特臭味。本品为中枢兴奋药，临床用于治疗中枢性呼吸及循环衰竭。

（栗慧玲）

第三节　外周神经系统药物

一、拟胆碱药

1. 胆碱受体激动药　如下所述。

（1）胆碱酯类 M 受体激动药的构效关系：乙酰胆碱分子可分解为季铵基、亚乙基桥、乙酰氧基三个部分（图 2 - 3）。

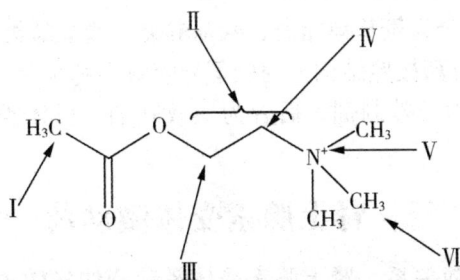

图 2 - 3　胆碱酯类 M 受体激动药的构效关系

Ⅰ中的甲基被乙基或苯基取代活性下降，被氨甲酰基取代使酯键稳定；

Ⅱ中以两个碳原子长度为最好；

Ⅲ中若被甲基取代，N 样作用大为减弱，M 样作用与乙酰胆碱相当；

Ⅳ中若有甲基取代可阻止胆碱酯酶的作用，延长作用时间，且 N 样作用大于 M 样作用；

Ⅴ中带正电荷的氮是活性必需的；

Ⅵ中氮上以甲基取代为最好，若以氢或大基团如乙基取代则活性降低，若以三个乙基取代则表现为抗胆碱活性。

（2）胆碱受体激动药重点药物：毛果芸香碱属叔胺类化合物，但在体内仍以质子化的季铵离子为活性形式。其内酯环在碱性条件下可被水解开环，生成无药理活性的毛果芸香酸钠盐而溶解。在碱性条件下，C3 位发生差向异构化，生成无活性的异毛果芸香碱。

2. 乙酰胆碱酯酶抑制药　乙酰胆碱酯酶抑制药不与胆碱受体直接相互作用，属于间接拟胆碱药，其抑制作用可分为可逆性和不可逆性。此类药物均为叔胺类或季胺类化合物，其中叔胺类以中枢作用为主，季胺类则主要表现外周作用。

毒扁豆碱（physostigmine）为斜方棱形晶体或小叶片状簇晶。$pKa1 = 6.12$，$pKa2 = 12.24$。易溶于乙醇、苯和三氯甲烷，微溶于水。其水杨酸盐为针状结晶，可溶于水、乙醇、三氯甲烷和乙醚。

对其进行结构改造发现，用芳香胺代替三环结构，引入季铵离子既可增强与胆碱酯酶的结合，又可降低中枢作用。此外，N-甲基氨基甲酸酯稳定性较差，易水解而失去活性，经改变成 N，N-二甲基氨基甲酸酯后则不易水解。基于结构改造，陆续发现了疗效更好的溴新斯的明及其类似物溴吡斯的明和苄吡溴铵等。

二、抗胆碱药

抗胆碱药通常分为两类：①M 受体拮抗药。临床用于治疗消化性溃疡、散瞳、平滑肌痉挛导致的内脏绞痛等。②N 受体拮抗药。按照对受体亚型的选择性不同，可分为 N_1 受体阻断药和 N_2 受体阻断药，前者为降压药，后者临床作为肌松药。

1. M 受体拮抗药结构特点　见图 2-4。

M 受体拮抗药的结构特点为分子的一端有正离子基团，另一端有较大的环状基团，两者之间为一定长度的结构单元，同时分子中特定位置存在羟基等，可增加与受体的结合。

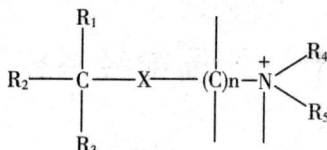

图 2-4　M 受体拮抗药结构特点

2. M 受体拮抗药代表药物　生物碱类 M 受体拮抗药主要有阿托品、东莨菪碱、山莨菪碱、樟柳碱和颠茄等，其基本结构为托品酸的叔胺生物碱酯。

合成 M 受体拮抗药按结构可分为氨基醇酯类、氨基醇类、氨基醚类、氨基酰胺类和氨基酚类等。

3. N 受体拮抗药　N 受体拮抗药按照结构分为四氢异喹啉类和甾类。四氢异喹啉类药物临床应用主要为多库溴铵和米库溴铵，前者为长效制剂，后者为短效制剂。甾体类药物临床应用的主要为泮库溴铵、维库溴铵等。

三、肾上腺素受体激动药

1. 肾上腺素受体激动药的构效关系　肾上腺素受体激动药的构效关系：该类药物化学结构均为胺类，同时部分药物又具有儿茶酚结构，因此又称为儿茶酚胺类药物（图 2-5）。

Ⅰ若为苯环上酚羟基取代使作用加强，尤以 3，4 位羟基最明显；

Ⅱ中若苯环被其他环状结构取代，外周作用仍保留，但中枢兴奋作用降低；

Ⅲ中的碳链长度以两个原子为最佳，碳链延长或缩短均使作用降低；

Ⅳ中通常含有羟基取代基，其绝对构型以 R-构型为活性异构体；

V中N上取代基对α和β受体效应的相对强弱有显著影响，当取代基由甲基替代为叔丁基时，α受体效应减弱，β受体效应增强，且对β_2受体的选择性也提高；

Ⅵ中若被一个甲基取代，外周拟肾上腺素作用减弱，而中枢兴奋作用增强，作用时间延长。

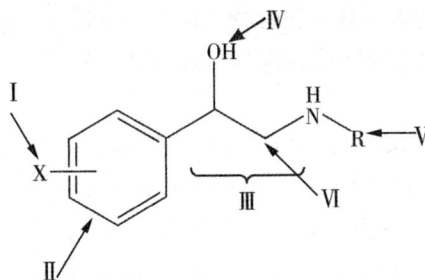

图2-5 肾上腺素受体激动药的构效关系

2. 临床上常用的肾上腺素受体激动药 如下所述。

（1）α和β受体激动药：肾上腺素和多巴胺中都具有邻苯二酚结构，易被氧化，生成肾上腺素红，继而生成棕色多聚体。因此本类药物制剂中应加入抗氧剂，同时避光并避免与空气接触。肾上腺素水溶液可发生消旋化，消旋化速度与pH有关，应注意控制pH。天然肾上腺素受体激动药和合成药物的β碳均为左旋体，其活性比右旋体强约12倍，消旋体的活性只有左旋体的一半。

麻黄碱的化学结构中苯环上无酚羟基取代，不受儿茶酚氧位甲基转移酶的影响，作用时间比肾上腺素延长，并且可以口服。由于苯环上没有酚羟基，麻黄碱的极性降低，容易通过血脑屏障，因而具有较强的中枢兴奋作用。麻黄碱的α碳上带有一个甲基，使其稳定性增加，作用时间延长，中枢毒性增大。麻黄碱具有α-氨基-β-羟基化合物特征反应，被高锰酸钾、铁氰化钾等氧化生成苯甲醛和甲胺，前者具有特臭，后者可使红石蕊试纸变蓝。

（2）α受体激动药：α_1受体激动药又可分为苯乙胺衍生物及咪唑啉类似物两类。α_2受体激动约分为2-氨基咪唑啉类和胍类衍生物等。

苯乙胺类α_1受体激动药主要有间羟胺、甲氧明和去氧肾上腺素等，这类化合物结构中由于无儿茶酚结构，因此作用时间比儿茶酚胺类药物长，可以口服。

咪唑啉类α_1受体激动药属于构型受限的苯乙胺类似物，主要有赛洛唑啉、羟甲唑啉、四氢唑啉和耐甲唑啉等。这类化合物中都具有苯乙胺的基本骨架，苯环邻位和对位较大亲脂性取代基的存在能够提高药物对α_1受体的选择性。

（3）β受体激动药：苯乙胺类肾上腺素受体激动药药物分子结构中N上的取代基逐渐增大时，α受体效应减弱，β受体效应逐渐增强。同时N上不同的取代基对β受体亚型的选择性也不同，N-叔丁基痛常增强对β受体的选择性，可以大大降低和消除一系列的心脏毒性，而N-异丙基只产生一般β受体激动药的作用。

四、肾上腺素受体拮抗药

1. α受体拮抗药 临床常用的非选择性α受体拮抗药有酚妥拉明、酚苄明和妥拉唑啉等，选择性α_1受体拮抗药有哌唑嗪、特拉唑嗪等，选择性α_2受体拮抗药有育亨宾等。

（1）非选择性α受体拮抗药：酚苄明是β-氯乙氨类化合物，结构中含有一个卤代烷基，在生理pH条件下，可发生分子内的环化生成具有高度反应性的三元环状乙撑亚胺离子，与α受体共价结合，为不可逆的α受体阻断药，是长效的α受体阻断药。酚妥拉明和妥拉唑啉化学结构中均含有咪唑，它们以氢键、离子键或范德华力与α受体结合，是短效的α受体阻断药。

（2）选择性α_1受体拮抗药：哌唑嗪是第一个被发现的α_1受体拮抗药。后来又发现的选择性α_1受体拮抗药主要有两类：一类是哌唑嗪衍生物，如特拉唑嗪、阿夫唑嗪等；一类是苯丙胺的衍生物，如坦洛新等。

盐酸哌唑嗪虽然是盐酸盐化合物，但在水中不溶。特拉唑嗪与哌唑嗪在化学结构上的区别仅在于哌嗪环氮原子上取代基的不同，特拉唑嗪将呋喃环替换为四氢呋喃，从而亲水性增加，与 α_1 受体亲和力减小，毒性较低，半衰期比哌唑嗪延长。阿夫唑嗪与哌唑嗪的区别在于以丙二胺的开链结构代替了哌嗪环。

（3）选择性 α_2 受体拮抗药：育亨宾是从植物萝芙木根中提取的一种吲哚生物碱，是最早应用的 α_2 受体拮抗药。

2. β受体阻断药 β受体阻断药按照化学结构可以分为苯乙醇胺类和芳氧丙醇胺类。

（1）β受体阻断药的构效关系（图2-6）：β受体阻断药中芳氧丙醇胺类药物和苯乙醇胺类药物的结构中均具有芳环、仲醇胺侧链和N-取代物。其构效关系如下：①芳氧丙醇胺类和苯乙醇胺类药物结构中的芳环部分可以为苯、萘、芳杂环和稠环等，芳环上取代基的位置与β受体拮抗作用的选择性有关。②芳氧丙醇胺类药物中与醇羟基相连接碳的S构型异构体活性强，R构型异构体活性降低或消失，而苯乙醇胺类药物中与醇羟基相连接碳的R构型异构体活性强，S构型异构体活性降低或消失。③芳氧丙醇胺类药物中的O被S、CH_2 或 NCH_3 取代，作用降低。④芳氧丙醇胺类药物和苯乙醇胺类药物中N-取代基常为仲胺结构，其中以异丙基或叔丁基取代效果较好，烷基碳原子数太少（小于3）或N，N-双取代，常使活性下降。

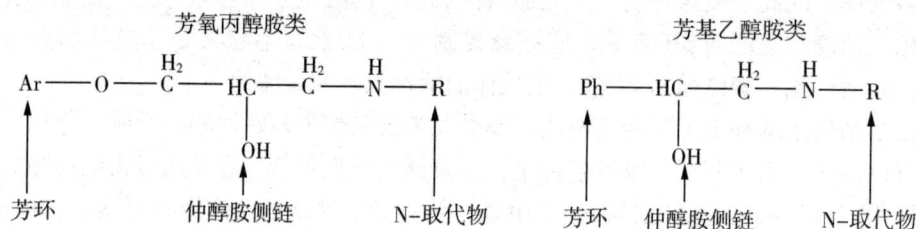

图2-6 β受体阻断药的构效关系

（2）β受体阻断药重点药物：普萘洛尔（propranolol）结构中含有芳氧丙醇胺结构和萘环，遇光易氧化变质，发生异丙氨基侧链氧化；含一个手性碳原子，左旋体活性强，临床上用外消旋体；与硅钨酸试液反应生成淡红色沉淀，可供鉴别用。

五、H_1 受体拮抗药

1. H_1 受体拮抗药的结构类型 按作用特点分两类：经典的 H_1 受体拮抗药，有中枢镇静不良反应；非镇静性 H_1 受体拮抗药，对 H_1 受体选择性高、无镇静作用。

按化学结构分为乙二胺类、氨基醚、丙胺类、哌嗪类和三环类等。

2. H_1 受体拮抗药重点药物 西替利嗪（cetirizine）结构中存在一个手性中心，左旋体对 H_1 受体的拮抗活性比右旋体强，临床用其消旋体。本品结构中存在羧基，易离子化。

氯苯那敏（chlorphenamine）为丙胺类，呈碱性，可成盐，易溶于水。化学结构中有一个叔胺基，有叔胺的特征性反应。具有升华性。分子结构中含有1个手性碳，两个对映异构体，右旋体（S）活性高于左旋体（R），药用其消旋体。

盐酸赛庚啶（cyproheptadine）属三环类，分子结构中有哌啶环，与盐酸成盐，水溶液显酸性。

六、局部麻醉药

局部麻醉药的化学结构由三部分构成：亲脂性的芳香环、中间连接部分和亲水性的胺基。根据中间连接部分的不同又可以分为酯类和酰胺类（图2-7）。但也有少数局部麻醉药除外。临床常用的酯类局部麻醉药有普鲁卡因、可卡因、丁卡因等；临床常用的酰胺类局部麻醉药有利多卡因、辛可卡因等。

$$\text{Ar} \overset{|}{\underset{|}{\text{—}}} \text{X} \overset{|}{\underset{|}{\text{—}}} \text{N} \begin{matrix} R_1 \\ R_2 \end{matrix}$$

I　II　III

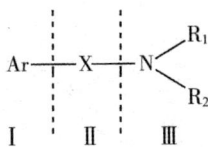

图 2-7　局部麻醉药的构效关系

亲脂性部分 I 可以为芳烃、芳杂环，但以苯环的作用较强；苯环上有给电子取代基时有利于两性离子形成，作用增强；芳环上有吸电子取代基时活性下降。

中间连接部分与麻醉药作用持效时间及作用强度有关。作用时间顺序为：

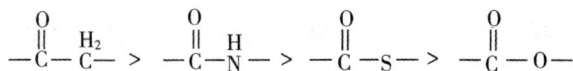

$$-\overset{\text{O}}{\overset{\|}{\text{C}}}-\overset{\text{H}_2}{\text{C}}- \; > \; -\overset{\text{O}}{\overset{\|}{\text{C}}}-\overset{\text{H}}{\text{N}}- \; > \; -\overset{\text{O}}{\overset{\|}{\text{C}}}-\text{S}- \; > \; -\overset{\text{O}}{\overset{\|}{\text{C}}}-\text{O}-$$

作用强度顺序为：

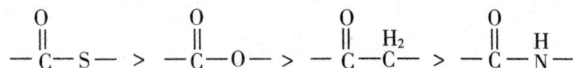

$$-\overset{\text{O}}{\overset{\|}{\text{C}}}-\text{S}- \; > \; -\overset{\text{O}}{\overset{\|}{\text{C}}}-\text{O}- \; > \; -\overset{\text{O}}{\overset{\|}{\text{C}}}-\overset{\text{H}_2}{\text{C}}- \; > \; -\overset{\text{O}}{\overset{\|}{\text{C}}}-\overset{\text{H}}{\text{N}}-$$

中间连接部分中酯键与 N 原子之间的碳原子数以 2~3 个为最好。

亲水部分 III 中可以为仲胺和叔胺，仲胺刺激性较大，季铵由于具有箭毒样作用而不用，多为叔胺。烷基以 3~4 个碳原子作用最强，烷基可以为脂环胺，其中以哌啶的作用最强。

局部麻醉药的重点药物如以下两种：

（1）普鲁卡因（procaine）属于芳酸酯类，含有酯键，易被酸、碱和体内酯酶水解。水解后生成对氨基苯甲酸和二乙氨基乙醇。化学结构中具有芳伯氨基，易被氧化变色，pH、温度、紫外线、氧、重金属离子均可加速其氧化。可发生重氮化 - 偶合反应。

（2）利多卡因（lidocaine）化学结构中含有酰胺键，但由于邻位有两个甲基，空间位阻的作用阻碍其水解；对酸和碱较稳定，一般条件下较难水解，比盐酸普鲁卡因稳定。盐酸利多卡因化学结构中含有叔胺结构，具有生物碱样性质，与三硝基苯酚试液生成白色沉淀。

（郭建平）

第四节　循环系统药物

一、钙通道阻滞药

1.1，4 二氢吡啶类钙通道阻滞药及其构关系　如下所述。

（1）临床常用的 1，4 二氢吡啶类钙通道阻滞药：硝苯地平（nifedipine）为黄色无臭无味的结晶性粉末，结构中苯环与二氢吡啶环在空间几乎相互垂直，这种构象对钙拮抗作用是必要的。本品 1，4 二氢吡啶环两侧取代基互为对称。

（2）1，4 二氢吡啶类钙通道阻滞药的构效关系（图 2-8）

I 中邻、间位有吸电子基团时活性较佳，对位取代活性下降；

II 为活性必需，若为乙酰基或氰基活性降低，若为硝基则激活钙通道；

III 为二氢吡啶环，是活性必需的，变成吡啶环或六氢吡啶环活性消失；

IV 中 3，5 位取代基不同，则使 4 位碳原子形成手性中心，酯基大小对活性影响不大，但不对称酯基影响作用部位；

V 中取代基与活性关系依次为（增加）：H < 甲基 < 环烷基 < 苯基或取代苯基。

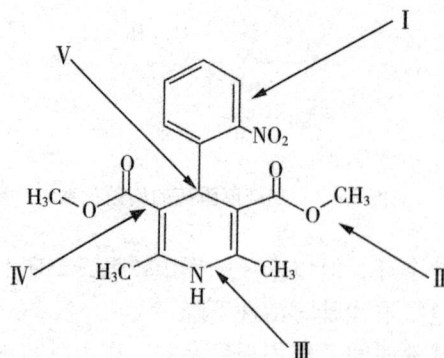

图 2-8 1,4 二氢吡啶类钙通道阻滞药的构效关系

2. 苯并硫氮䓬类钙通道阻滞药 盐酸地尔硫䓬（diltiazem hydrochloride）为苯并硫氮䓬类衍生物，分子结构中有两个手性碳原子 C_2 和 C_3，且 2、3 位两个取代基为顺式，C_2 和 C_3 均为 S 构型。地尔硫䓬具有四个立体异构体，即反式 D-和 L-异构体，以及顺式 D-和 L-异构体，其中以顺式 D-异构体活性最高，其活性大小顺序依次为顺式 D-＞顺式 DL-＞顺式 L-＞反式 DL-体。冠脉扩张作用对顺式 D-异构体具立体选择性，临床仅用其顺式 D-异构体。

3. 苯烷基胺类钙通道阻滞药 苯烷基胺类钙通道阻滞药包括维拉帕米及其衍生物噻帕米和加洛帕米，其结构都是通过两条多取代的苯烷基链与氮原子相连。噻帕米和加洛帕米均为维拉帕米的衍生物。

维拉帕米（verapamil）是由叔氮原子连接两条多取代的苯烷基链形成近乎对称的叔胺化合物。本品呈弱碱性，pKa=8.6。其化学结构中含有叔胺基，水溶液加硫氰酸铬铵试液，即生成淡红色沉淀。

维拉帕米有 R（+）和 S（-）两种对映异构体，其中 R（+）异构体能使冠脉血流量增加而用于治疗心绞痛，而 S（-）则是室上性心动过速患者的首选药。

二、钠、钾通道阻滞药

1. 钠通道阻滞药 如下所述。

（1）钠通道阻滞药的分类：根据 1971 年 Vaughan Williams 对抗心律失常药的分类方法，钠通道阻滞剂属于该分类方法中的 I 类抗心律失常药。该类药物因其通道阻滞选择性和通道阻滞特性不同，又被分为 Ia、Ib、和 Ic 三种类型。

（2）钠通道阻滞药的重点药物：硫酸奎尼丁（qulnidine sulfate）分子结构中有两个氮原子，为二元碱，喹啉环上氮原子碱性较弱（$pKa_1=5.4$），不易与酸成盐，喹核碱环上的叔氮原子碱性较强（$pKa_2=10.0$）。本品在体内的代谢途径有喹核碱环的 2 位及喹啉环的 2' 位发生羟基化、O-去甲基化和双键发生加成反应等，还有一部分以原药排泄。

2. 钾通道阻滞药 如下所述。

（1）钾离子通道阻滞药的分类：这里讨论的钾通道阻滞药又称为延长动作电位时程药或复极化抑制药。它是属于 Vaughan Williams 抗心律失常药分类法中的第 III 类抗心律失常药。常见的有胺碘酮、溴苄胺、N-乙酰普鲁卡因胺、索他洛尔及改造的多非利特、阿齐利特等。

（2）钾离子通道阻滞药的重点药：胺碘酮（amiodarone）结构中含羰基，加乙醇溶解后，加 2，4-二硝基苯肼的高氯酸溶液，反应生成黄色的胺碘酮 2，4-二硝基苯腙沉淀。本品为碘代化合物，加硫酸微热、分解、氧化产生紫色的碘蒸汽。

三、强心药

1. 强心药的分类 临床上常用的强心药物有以下几类：①强心苷类：如地高辛。②磷酸二酯酶抑制剂类：如氨力农、米力农。③儿茶酚胺类：如多巴酚丁胺。④钙敏化药类：如匹莫苯。

2. 强心苷类的重点药物 地高辛（digoxin）属于强心甾烯类，即甾核 C_{17} 位连接的是五元不饱和内酯环。本品不饱和内酯环上的 α - 氢很活泼，可与碱性三硝基苯酚试液形成有色的络合阴离子，称为 Bajet 反应，该络合物最大吸收波长为 495nm，此性质可用于含量测定。

3. 强心苷类药物构效关系（图 2 - 9）　如下所述。

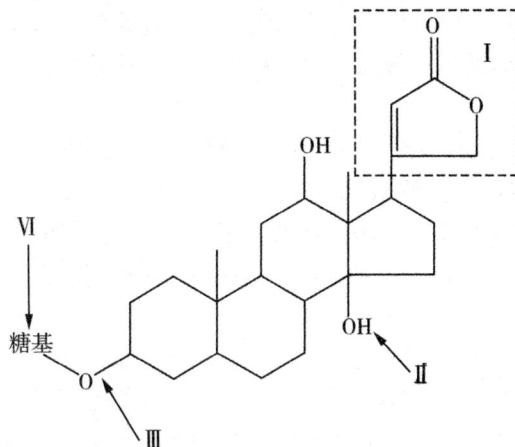

图 2 - 9　强心苷类药物构效关系

Ⅰ中碳 17 位上的 α、β - 不饱和内酯环为活性必需，若内酯环在 α 位上，或成饱和内酯环，则强心作用减弱或消失；

Ⅱ中将 14β - OH 变成 14α - OH 或脱去羟基使 D 环成为不饱和环，活性消失；

Ⅲ中苷元 3β - OH 为活性必需，变成 3α - OH 则无强心作用；

Ⅳ中与苷元 3β - OH 连接，主要影响药动学性能。糖基除葡萄糖外，多为稀有糖，并以 β - 1，4 甘键连接，一般三糖苷活性最差。

四、NO 供体药物

NO 供体药物在体内释放出外源性 NO 分子，是临床上治疗心绞痛的主要药物。本类药物主要包括有机硝酸酯类和非硝酸酯类（潜在 NO 供体药物）。有机硝酸酯类是经典的血管扩张药，包括有机硝酸酯类和有机亚硝酸酯类。非硝酸酯类主要有硝普钠和吗多明。

硝酸异山梨酯（isosorbide dinitrate）结晶具有稳定型和不稳定型两种，药用其稳定型。不稳定型在 30℃放置数天后，即转变为稳定型。本品在室温干燥状态下比较稳定，在强热或撞击下，会发生爆炸；在酸、碱溶液中，硝酸酯容易水解，生成脱水山梨醇及亚硝酸。

五、血管紧张素转化酶抑制药及血管紧张素Ⅱ受体拮抗药

1. 血管紧张素转化酶抑制药　血管紧张素转化酶抑制药代表药物是卡托普利（captopril）。本品是一种白色或类白色结晶粉末，略带有大蒜气味。有两种晶型，一种为不稳定的，熔点较低；另一种为稳定型，熔点较高。具有酸性，其巯基也显示一定弱酸性。

2. 血管紧张素Ⅱ受体拮抗药　这类药物主要有氯沙坦，以及之后的联苯四唑类的坎地沙坦、厄贝沙坦、奥美沙坦、缬沙坦，和非联苯四唑类的依普沙坦、替米沙坦等。

氯沙坦（losartan）是由三部分组成——四氮唑环、联苯及咪唑环。咪唑环 2 位有一个丁基，4 位有氯代，5 位有一个羟甲基。四氮唑环上的 1 位氮原子有一定酸性，可与碱成盐。本品药用其钾盐。

六、调血脂药及抗动脉粥样硬化药

人体高脂血症主要是 VLDL 和 LDL 增多，根据作用效果不同，可将调血脂药分为羟甲戊二酰辅酶 A 还原酶抑制药，以及影响胆固醇和三酰甘油代谢药物两大类。

1. 羟甲戊二酰辅酶 A 还原酶抑制药　血浆中胆固醇来源有外源性和内源性两种途径。通过抑制羟

甲戊二酰辅酶 A（HMG－CoA）还原酶，则内源性胆固醇合成减少。典型代表是他汀类药物，如洛伐他汀等。

洛伐他汀（lovastatin）结晶固体在储存过程中，其六元内酯环上羟基发生氧化反应生成二酮吡喃衍生物。本品水溶液，特别是在酸、碱条件下，其内酯环能迅速水解，其产物羟基酸为较稳定化合物，水解反应伴随的不良反应较少。本品是一种无活性前药，需在体内将内酯环水解成开链的 β－羟基酸衍生物才有抑酶活性。

2. 影响胆固醇和三酰甘油代谢药物　本类药物有苯氧基烷酸类及其他类，包括烟酸类、胆汁酸结合树脂类、甲状腺素类、胆固醇吸收抑制药类等。

（1）苯氧基烷酸类构效关系（图 2－10）和重点药物：典型代表为吉非贝齐、非诺贝特等。吉非贝齐特点是能降低三酰甘油、VLDL、LDL 的同时还能升高 HDL。同类药物还有苄氯贝特、降脂铝、普拉贝脲和双贝特等。

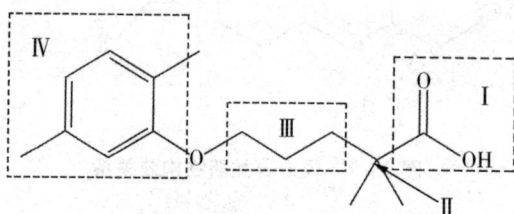

图 2－10　苯氧基烷酸类构效关系

Ⅰ为短链脂肪酸或酯，是活性必需基团；

Ⅱ中碳原子上有双甲基取代，降脂作用最强；

Ⅲ含三个以上碳原子的碳链为最佳；

Ⅳ中苯环的 2，5 位或 3，5 位以甲基、甲氧基、氯双取代，有强降三酰甘油作用，双甲基取代降脂弱。

（2）烟酸类及其他类：烟酸是一种 B 族维生素，临床上用于糙皮病及类似维生素缺乏症。其不良反应主要由羧基引起的，将羧基转变成酯（烟酸肌醇酯等），或者转变成酰胺（烟酰胺等），使成为前药，需在体内转变为烟酸才有效，这样可以减少烟酸的一些不良反应。

考来烯胺为强碱性阴离子交换树脂，在肠道内通过离子交换作用，与胆酸结合而排出，可以促使胆固醇转化为胆酸，使血中胆固醇含量降低。这类药物不溶于水，不被吸收，不良反应小，缺点是剂量大，可出现恶心、腹胀等症状。

（郭建平）

第五节　内脏系统药物

内脏系统药物主要介绍以下四大类：作用于呼吸系统的药物、作用于消化系统的药物、影响血液及造血系统的药物以及作用于泌尿和生殖系统的药物。

一、呼吸系统的药物

本部分主要讲述镇咳祛痰药以及平喘药。

1. 镇咳祛痰药　咳嗽和咳痰是呼吸系统的常见症状，通常由感染性炎症、变态反应等疾病引起。镇咳祛痰药可消除或缓解症状，有利于相关疾病的治疗。

（1）镇咳药：药物可抑制咳嗽反射的各个环节而起到镇咳的作用。依据作用部位不同分为中枢性和外周性镇咳药两大类。

磷酸可待因（codeine phosphate）为中枢性镇咳药，化学结构为吗啡 β－位甲醚衍生物。由于结构中不含酚羟基，故性质较稳定。约有 8% 的可待因在肝中代谢生成吗啡，可产生成瘾性。

外周性止咳药通过抑制咳嗽反射中的传感、传入神经和传出神经控制咳嗽，为非成瘾性镇咳药，并有局部麻醉作用。磷酸苯丙哌林无麻醉作用，镇咳作用较强，为可待因的 2~4 倍。

（2）祛痰药：祛痰药按作用方式分为痰液稀释药和黏痰溶解药两类。后者可降解痰中黏性成分，降低痰液黏度，如盐酸溴己新、盐酸氨溴索、乙酰半胱氨酸等。

盐酸溴己新（bromhexine hycirochloride）又名必嗽平。本品固态稳定，液态对光敏感，应避光保存。

盐酸氨溴索（ambroxol hydrochloride）又名沐舒坦、兰勃素，为溴己新的环己烷羟基化，N-去甲基的活性代谢物。具有两个手性中心，药用其反式异构体的混合物。

乙酰半胱氨酸（acetylcysteine）又名痰易净或易咳净。本品为含有疏基的化合物，具有还原性且可与金属离子络合。其对光敏感，应密闭、避光保存。本品水溶液在空气中易氧化变质，应在喷雾前调配。其具有较强的黏液溶解作用，该作用在 pH 值为 7 时最大，在酸性环境下作用较弱，故可用碳酸氢钠或氢氧化钠调节 pH。

2. 平喘药　临床常用的平喘药按作用方式分为支气管扩张药和消炎药。支气管扩张药主要有 β_2 肾上腺素受体激动药、抗胆碱药等，针对气道炎症的主要有肾上腺皮质激素、抗组胺药物、抗白三烯药物等。

（1）影响白三烯的药物：白三烯（LTs）是炎症介质。发生变态反应时，慢反应物质对变态反应有较大的影响，这种慢反应物质主要是 LTC_1 和 LTD_4 的混合物。所以白三烯受体拮抗药和白三烯合成抑制药可以治疗哮喘。

孟鲁司特（montelukast）为选择性白三烯受体拮抗药，其化学结构中含有喹啉基、乙烯基、环丙烯乙酸等。本品可减少哮喘患者对激素的依赖，临床用于对阿司匹林敏感的哮喘患者。

（2）磷酸二酯酶抑制药：茶碱（theophylline）为黄嘌呤衍生物，可抑制磷酸二酯酶活性，松弛支气管平滑肌，用于平喘。氨茶碱（aminophylline）为茶碱和乙二胺的复合物，含茶碱 77%~83%。乙二胺可增加茶碱的水溶性，并增强其作用。

二、消化系统药物

抗溃疡药物按作用机制分三类：H_2 受体拮抗药（抑制胃酸分泌）、质子泵抑制药（抑制胃酸分泌）和前列腺素类（胃黏膜保护）。

1. H_2 受体拮抗药　按结构类型分为四种：①咪唑类（如西咪替丁）。②呋喃类（如雷尼替丁）。③噻唑类（如法莫替丁）。④哌啶甲苯醚类（罗沙替丁）。

法莫替丁（famotidine）为噻唑类，稳定性较好。可与 5% 葡萄糖或 0.9% 氯化钠溶液配伍。

2. 质子泵抑制药　又称 H^+/K^+-ATP 酶抑制药，可抑制胃酸分泌。

奥美拉唑（omcprazole）化学结构中含有吡啶环和仲胺上的氢，具有弱碱性和弱酸性。其水溶液不稳定，对强酸也不稳定，应低温避光保存。本身无活性，其在体内代谢为活性物质。

三、影响血液及造血系统的药物

1. 促凝血药　临床常用的止血药物包括血液凝固因子相关药物、血小板及其功能增强药、抗纤维蛋白溶解药物和局部止血药等。

（1）血液凝固因子相关药物：血液凝固因子是血液凝固不可缺少的凝血蛋白，血液凝固因子相关药物主要包括血液凝固因子制剂、促进凝血因子生成、释放和激活的药物。

临床上应用的血液凝固因子制剂主要有人纤维蛋白原浓缩物、凝血酶原复合物浓缩物等，主要是将人或动物新鲜血浆纯化或通过基因重组技术获取。

促进凝血因子生成、释放和激活的药物主要有维生素 K 类等。类凝血因子药物有血凝酶、鱼精蛋白等。

（2）血小板及其功能增强的药物：主要有酚磺乙胺、重组人白介素－Ⅱ、重组人血小板生成素等。

（3）抗纤溶药物：氨基乙酸、氨甲苯酸、氨甲环酸等赖氨酸类似物，这些药物通过与纤溶酶原及纤溶酶上的赖氨酸位点结合，竞争性阻抑纤溶酶原在纤维蛋白上吸附，防止其激活而发挥作用。

（4）局部止血药：局部止血药除凝血酶制药和血凝酶制药外，临床使用的还有氧化纤维素和吸收性明胶海绵等。

2. 抗血栓药　抗血栓药根据其作用机制不同，分为抗血小板药、抗凝血药和溶血栓药三大类。由于部分抗凝血药如肝素钠、低分子肝素钠等也是生化药物，本部分主要介绍抗血小板药和抗凝血药中常见的化学药物。

（1）抗血小板药：抗血小板药亦称血小板抑制药，即抑制血小板黏附、聚集以及释放等功能，从而防止血栓形成的一类药物，其能延长已活化的血小板生存期，并且在治疗剂量范围内，不导致出血等不良反应。

阿司匹林能抑制环氧酶活性，使血栓素 A_2（TXA_2）合成受阻，TXA_2 是一种强效血小板聚集促进药和血管收缩药，其作为抗血栓药被广泛应用。与阿司匹林作用机制相似的还有咪唑类化合物奥扎格雷。

奥扎格雷（ozagrel）在 DMF 或氢氧化钠溶液中溶解，在甲醇中微溶。可抑制 TXA_2 合成酶，具有抗血小板聚集和解除痉挛的作用，适用于治疗急性血栓性脑梗死和脑梗死所伴随的运动障碍。常以钠盐形式制成静脉滴注剂。

氯吡格雷（clopidogrel）从化学结构上看属于噻吩并四氢吡啶类衍生物，也可以看成是乙酸的衍生物，羧基变成甲酯，甲基上两个氢分别被邻氯苯基和噻吩并四氢吡啶基取代，继而产生了一个手性碳原子，成为 S 构型手性药物。在体外无生物活性，口服后需经肝细胞色素 P_{450} 酶系转化后，才产生具有活性的代谢物。临床用于预防缺血性脑卒中、心肌梗死及外周血管病等。大规模临床研究显示，其疗效优于阿司匹林。

（2）抗凝血药：抗凝血药是指能降低机体的凝血功能，防止血栓形成或对已形成的血栓可防止其进一步发展的药物。目前临床上使用的抗凝血药主要有普通肝素、低分子量肝素等。

香豆素类化合物华法林、双香豆素、醋硝香豆素，因其化学结构均与维生素 K 结构相似，可拮抗维生素 K，具有抗凝血作用。

华法林钠（warfarin sodium）又名华法林、苄丙酮香豆素。其加水溶解后，加入硝酸滤过，滤液加重铬酸钾液，振摇，数分钟后溶液显淡绿蓝色。本品为口服抗凝血药，其结构中有内酯，易水解。结构中含有一个手性碳，有两个光学异构体，其中 S－华法林活性更强。

四、泌尿和生殖系统用药

利尿药（diuretics）按照作用机制分为碳酸酐酶抑制药、$Na^+ - Cl^-$ 协转运抑制药、$Na^+ - K^+ - 2Cl^-$ 协转运抑制药、阻断肾小管上皮 Na^+ 通道药物和盐皮质激素受体阻断药等。

1. 碳酸酐酶抑制药　如下所述。

（1）乙酰唑胺（acetazolamide）是第一个口服有效的碳酸酐酶抑制药，但利尿作用是有限的，目前主要用于治疗青光眼。

（2）醋甲唑胺是乙酰唑胺的衍生物，它是将乙酰唑胺中的活性氢用甲基取代得到的，其极性较乙酰唑胺低，容易进入眼内抑制碳酸酐酶，降低眼内压。

（3）双氯非那胺的作用较乙酰唑胺缓慢、持久。由于其分子中含有两个磺酰胺基，因而对碳酸酐酶的抑制作用较强，除了可抑制钠离子、钾离子的再吸收外，还能增加氯离子的排出。在临床上主要用于治疗原发性青光眼、继发性青光眼急性期和术前控制眼内压，尤其适用于对乙酰唑胺耐药的患者。

2. $Na^+ - Cl^-$ 协转运抑制药　$Na^+ - Cl^-$ 协转运抑制药为最常用的利尿药物和抗高血压药物。本类药物分子结构中多含噻嗪核，又被称为噻嗪类利尿药。

1）噻嗪类利尿药的构效关系（图2-11）

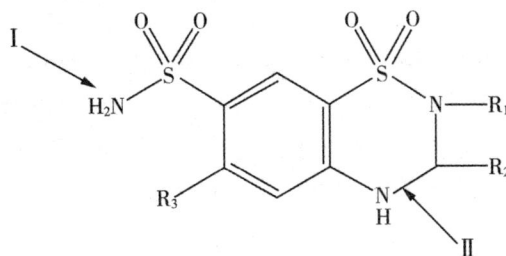

图2-11　噻嗪类利尿药的构效关系

（1）噻嗪环7-位的磺酰胺基是必需基团，对活性的保持具有十分重要的作用。

（2）R1 被烷基取代，作用时间延长。

（3）R2 被亲脂性基团取代，活性增强。

（4）R3 应该为吸电子基团取代，以氯或三氟甲基取代为佳。

（5）基团 I 被置换或者除去活性降低或消失。

（6）II 部分中双键饱和衍生物较不饱和衍生物的活性高。

2）噻嗪类利尿药的重点药物：氢氯噻嗪（hydrochlorothiazide）化学结构中含有磺酰基，由于磺酰基的吸电子效应，使得氢氯噻嗪具有酸性，易溶于无机碱水溶液、有机碱和正丁胺。氢氯噻嗪在碱性溶液中易水解失活，不宜与碱性药物配伍。本品在固态时稳定，对日光、加热稳定，但不能在强光下曝晒。

噻嗪类利尿药还有美托拉宗、吲达帕胺等。将氢氯噻嗪分子结构中苯并噻嗪的砜基替换为酮基，得到的化合物为美托拉宗；吲达帕胺结构中含有氯苯酰胺和甲基吲哚啉结构，不含噻嗪环。

3. $Na^+ - K^+ - 2Cl^-$ 协转运抑制药　本类药物按照化学结构分为含磺酰胺基类利尿药、苯氧乙酸类利尿药和4-噻唑啉酮类利尿药。

（1）磺酰胺基类利尿药物：磺酰胺基类利尿药物具有磺酰胺基机构，主要药物有呋塞米、布美他尼、托拉塞米、阿佐塞米和希帕胺等。

呋塞米（furosemide）属于磺酰胺类利尿药，其结构中含有一个游离的羧基，亲水性强，利尿作用起效快，是一种强效利尿药。

（2）苯氧乙酸类利尿药物：该类药物主要有依他尼酸和替尼酸等。

依他尼酸（ethacrynlc acid）化学结构中含有 α，β-不饱和酮结构，在水溶液中不稳定。本品加氢氧化钠溶液煮沸，支链上的亚甲基分解产生甲醛，与变色酸钠在硫酸溶液中反应，呈深紫色。

4. 阻断肾小管上皮 Na^+ 通道药物　该类药物主要有氨苯蝶啶和阿米洛利等。阿米洛利可以看作为氨苯蝶啶的开环衍生物。

氨苯蝶啶（triamtercne）化学结构中氨基被小的烷基胺取代后仍能获得利尿作用。在苯环的对位引入甲基，利尿作用降低一半；在苯环对位引入羟基将失去利尿活性。

5. 盐皮质激素受体阻断药　螺内酯（spirono-lactone）口服后，绝大部分被吸收，在肝内被代谢，脱去乙酰巯基生成坎利酮和坎利酮酸。坎利酮为活性代谢物，坎利酮酸为无活性代谢物，坎利酮的内酯环易水解为坎利酮酸，同时坎利酮酸很容易酯化为坎利酮。

（郭建平）

第六节　影响内分泌系统和其他代谢的药物

一、前列腺素类药物

前列腺素（prostaglandins，PGs）是一类含20个碳原子，具有五元脂环，带有两个侧链的一元脂肪酸。根据分子中五元脂环上取代基的不同，将 PG 分为 A、B、C、D、E、F 等六种类型，用 PGA、PGB、...、PGE、PGF 表示。

米索前列醇（misoprostol）为 C-16 位的外消旋体，其中 11R、16S-构型的异构体是药效成分。本品是 PGE1 的类似物，与 PGE1 不同的是将 C-15 羟基移至 C-16，同时增加 C-16 甲基，使该羟基因位阻增加，进而不受 15-羟前列腺素脱氢酶氧化，这不但使代谢失活的时间变慢及作用时间延长，而且口服有效。避免了天然 PGE1 的肺和肝首关失活及半衰期短的缺点。

二、肽类激素类药物

肽类激素是由氨基酸通过肽键连接而成的。其主要分泌器官是下丘脑及脑垂体，在其他一些器官中也发现一些内源性肽类激素，多数处于研究阶段。

降钙素（calcitonin）是由 14 种 32 个氨基酸残基组成，其中第 1 位及第 7 位两个 Cys 通过二硫键形成环，该环状决定着降钙素的几乎全部生物活性。有研究表明，对"降钙素基本结构"进行的修饰可能不会引起特定降血钙活性的显著降低。本品主要用于治疗高钙血症及骨质疏松症。

三、甾体激素

1. 甾体激素的基本结构　甾体母核由 A、B、C、D 四个环两两相邻骈合而形成的环戊烷骈多氢菲结构，含 17 个骨架碳原子。

2. 雌激素及相关药物　如下所述。

（1）内源性甾体雌激素及其衍生物：内源性甾体雌激素主要有三种：雌二醇、雌酮和雌三醇。其活性从大到小依次为雌二醇、雌酮和雌三醇。雌酮在体内的含量最高，雌三醇为雌二醇的代谢产物，活性最弱。

雌二醇（estradiol）化学结构中具有酚羟基，具有弱酸性，可溶于碱性水溶液中。将雌二醇的 3 位和 17β 位羟基酯化，衍生出了一系列酯类前药，这些前药进人体内后需水解释放出 3 位和 17β 位羟基再生效，具体的药物有苯甲酸雌二醇、戊酸雌二醇和二丙酸雌二醇等。

（2）非甾体雌激素：己烯雌酚（diethylstilbestrol）存在几何异构体，其反式活性是顺式活性的 10 倍，临床使用其反式结构。己烯雌酚结构中的两个酚羟基是活性必需的，将其进行成酯修饰可用于制备前药，如二丙酸己烯雌酚，作用可持续 2~3d。

（3）抗雌激素药物：抗雌激素药物氯米芬、他莫昔芬等为三苯乙烯类化合物，他莫昔芬对光不稳定，尤其紫外线可引起光解反应。药用的他莫昔芬为顺式异构体，其活性高于反式异构体。

3. 雄激素及相关药物　如下所述。

（1）内源性甾体雄激素及其衍生物：内源性甾体雄激素在化学结构上都属于雄甾烷类，3 位和 17 位带有羟基或者羰基，如雄酮、睾酮、雄烯二酮、雄烯三酮等。

（2）蛋白同化甾体药物：雄激素具有蛋白同化作用，但是由于雄性激素作用，易导致严重的男性化不良反应。通过结构改造，可增强该类药物的同化活性，相关的药物有氯司替勃、苯丙酸诺龙等。

（3）抗雄性激素药物：氟他胺是非甾体雄激素受体拮抗药，尼鲁米特是氟他胺的乙内酰脲类似物。比卡鲁胺具有 2-羟基氟他胺同样位置的羟基，其活性更强，毒性更低，临床应用的为消旋体。

四、孕激素及相关药物

孕激素是由卵巢黄体分泌的甾体激素。天然孕激素是黄体酮及 17α-羟基黄体酮。

1. 内源性甾体孕激素及其衍生物　内源性孕激素以黄体酮活性最强，在黄体酮的 6 位引入双键、卤素或甲基都可增强活性，得到强效的口服孕激素药物。

黄体酮活性增强的结构变化基本局限于 17 位和 6 位。在 17α 位引入乙酰氧基的基础上，6α 位引入卤素，可使活性增强，并以氯原子为最强；6α 位引入甲基比卤素活性更强，如醋酸甲羟孕酮。

2. 19-去甲睾酮类孕激素　睾酮类衍生物炔孕酮，由于 17α 位引入乙炔基，雄激素活性减弱，显示出孕激素活性，并且口服有效。其口服活性比黄体酮强15倍，但仍保留相当于1/10睾酮的雄性激素活性。

3. 抗孕激素类药物 抗孕激素可以拮抗孕激素与受体的作用，干扰受精卵的着床和妊娠反应过程，达到抗早孕的目的。

米非司酮与炔诺酮相比较，11β位取代一个二甲胺基苯基，增加了与孕激素受体的亲和力并提高了稳定性，是成为抗孕激素活性的主要原因；在17β位引入丙炔基，增加其化学稳定性，也增加了其亲和力；△9，10双键的引入减弱了孕激素的活性，并且使整个甾体母核的共轭性增加。

五、肾上腺皮质激素及相关药物

肾上腺皮质激素可以分为糖皮质激素和盐皮质激素，均为甾体化合物，具有孕甾烷的基本母核，4，5位有双键，含有3，20 - 二酮和21 - 羟基，11位含有羟基或羰基，17位可有α - 羟基。

氢化可的松（hydrocortisone）的C - 21位的修饰不改变糖皮质激素的活性，可增加口服的吸收率；氢化可的松的C - 21位进行酯化修饰可以制备前体药物，用常规方法进行酯化，只有C - 21羟基能被酯化，C - 11羟基由于C - 13及C - 18甲基的位阻不能被酯化，C - 17羟基由于侧链位阻不能被酯化。

以氢化可的松为先导化合物，在C1，2位脱氢在A环引入双键得到醋酸泼尼松龙，消炎活性比其先导物大4倍，而钠潴留作用不变。

氢化可的松A环1位中引入双键可以增强活性。氢化可的松C - 9a取代，可以增强活性，如9α - 氟代氢化可的松作用强。

醋酸地塞米松（dexamethasone acetate）是目前临床上已经使用的最强的糖皮质激素，而盐代谢作用微弱，可口服和外用。

地塞米松的C - 16α甲基替换为C - 16β甲基得到倍他米松。倍他米松消炎作用较地塞米松强。现多用于治疗活动性风湿病、类风湿关节炎、红斑性狼疮、严重支气管哮喘、严重皮炎、急性白血病等，也用于某些感染的综合治疗。

（郭建平）

第三章

药剂学基本理论

第一节 药物溶液的形成理论

药物溶液的形成是制备液体制剂的基础，以溶液状态使用的制剂有注射剂，供内服的合剂、芳香水剂、糖浆剂、溶液剂和酊剂等，以及供外用的洗剂、搽剂、灌肠剂、含漱剂、滴耳剂、滴鼻剂等。另外，药物溶液还包括高分子溶液，如右旋糖酐注射剂等代用血浆制剂等。药物的溶解性能是决定其能否形成溶液剂的首要条件。药用溶剂的选择有一定的要求，尤其是注射用非水溶剂，其种类、用量等均受限制。

（一）常用药用溶剂的种类与用途

在制备液体制剂时，溶剂选择合适与否直接影响药物的质量和疗效。优良的溶剂应具有理化性质稳定、不干扰主药的含量测定和药理作用、无刺激性、毒性小、成本低、无不良气味、对药物具有良好的溶解性和分散性，且有一定的防腐能力等特点。药物溶解度与溶剂的极性密切相关。溶剂的极性通常用介电常数（dielectric constant）表示，介电常数大则表示溶剂分子极性大。根据介电常数大小，可将溶剂分为极性溶剂、半极性溶剂和非极性溶剂。

1. 极性溶剂　水是最常用的极性溶剂，其本身无任何药理及毒理作用，有很好的生理相容性，价廉易得，能与乙醇、甘油、丙二醇等极性溶剂任意混合。根据制剂的需要，可将水制成注射用水、纯化水与无菌用水等使用。

2. 半极性溶剂　如下所述。

（1）乙醇：无特殊说明时，溶剂用乙醇通常指95%（V/V）乙醇。乙醇可与水、甘油、丙二醇等溶剂任意比例混合，能溶解大部分有机药物和中药材中的有效成分，如生物碱及其盐类、挥发油、树脂、鞣质、有机酸和色素等。当乙醇浓度>20%时，即可发挥防腐作用。与水比较，乙醇具有一定的生理活性，具有易挥发、易燃烧等缺点。

（2）丙二醇：用溶剂一般选择1，2-丙二醇。1，2-丙二醇的性质与甘油相近，但黏度比甘油小，可作为内服及肌肉注射剂的溶剂。丙二醇毒性小、无刺激性，能溶解许多有机药物，合适配比的丙二醇和水的混合溶剂可延缓许多药物的水解，增加药物的稳定性。丙二醇可对药物在皮肤和黏膜的吸收产生一定的促进作用。

（3）聚乙二醇：制备液体制剂时，常用聚乙二醇300～600。聚乙二醇为无色澄明液体，理化性质稳定，能与水、乙醇、丙二醇、甘油等溶剂任意混合。一定配比的聚乙二醇、水混合溶液是良好的溶剂，能溶解许多水溶性无机盐和水不溶性的有机药物。聚乙二醇对一些易水解的药物，有一定的稳定作用。在洗剂中，聚乙二醇能增加皮肤的柔韧性，具有一定的保湿作用。

3. 非极性溶剂　如下所述。

（1）脂肪油：脂肪油为常用非极性溶剂，如麻油、豆油、花生油、橄榄油等植物油。植物油能与非极性溶剂混合，而不能与极性溶剂混合。在制剂中，脂肪油能溶解油溶性药物，如激素、挥发油、游离生物碱和许多芳香族药物。脂肪油容易酸败，也易受碱性药物的影响而发生皂化反应，进而影响制剂的质量。脂肪油多作为外用制剂的溶剂，如洗剂、擦剂、滴鼻剂等。

（2）液状石蜡：液状石蜡是从石油产品中分离得到的液状烃混合物，无色无臭，化学性质稳定。液状石蜡接触空气，可被氧化并产生不快臭味，加入油性抗氧化剂可抑制其氧化过程。本品能与非极性溶剂混合，能溶解生物碱、挥发油及一些非极性药物等。本品在肠道中不分解也不吸收，能使粪便变软，有润肠通便的作用。此外，液状石蜡还可作为口服制剂和搽剂的溶剂。

（3）乙酸乙酯：乙酸乙酯是一种无色油状的液体，微臭，相对密度（20℃）为 0.897 ~ 0.906，有挥发性和可燃性。本品在空气中易氧化、变色，需加入抗氧化剂。本品能溶解挥发油、甾体药物及其他油溶性药物，常作为搽剂的溶剂。

（二）药物的溶解度、溶解速度

1. 溶解度　在一定温度下（气体要求在一定压力下），药物在一定量溶剂中所能溶解的最大溶质量称为溶解度（solubility）。通常情况下，用一定温度下 100g 溶剂（或 100g 溶液或 100ml 溶液）中溶解药物的最大克数表示。《中国药典》2010 版关于药物溶解度有七种规定，具体见表 3 - 1。

表 3 - 1　中国药典 2010 版关于溶解度的规定

溶解度描述	溶解限度
极易溶解	溶质 1g（ml）能在溶剂不到 1ml 中溶解
易溶	溶质 1g（ml）能在溶剂 1 ~ 10ml 中溶解
溶解	溶质 1g（ml）能在溶剂 10 ~ 30ml 中溶解
略溶	溶质 1g（ml）能在溶剂 30 ~ 100ml 中溶解
微溶	溶质 1g（ml）能在溶剂 100 ~ 1 000ml 中溶解
极微溶	溶质 1g（ml）能在溶剂 1 000 ~ 10 000ml 中溶解
几乎不溶或不溶	溶质 1g（ml）在溶剂 10 000ml 中不能完全溶解

2. 影响溶解度的因素　如下所述。

（1）药物的化学结构和溶剂的极性：各种药物具有不同的化学结构，因而极性也不尽相同。当溶剂的极性与药物的极性相似或相近时，药物的溶解度高。

（2）温度：温度对药物溶解度的影响取决于药物的溶解过程是吸热或放热。绝大多数固体药物的溶解是吸热过程，温度升高药物的溶解度增大。与固体药物不同，气体药物的溶解多属于放热过程，溶解度随温度升高而下降。

（3）粒子大小：对于可溶性药物，粒子的大小对溶解度没有影响；对于难溶性药物，当粒径 < 0.01μm 时，其溶解度随粒径减小而增大。

（4）晶型：不同晶格排列的结晶，称多晶型（polymorphism）。晶型不同，晶格能不同。晶格能越小，晶型越稳定，溶解度就越小、溶解速度也慢。与稳定型晶型比较，亚稳定型晶型溶解度较大、溶解速度更快。无定形晶型由于无晶格能，自由能大，其溶解度和溶解速度均比结晶型晶型大。

（5）溶剂化物：药物在结晶过程中，因溶剂分子的加入而使结晶的晶格发生改变，得到的结晶称为溶剂化物。溶剂化物和非溶剂化物的熔点、溶解度和溶解速度等均有差异，多数情况下，溶解度和溶解速度的顺序按水化物 < 无水物 < 有机溶剂化物排列。

（6）pH：有机弱酸、有机弱碱的溶解度受 pH 影响较大。弱酸性药物的溶解度随着溶液 pH 值升高而增大，弱碱性药物的溶解度则随着溶液的 pH 值下降而增大。两性化合物在等电点的 pH 时，溶解度最小。

（7）同离子效应：对于电解质类药物，当水溶液中含有的离子与其解离产生的离子相同时，可使其溶解度下降。

（8）其他：电解质溶液中加入非电解质（如乙醇），由于溶液的极性降低，可使电解质溶液的溶解度下降；非电解质溶液中加入电解质，由于电解质的强亲水性，破坏了非电解质溶液与水的弱结合键，可使其溶解度下降。

3. 增加药物溶解度的方法　如下所述。

（1）增溶作用：表面活性剂因其在水中可形成"胶束"，故能增加难溶性药物在水中的溶解度。溶剂中加入表面活性剂后，非极性药物可溶解于胶束的非极性中心区；而具有极性基团且不溶于水的药物，则可在胶束中定向排列，分子中的非极性部分插入胶束中心区，极性部分则伸入胶束的亲水基团方向；对于极性基团占优势的药物，则可完全分布在胶束的亲水基团之间。

（2）助溶作用：由于第三种物质的加入，在溶剂中形成可溶性的络合物或复合物，从而增加难溶性药物溶解度的过程称为助溶（hydrotropy）。常用的助溶剂有：①有机酸及其钠盐：苯甲酸（钠）、水杨酸（钠）、对氨基苯甲酸等。②酰胺类：乌拉坦、尿素、烟酰胺、乙酰胺等。③无机盐类：碘化钾等。例如，碘在 10% 碘化钾水溶液中可制成含碘达 5% 的水溶液，即是利用碘与碘化钾形成了可溶性络合物，进而增大了碘在水中的溶解度；咖啡因在水中的溶解度为 1∶50，用苯甲酸钠助溶，则可形成安钠咖复合物，咖啡因的溶解度可增大至 1∶1.2。

（3）成盐：一些难溶性的弱酸或弱碱药物，因其极性小，在水中溶解度很小或不溶。若加入适当的碱或酸，将它们制成盐类，使之成为离子型极性化合物，则可增加其溶解度。含羧基、磺酰胺基、亚胺基等酸性基团的药物，常可用氢氧化钠、碳酸氢钠、氢氧化钾、氢氧化铵、乙二胺、二乙醇胺等碱性化合物作用生成溶解度较大的盐。天然及合成的有机碱，一般用盐酸、醋酸、硫酸、硝酸、磷酸、氢溴酸、枸橼酸、水杨酸、马来酸、酒石酸等制成盐类。通过制成盐类来增加药物的溶解度时，还需考虑成盐后溶液的 pH、溶解性、毒性、刺激性、稳定性、吸潮性等因素对药物的影响。

（4）药物分子结构修饰：在一些难溶性药物的分子中引入亲水基团，可增加药物在水中的溶解度。难溶性药物中可引入的亲水基团包括：磺酸钠基（—SO_3Na）、羧酸钠基（—COONa）、醇基（—OH）、氨基（—NH_2）及多元醇或糖基等。例如，樟脑在水中微溶（1∶800），但制成樟脑磺酸钠后，则易溶于水，且毒性低；维生素 K_3（甲萘醌）在水中不溶，引入亚硫酸氢钠基团（—SO_3HNa），制成亚硫酸氢钠甲萘醌后，溶解度可增大至 1∶20。

（5）更换溶剂或选用混合溶剂：药物在单一溶剂中的溶解能力差，但在混合溶剂中比单一溶剂更易溶解的现象称为潜溶（cosolvency），这种混合溶剂称为潜溶剂（cosolvent）。潜溶剂可提高药物溶解度的原因在于两溶剂间发生氢键缔合后，改变了原来溶剂的介电常数，更有利于药物溶解。常用的潜溶剂包括乙醇、丙二醇、甘油和聚乙二醇等。

此外，升高温度、应用微粉化技术和 β－环糊精包合技术等，均可促进药物的溶解。

4. 溶解速度　溶解速度是指在某一溶剂中单位时间内溶解溶质的量。溶解速度的快慢，取决于溶剂与溶质间的吸引力胜过固体溶质结合力的程度及溶质的扩散速度。有些药物虽然溶解度较大，但因其达到溶解平衡的时间较长，所以溶解速度也较小，直接影响药物的吸收与疗效。对于这样的药物，常需要设法增加其溶解速度。

5. 影响溶解速度的因素和改善药物溶出速度的方法　如下所述。

药物的溶解符合 Noyes－Whitney 方程：

$$dC/dt = KS(C_s - C) \tag{3-1}$$

$$K = D/V_h \tag{3-2}$$

式中，K 为溶解速度常数；D 为溶质在溶出介质中的扩散系数；h 为扩散边界层厚；V 为溶出介质的体积；S 为溶出界面积；C_s 为溶质在溶解介质中的溶解度；C 为 t 时间溶液主体中溶质的浓度。在漏槽条件（sink condition）下，C 趋于 0：

$$dC/dt = KSC_s \tag{3-3}$$

从上式可知，影响溶解速度的因素主要有以下几点。

（1）药物的粒径：同一重量的固体药物，其粒径小，表面积大，溶出速度快；对于相同表面积的固体药物，孔隙率高，溶出速度大；对于颗粒状或粉末状的固体药物，如其在溶出介质中易结块，可加入润湿剂改善。

（2）药物的溶解度 C_s：药物在溶出介质中的溶解度增大，能增加溶出速度。所有影响药物溶解度的因素，均能影响药物的溶出速度，如温度、溶出介质的性质和晶型等。

（3）溶出介质的体积 V：溶出介质的体积小，溶液中药物的浓度高，溶出速度慢；溶出介质的体积大，溶液中药物的浓度低，则溶出速度快。

（4）扩散系数 D：溶质在溶出介质中的扩散系数越大，溶出速度越快。在一定温度时，D 的大小与溶出介质的黏度和扩散分子大小相关。

（5）扩散层的厚度 h：扩散层的厚度越大，溶出速度越慢。扩散层的厚度与搅拌程度有关。搅拌程度取决于搅拌或振摇的速度，搅拌器的形状、大小、位置，溶出介质的体积，容器的形状、大小及溶出介质的黏度。

因此，可采取以下措施改善药物的溶出速度。例如，通过粉碎减小粒径，崩解等措施来增大药物的溶出面积；通过加强搅拌，以减少药物扩散边界层厚度或提高药物的扩散系数，从而增大溶解速度常数；通过提高温度，改变晶型，制成固体分散物等措施来提高药物的溶解度。

（王利霞）

第二节　表面活性剂

（一）表面活性剂的概念及结构

表面活性剂（surfactant）是指能够显著降低液体表面张力的物质。表面活性剂为双亲性分子结构，包含了亲油的非极性烃链和一个以上亲水的极性基团。其结构中，亲油部分的烃链碳原子多在 8 个以上。

（二）表面活性剂的基本性质

1. 形成胶束与增溶作用　当水中表面活性剂的浓度很低时，表面活性剂分子在水－空气界面产生定向排列，亲水基团朝向水而亲油基团朝向空气。当溶液中的表面活性剂浓度较稀时，表面活性剂几乎完全集中在溶液表面并形成单分子层。此时，溶液表面层的表面活性剂浓度大大高于溶液中的浓度，可将溶液的表面张力降低至纯水表面张力以下。当表面活性剂的正吸附到达饱和后，如继续加入表面活性剂，则其分子进一步转入溶液中。因其亲油基团的存在，水分子与表面活性剂分子间的相互排斥力远大于吸引力，导致表面活性剂分子自身依赖范德华力相互聚集，形成亲油基团向内、亲水基团向外，在水中稳定分散，由多个表面活性剂分子缔合形成的胶束（micelles）。可形成胶束的表面活性剂最低浓度，即为临界胶束浓度（critical micelle concentration，CMC）。表面活性剂在水中达到 CMC 后，由真溶液变为胶体溶液，并具有增溶作用。一些水不溶性或微溶性药物会进入胶束的不同位置而使其在水中的溶解度显著增加，该过程称为增溶，而表面活性剂则称为增溶剂。

2. 亲水亲油平衡值　表面活性剂分子中亲水基团和亲油基团对油或水的综合亲和力称为亲水亲油平衡值（hydrophile lipophile balance，HLB）。HLB 值越高，亲水性越强；HLB 值越低，亲油性越强。非离子型表面活性剂的 HLB 值介于 0～20，不同的非离子型表面活性剂混合使用时，其 HLB 值具有加和性。

$$HLB_{ab} = (HLB_a \times W_a + HLB_b \times W_b) / (W_a + W_b) \qquad (3-4)$$

式中，HLB_a、HLB_b 分别为表面活性剂 a、b 的 HLB 值；W_a、W_b 分别为表面活性剂 a、b 的质量；HLB_{ab} 为混合表面活性剂的 HLB 值。

HLB 值不同的表面活性剂，其用途也不同，详见表 3-2。

表 3-2　HLB 值的范围与应用的关系

HLB 值范围	应用
2～3	消泡剂
3～8	W/O 乳化剂
7～9	润湿剂与铺展剂

HLB 值范围	应用
8 ~ 16	O/W 乳化剂
13 ~ 16	去污剂
15 ~ 18	增溶剂

3. Krafft 点与浊点　如下所述。

（1）Krafft 点：离子型表面活性剂的溶解度随温度升高而增大，当达到某一温度时，溶解度可急剧增大，该温度即为 Krafft 点。Krafft 点越高的表面活性剂，其临界胶束浓度越小。Krafft 点是表面活性剂应用温度的下限。

（2）浊点：对于某些聚氧乙烯型非离子表面活性剂，当温度升高到一定程度时，可导致聚氧乙烯链与水分子之间的氢键断裂，而在水中的溶解度急剧下降并析出，溶液出现浑浊，这一现象称为起昙，此温度称为浊点或昙点（cloud point）。起浊是一种可逆的现象，当温度低于浊点时，溶液仍可恢复澄明。吐温类表面活性剂可发生起昙现象，浊点范围是 70 ~ 100℃，而泊洛沙姆 188 等聚氧乙烯类非离子表面活性剂在常压下则观察不到浊点。

4. 对药物吸收的影响　有研究发现，表面活性剂可增进药物的吸收，也可降低药物的吸收。表面活性剂对药物吸收的影响取决于多种因素，如药物在胶束中的扩散、生物膜的通透性改变、对胃排空速率的影响等，所以很难做出准确预测。如果药物顺利从胶束内扩散或胶束本身迅速与胃肠黏膜融合，则可以增加药物的吸收，如应用吐温 80 可明显促进螺内酯的口服吸收；如果表面活性剂溶解生物膜脂质，增加上皮细胞的通透性，则可以改善药物的吸收，如十二烷基硫酸钠改进头孢菌素钠、四环素、磺胺脒、氨基苯磺酸等药物的吸收，而吐温 80 和吐温 85 因其在胃肠中形成高黏度团块降低胃排空速率、进而增加一些难溶性药物的吸收等。此外，表面活性剂可促进胰岛素在鼻黏膜的吸收，如分别将含有 1% 泊洛沙姆（Poloxamer）108、1% 苄泽（Brij）35 或癸酸钠（NaCap）的胰岛素溶液，经大鼠鼻腔给药 30min 后，即可引起血糖较大幅度的降低。当以 8IU/kg 剂量的胰岛素给药 30min 后，血糖可降至给药前血糖值的 60% 左右。这一结果表明含 1% 表面活性剂的胰岛素溶液，可从鼻黏膜迅速吸收并起效。与上述过程不同，当聚氧乙烯类或纤维素类表面活性剂增加胃液黏度而阻止药物向黏膜面的扩散时，则药物的吸收速率随胃液黏度上升而降低，此类表面活性剂延缓了药物的吸收过程。

5. 与蛋白质的相互作用　蛋白质分子结构中氨基酸的羧基，在碱性条件下发生解离而带有负电荷；在酸性条件下，结构中的氨基或胍基发生解离而带有正电荷。因此，在两种不同带电情况下，可分别与阳离子表面活性剂或阴离子表面活性剂发生电性结合。此外，表面活性剂还可破坏蛋白质二维结构中的盐键、氢键和疏水键，使蛋白质各残基之间的交联作用减弱，螺旋结构变得无序或受到破坏，最终使蛋白质发生变性。

6. 毒性　一般而言，阳离子表面活性剂的毒性最大，其次是阴离子表面活性剂，非离子表面活性剂毒性最小。两性离子表面活性剂的毒性小于阳离子表面活性剂。表面活性剂用于静脉给药时的毒性大于口服。阳离子及阴离子表面活性剂不仅毒性较大，而且还有较强的溶血作用。非离子表面活性剂的溶血作用较轻微，在亲水基为聚氧乙烯基非离子表面活性剂中，以吐温类的溶血作用最小，其顺序为聚氧乙烯烷基醚 > 聚氧乙烯烷芳基醚 > 聚氧乙烯脂肪酸酯 > 吐温类；吐温 20 > 吐温 60 > 吐温 40 > 吐温 80。阳离子表面活性剂由于毒性较大，只能作为消毒杀菌药使用；阴离子表面活性剂有较强的溶血作用和刺激性，也只能外用使用；非离子型表面活性剂毒性较小，可用作口服使用。

7. 刺激性　各类表面活性剂都可用于外用制剂，但长期或高浓度使用，可对皮肤或黏膜造成损害。阳离子表面活性剂的刺激性最强，阴离子表面活性剂次之，两性离子和非离子表面活性最弱。表面活性剂的刺激性，随温度和湿度的增加而增加。

（三）表面活性剂的种类及应用

1. 阴离子型表面活性剂　此类表面活性剂中发挥表面活性作用的是阴离子，主要包括肥皂类、硫酸化物和磺酸化物三类。

（1）肥皂类（soaps）：通式为（RCOO）$^{n-}$M^{n+}，具体可分为碱金属皂（如硬脂酸钠、硬脂酸钾等）、碱土金属皂（如硬脂酸钙、硬脂酸镁等）和有机胺皂（如三乙醇胺皂）三类。碱金属皂和有机胺皂具有较强的亲水性，可作增溶剂和 O/W 型乳化剂使用。碱土金属皂（如硬脂酸钙、硬脂酸镁等）的亲水性较弱，只能作 W/O 型乳化剂及疏水性润滑剂使用。

（2）硫酸化物（sulfates）：通式为 ROSO$_3^-$M$^+$，对黏膜有一定刺激性。硫酸化物中以十二烷基硫酸钠（又称月桂硫酸钠）最为常用，易溶于水，以 pH 值 6~7 为宜。在硬水中，硫酸化物仍能发挥表面活性作用，常用作湿润剂及外用乳剂的乳化剂。

（3）磺酸化物（sulfonates）：通式为 RSO$_3^-$M$^+$。磺酸化物在酸性介质中不水解，对热也较稳定。常用的磺酸化物是丁二酸二辛酯磺酸钠（商品名阿洛索 - OT），可用作湿润剂，或与其他乳化剂联合作为软膏及其他外用乳剂的乳化剂。另一种常用的磺酸化物是十二烷基苯磺酸钠，是广泛使用的洗涤剂。

2. 阳离子型表面活性剂　此类表面活性剂中，发挥表面活性作用的是阳离子，故也称为阳性皂。阳离子型表面活性剂为季铵化物，通式为〔RNH$_3^+$〕X$^-$。阳离子型表面活性剂的表面活性弱、毒性大，杀菌力强，常用作消毒、杀菌防腐剂，很少单独用作药剂辅料，如苯扎氯铵（洁尔灭）和苯扎溴铵（新洁尔灭）等。

3. 两性离子型表面活性剂　该类表面活性剂的结构中同时存在正、负电荷基团，并随着溶液 pH 值的变化而表现出不同的性质。在等电点以上时，表现出阴离子表面活性剂的性质，即具有很好的起泡、去污作用；在等电点以下时，则呈现出阳离子表面活性剂的性质，即具有很强的杀菌能力。天然的两性离子型表面活性剂包括卵磷脂、脑磷脂等，毒性很小，可供静脉注射使用，是制备注射用乳剂及脂质体制剂的主要辅料。

4. 非离子型表面活性剂　该类表面活性剂在水中不解离，亲水基团一般为多元醇，亲油基团是长链脂肪酸或长链脂肪醇以及烷基或芳基等。非离子型表面活性剂的配伍禁忌少，毒性小，广泛用于外用、口服制剂和注射剂中，个别品种的非离子型表面活性剂也可用于静脉注射。

（1）脱水山梨醇脂肪酸酯（脂肪酸山梨坦）：商品名为司盘（Span），多不溶于水，是常用的 W/O 型乳化剂。根据脂肪酸的不同，可将司盘分为司盘 20、司盘 40、司盘 60、司盘 65、司盘 80 和司盘 85 等。其 HLB 值从 1.8~3.8，常与吐温配合使用。

（2）聚氧乙烯脱水山梨醇脂肪酸酯（聚山梨酯）：商品名为吐温（Tween），多溶于水，可用作增溶剂、分散剂、润湿剂及 O/W 型乳化剂。与司盘的命名相对应，根据脂肪酸不同，有吐温（聚山梨酯）20、40、60、65、80、85 等多种。由于吐温的结构中增加了聚氧乙烯基团，使得其亲水性大大提高，HLB 值均在 8 以上。

（3）聚氧乙烯脂肪酸酯/醇醚：商品名为卖泽（Myrij）/苄泽（Brij），两类都具有较高的 HLB 值，亲水性较强，可作为增溶剂及 O/W 型乳化剂使用。

（4）聚氧乙烯 - 聚氧丙烯共聚物：又称泊洛沙姆（Poloxamer），商品名普朗尼克（Pluronic），通式为 HO（C$_2$H$_4$O）$_a$ -（C$_3$H$_6$O）$_b$ -（C$_2$H$_4$O）$_a$H，相对分子质量在 1 000~1 400。当聚氧乙烯 - 聚氧丙烯共聚物结构中的聚氧丙烯基团比例增加时，其亲水性增加。本品具有乳化、润湿、分散、起泡和消泡等作用，但增溶能力较弱。本品毒性低、刺激性小、不易过敏，可高压灭菌，常用于静脉注射用的脂肪乳剂中。Poloxamer188（Pluronic F68）是一种 O/W 型乳化剂，是目前可用于静脉乳剂的极少数乳化剂之一。

（5）其他：非离子型表面活性剂除以上品种外，尚有脂肪酸的蔗糖醚、蔗糖酯、烷基酚基聚醚醇类等。

（汪　洋）

第三节　微粒分散体系

（一）微粒分散体系的定义与分类

分散体系（disperse system）是一种或几种物质高度分散在某种介质中所形成的体系。连续的介质称为分散介质（disperse medium），被分散的物质称为分散相（disperse phase）。将微粒直径在 10^{-9} ~ 10^{-4} nm 范围的分散相统称为微粒，由微粒构成的分散体系则统称为微粒分散体系。分散体系按分散相粒子的直径大小分为真溶液：直径小于 1nm，胶体分散体系：1 ~ 100nm，粗分散体系：直径大于 100nm，微粒分散体系：1nm ~ 100μm。

（二）微粒分散体系的主要性质与特点

微粒分散体系的性质包括其热力学性质、动力学性质、光学性质和电学性质等。这里主要介绍与其粒径大小和物理稳定性有关的基本性质。

1. 微粒大小　微粒大小是微粒分散体系的重要参数，对其体内外的性能有十分重要的影响。微粒大小完全均一的体系称为单分散体系；微粒大小不均一的体系称为多分散体系。微粒大小的测定方法有光学显微镜法、电子显微镜法、激光散射法、库尔特计数法、Stokes 沉降法、吸附法等。

2. 微粒大小与体内分布　不同大小的微粒分散体系在体内具有不同的分布特征。小于 50nm 的微粒能够穿透肝内皮，通过毛细血管末梢或淋巴传递而进入骨髓组织。静脉或腹腔注射 0.1 ~ 3.0μm 的微粒分散体系，则能很快被网状内皮系统（RES）的巨噬细胞吞噬。最终，多数药物微粒将浓集于巨噬细胞丰富的肝和脾等组织，而血液中的微粒则逐渐被清除。若注射粒经大于 50μm 的微粒至肠系膜动脉、门静脉、肝动脉或肾动脉，则微粒可分别被截留在肠、肝、肾等相应组织。

3. 微粒的动力学性质和热力学性质　布朗运动是微粒扩散的微观基础，而扩散现象又是布朗运动的宏观表现。正是由于布朗运动，使得很小的微粒具有了动力学的稳定性。微粒分散体系是典型的多相分散体系，存在大量的相界面。随着微粒粒径的变小，表面积不断增加，表面张力降低。分散系中普遍存在微粒的絮凝、聚结、沉降等物理稳定性问题，属于热力学与动力学不稳定体系。

当微粒的半径 $>1\mu m$ 后，在分散介质中受重力场作用而匀速运动，此时应按 Stoke's 定律，其沉降或上浮的速度 μ 以下式表示：

$$\mu = \frac{2a^2 (\rho - \rho_0) g}{9\eta} \tag{3-5}$$

式中，以为微粒的半径；g 为重力加速度；η 为分散介质的黏度；ρ 和 ρ_0 为微粒和分散介质的密度。由 Stoke's 定律可知，沉降速度 μ 与微粒半径 α 的平方成正比；所以，减小粒径是防止微粒沉降的最有效的方法。同时，沉降速度与 η 成反比；所以，增加分散介质的黏度，也可降低微粒的沉降速度。

4. 微粒的光学性质　当微粒的半径大小适当时，对光的散射现象十分明显。当一束光线在暗室内通过微粒分散体系时，可在其侧面观察到明显的乳光，称为丁达尔现象（Tyndall）。丁达尔现象是微粒散射光的宏观表现，同时也是判断纳米体系的一个简单的方法。同样条件下，粗分散体系由于以反射光为主，不能观察到丁达尔现象；而低分子的真溶液则是以透射光为主，同样也观察不到。可见，微粒大小不同，光学性质差异较大。

5. 微粒的电学性质　微粒的表面可因电离、吸附或摩擦等而带上电荷。如果将两个电极插入微粒分散体系的溶液中，再通以电流，则分散于溶液中的微粒可向阴极或阳极移动，这种在电场作用下微粒的定向移动就是电泳（electrophoresis）。微粒在电场作用下移动的速度与其粒径大小成反比，其他条件相同时，微粒越小，移动越快。

（三）微粒分散体系在药剂学中的应用

在药剂学中，微粒分散体系已被发展成为微粒给药系统。属于粗分散体系的微粒给药系统主要包括微球、微囊、乳剂、混悬剂等，其粒径在 500nm ~ 100μm 范围内；属于胶体分散体系的微粒给药系统主要包括纳米微乳、脂质体、纳米粒、纳米囊、纳米胶束等，其粒径一般都小于1 000nm。上述两者的粒径范围有一定交叉。微粒分散制剂可供静脉、动脉注射，亦可用于口服、皮下注射或植入，还可供肌肉注射、关节腔内注射、眼内及鼻腔用药等。

微粒分散体系在药剂学中具有重要的意义，如可以提高药物在分散介质中的溶解度和分散性；提高制剂稳定性及口服生物利用度；通过粒径和处方的设计，构建药物靶向载体，控制药物进入特定的靶器官或靶细胞；延长药物在体内的作用时间，减少剂量，降低不良反应等。在恶性肿瘤化疗中，可将较大微粒的分散体系用于动脉栓塞，治疗肝癌、肾癌等（40~200μm）。含药的微粒一方面使肿瘤部位血管闭锁，切断对肿瘤的营养；另一方面，也使肿瘤细胞内的药物浓度较高且持久，而在体循环中的药物浓度相对较低，因而极大提高疗效，降低化疗药物的不良反应。脂质体静脉注射后，可优先被富含网状内皮系统的组织，如肝、脾等摄取。利用脂质体这一被动靶向性的特点，可将用于杀灭某特定生长周期，且主要在网状内皮系统繁殖的寄生虫的药物及主要作用于网状内皮系统白细胞的免疫调节药制备成脂质体，可极大改善药物的疗效、降低不良反应。

微粒分散体系因具有诸多的优良性能，故在缓控释、靶向制剂等方面发挥着重要的作用。纳米药物载体的应用，为现代给药系统的研究提供了新途径，同时也对微粒分散体系的发展提出了更高、更新的要求。纳米药物载体的研究方向是开发智能化的给药系统：研究并制备可与药物特异性结合的纳米级载体，该载体需具有自动靶向和定量、定时释药的特点，以改善并提高疾病的诊断和治疗效果。随着纳米生物技术的发展，药剂工作者在未来将制备出更为理想且具有智能效果的纳米药物载体，围绕着微粒给药体系的研究和应用，必将有一个非常广阔的前景。

（韩　旭）

第四章

药物制剂的稳定性

第一节 概述

一、药物制剂稳定性的范畴和内容

药物制剂的稳定性不仅指制剂内有效成分的化学降解，同时包括导致药物疗效下降、不良反应增加以及外观改变的任何物理变化和无菌状态的变化。例如，在液体制剂中，溶液剂产生沉淀、乳剂发生分层、混悬剂出现结块；在半固体制剂中，乳膏剂的破乳和凝胶剂的失水；在固体制剂中则有药物晶型的转变，溶出度的变异，吸湿及潮解等。所有制剂都可能因为处方工艺问题或包装不良、贮存条件不善、使用不当等而发生染菌、细菌数超标和长霉等微生物变化的现象。因此，对药物制剂稳定性的研究应包括化学稳定性、物理稳定性和微生物稳定性3方面的内容。表4-1列出了对药物制剂的稳定性基本要求。

表4-1 药物制剂的稳定性基本要求

稳定性类型	对药物制剂的要求
化学稳定性	制剂中全部主药，在所示规格范围内，其化学特性不变，效价不变
物理稳定性	外观、嗅味、均匀性、崩解、溶出、混悬、乳化等没有物理状态或性质的变化
微生物稳定性	保持无菌或微生物学检查不超标
治疗的稳定性	疗效无变化
毒性的稳定性	毒性不增大

药物制剂出现各类稳定性问题不只是影响药品的外观，而可能影响患者用药的顺应性以及对药品的信心，严重的还可能导致疗效下降，不良反应或不良反应增加。例如，硝苯地平等二氢吡啶类钙拮抗剂遇光易降解，制剂中药物下降到一定程度时药效下降，同时，光解产物导致毒性反应。再比如青霉素易水解、聚合，发生反应后其抗菌活性降低，不仅影响治疗效果，聚合产物还是发生变态反应的重要原因。因此，美国药典收录的青霉素V-钾中对聚合物作了限量要求（小于等于0.6%），达到这一标准的口服青霉素-V钾则无须做皮试。随着生物药剂学研究的开展，人们强烈地意识到制剂的溶出度是影响其生物效应的重要因素，作为评价制剂优劣的一项重要指标，已在各种固体制剂的质量标准中出现，因此制剂的溶出度必然成为制剂稳定性研究工作中的一项重要内容。比较不同厂家生产的硝基呋喃妥英胶囊（A和B）在RH 75%、37℃条件下放置1年的稳定性，发现A的溶出度变化不大，而B的溶出度则由原来的30min溶出79.54%下降至12.9%；相应的，前者临床疗效好，而后者疗效较差。罗红霉素是一种新型大环内酯类抗生素，但是其水溶性差，其溶出度的不稳定将导致疗效下降，同时干扰肠道中正常菌群而引起胃肠道反应。缓控释制剂的释放度稳定性更为重要，这类制剂往往含有远高于常规制剂的剂量，如果一旦释放速度加快，将引起过量甚至中毒。

无论是化学药、中药以及生物技术药物的制剂，稳定性都是必须研究和检查的内容，在药典、药品审批办法及药品生产管理规范（GMP）等药品管理法规中都有相应的要求和详细的规定。药物制剂稳定性的研究内容和目的包括：①药物及其制剂稳定性的影响因素、稳定性考察的方法学及考核指标，为确定处方、工艺以及包装、贮藏条件提供依据。②通过对各种稳定性试验结果的分析，确定药物制剂的使用期限或有效期。③产品上市后稳定性观察等。为了对药物及制剂产生稳定性的原因有进一步的了解或预测药物稳定性，还可以开展稳定性机制的研究工作，例如，药物降解反应过程及途径、化学降解动力学、药物－辅料相互作用机制等更深入的研究工作。

药物制剂的稳定性研究贯穿于药物制剂的研制、生产、储运、使用的全过程。稳定的药物制剂是药物更好地发挥疗效、降低不良反应的不可忽视的保证，准确预测药物制剂的稳定性则在处方研究、制剂工艺确定过程中具有关键作用，是制订药品使用说明书中药品使用期限（或有效期）的客观、准确的重要依据。药品稳定性研究的一般程序如下：首先，制剂设计者根据药物的化学结构特点、理化性质、治疗要求、给药途径等，在制剂处方前工作中收集有关原料药物的稳定性资料（可以通过化学结构特点分析，或通过查阅文献和进行实验获得），了解药物与辅料产生的稳定性方面的配伍禁忌，这些资料是初步确定制剂处方和工艺的依据。在此基础上进行处方与工艺的设计，对不同处方及工艺的制剂样品进行稳定性影响因素试验，将考察结果作为一项重要指标，结合其他质量控制、生产可行性、成本等方面的考虑，筛选出一个或数个处方样品进行初步的加速稳定性考察，确定出优选的处方和工艺，制定包装及储运条件，初步确定有效期。最后，通过室温长期留样观察的结果，确定制剂的实际有效期。

二、药物制剂稳定性的化学动力学基础

自 20 世纪 30 年代以来，得益于仪器分析技术及化学动力学研究的成就，药品化学稳定性的研究在总体上已经比较成熟，但由于具体药物的不同，特别是在药物制剂中辅料的应用，可能会使降解过程及机制复杂化，需要仔细对待。化学动力学作为研究化学反应速度及反应的历程、外界条件对反应速度影响的科学，是药物制剂化学稳定性研究的基础。有关化学动力学的理论与知识在物理化学课程中已有详细的阐述，这里仅结合药物制剂的实践作简要的介绍。

（一）反应速度与浓度的关系

化学动力学最重要的基本假设之一是，在一定温度下化学反应的速度过程符合 n 级（n = 0，1，2，…）动力学模型。反应速度是指在单位时间内反应物的浓度或生成物浓度的变化，以药物 A 的降解反应为例：

$$xA \longrightarrow yB \tag{4-1}$$

则根据质量作用定律，反应速度与反应物浓度间的关系为：

$$-\frac{d[A]}{dt} = -k[A]^n \tag{4-2}$$

因为反应物的浓度随时间减少，故出现负号。方括号表示反应物或生成物的浓度，n 为反应级数。根据反应级数的不同，可以将化学反应分为零级反应（或伪零级反应）、一级反应（或伪一级反应）、二级反应等。

当 n 为 1 时，化学反应称为一级反应。药物制剂中的药物降解速率常常符合一级反应动力学，即使有两种组分参加的反应，由于其中一种反应物的浓度在一定范围内相对恒定，也常常呈现一级反应速率的变化规律，称为表观一级反应或伪一级反应。例如，药物发生水解时，环境中的 pH 相对恒定，此时 OH^+ 或 H^+ 的浓度相对恒定，此时，虽然反应物为两种，但是仍可作一级反应动力学处理。

有时，在一定的时间内，A 的降解量与化合物初始浓度相比很小，此时，式（4-2）中的 [A] 可以视为常数，这种情况下，降解反应可作为零级反应处理，这类反应称为伪零级反应（pseudo zero order reaction）。如药物的光降解反应，在相对较高的浓度下为伪零级反应，其反应速率与光的吸收有关，而与药物的浓度无关。

业已证明，由于一定条件下除药物外的其他反应物（如空气中的氧、水或辅料等）的浓度基本恒定，大多数药物的降解反应速度与时间的关系可以较好地应用一级（或伪一级）动力学模型拟合，而

对于某些非均相体系药物制剂，如混悬剂由于药物在降解介质中的浓度维持为饱和溶解度，因此，稳态状态下表现为伪零级动力学，其反应速率仅与药物的饱和浓度有关。零级反应的半衰期与反应物的初始浓度有关。

实际情况下，药物降解反应往往不是由一个简单反应组成的，药物降解可能是一个复杂的化学过程，如连续反应、平行反应、可逆反应等。

连续反应分为几步，连续进行。如青霉素在一定条件下的水解反应就是一个连续反应，还有一些有二级解离药物的水解反应也可视为连续反应。

一个药物经多种途径降解，并以不同的方向进行反应而得到不同产物时，这种降解反应称为平行反应。在平行反应中以反应速度最快的为主要反应，主要反应的生成物为主要产物，而其他的则称为副反应及副产物。药物受酸碱催化水解的反应大多为平行反应。例如，泼尼松（P）在 NaOH 催化下平行降解为中性和酸性两种甾体产物。

可逆反应可分为以下 3 种情况：①正逆反应都是一级反应。②一个方向是一级而另一方向是二级反应。③正逆反应都是二级反应。四环素类药物的互变异构过程就是一级可逆反应（图 4 - 1）。

葡萄糖在酸性溶液中的降解则包括如下复杂反应（图 4 - 2）：

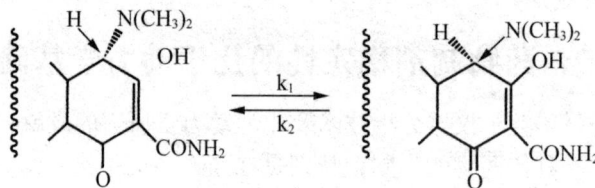

图 4 - 1　四环素的异构化

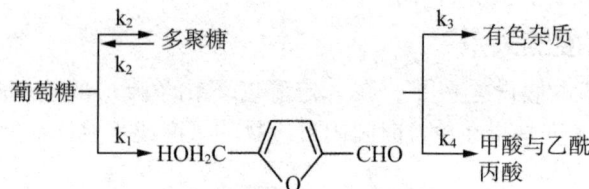

图 4 - 2　葡萄糖在酸性溶液中的降解过程

从上述反应式可以看出它是一个包含连续反应、可逆反应和平行反应的复杂反应，但是在低浓度的葡萄糖溶液中，葡萄糖的聚合可以忽略不计，而且由于有色物质的不可确定性，因此，常将葡萄糖在溶液中的降解作为连续反应处理。

（二）温度与反应速度的关系

温度是影响降解反应速度的最主要因素之一，早在化学动力学形成初期，van't Hoff 根据研究经验总结出了著名的 van't Hoff 规则：每当温度升高 10℃，反应速度增加 2～4 倍。该规则为一个经验规则，对于大多数化学降解反应而言，随着温度升高，反应速度增加。此后，Arrhenius 提出了 Arrhenius 指数定律，以说明温度与降解速度的定量关系。

$$k = Ae^{-\frac{E_a}{RT}} \qquad (4-3)$$

式中，Ae 为频率因子；E_a 为反应的活化能；R 为气体常数；T 为绝对温度；k 为速度常数。可以看出反应速度与温度成正比，而与化合物的活化能成反比。也就是说，温度升高，反应速度增加，而活化能的大小表示降解过程中药物降解所需要的热能大小，活化能越大，表示该药物受温度的影响而导致的降解越小。Arrhemus 方程明确了反应速度与温度之间的关系，它是稳定性加速试验及贮存期预测的理论依据。

前已指出，大多数药物的降解无论是否为复杂反应，均可作为一级或伪一级反应处理，但是，在应用 Arrhenius 方程处理温度与降解速度之间的关系时，往往误差较大。以平行反应为例，药物降解的速率常数 $k = k_1 + k_2$，即：

$$k = A_1 e^{-\frac{E_a}{RT}} + A_2 e^{-\frac{E'_a}{RT}} \tag{4-4}$$

这样，降解速率常数的对数与温度的倒数之间实际上已偏离直线关系，如果仍采用 Arrhenius 定律处理，必将带来较大的误差。因此，各国药政管理部门对通过加速试验的结果推算的药物有效期仍然采取有保留的接受态度，都要求继续进行常温留样观察，以确保能获得药品有效期的真实结果。当然，如果降解产物非常明确，而且降解机制非常接近于一级或伪一级反应动力学，则通过检测降解产物而推导得出的有效期的真实性将较高。

（三）固体制剂的降解动力学

化学动力学理论比较适合于均相体系中的液体制剂及尽管是非均相体系但反应只在液体中进行的制剂，如混悬剂。非均相的固体制剂的稳定性一直受到人们的广泛关注，但对药物在固体制剂中的降解机制以及应用化学动力学进行预测仍然有很多争议。特别是由多种辅料制成的一些固体制剂，如胶囊剂、片剂等的药物降解过程及降解机制因为多种原因而更加复杂，药物可能在固体制剂内部及表面产生降解，降解反应因为与空气、水分以及辅料接触位置不同而非均匀性地发生，润滑剂、填充剂、黏合剂等一些辅料也可能与药物产生相互作用，或对主要成分的降解起催化作用等。

研究认为，大多数固体制剂中的药物是在液相中进行降解的，在固体制剂中出现有利于降解反应的液相环境有以下几种情况：①低熔点的药物或辅料发生熔化。②湿法制粒当中残留的水分或溶剂。③一些辅料吸湿，如淀粉、乳糖或微晶纤维素都有一定的引湿性。④制剂本身吸附空气中的水分。⑤随时间延长或温度波动，溶剂化物和水化物发生水分及溶剂的解离。

由于固体制剂中药物中只有很小一部分是处于液相内，理论上认为，与混悬液类似，在固液界面上的反应可以用零级化学动力学方程来描述。然而，也如前所述，固体制剂中药物的降解情况比较复杂，非液相部分也会产生不规则的降解。一般而言，药物在固体制剂中的降解机制可分为以下 4 类。

（1）溶剂催化型（solvolysis）：这是固体制剂中最主要的降解途径。主要成分在溶剂参与下进行降解。这些降解可能是水解、脱羧等。

（2）氧化（oxidation）：氧化一般也在液相中进行，但也有一些氧化可以在固相中进行。

（3）光解（photolysis）：药物的光解在液相中容易进行，如维生素 C 的光降解，但许多药物的光解反应并不需要液体存在。由于光对固体制剂的穿透性有限，光解反应一般在固体制剂的表面进行。

（4）热解反应（pyrolysis）：热解反应不需要在溶剂中就能进行。这一降解方式只有当药物受高热影响时才会产生。例如对氨基水杨酸在没有液相存在时，在 70~80℃时发生热解反应。

图 4-3 是典型的固体制剂的降解动力学曲线即 S 型曲线，其中有一段为滞后期，随后出现加速期。加速期可用零级、伪一级或更高级的动力学方程来描述，这和稳定性试验的条件有关，如温度、湿度等。在第一阶段药物呈零级降解，此时，残留药量 $m = m_0 - k_0 t$，其中 m_0 为零时药量，k_0 为动力学常数。

药物制剂的贮存期或货架寿命（shelf life）是指药物从生产出来到失效或不能使用的时间，一般情况下是指制剂中药物降解到残留量为标示量的 90% 所需的时间，或根据降解产生的相关物质达到质量控制限度和不能接受时推算。从图 4-3 可知，该固体制剂的货架寿命期内降解主要处于 S 型曲线的第一阶段，降解动力学近似为零级。

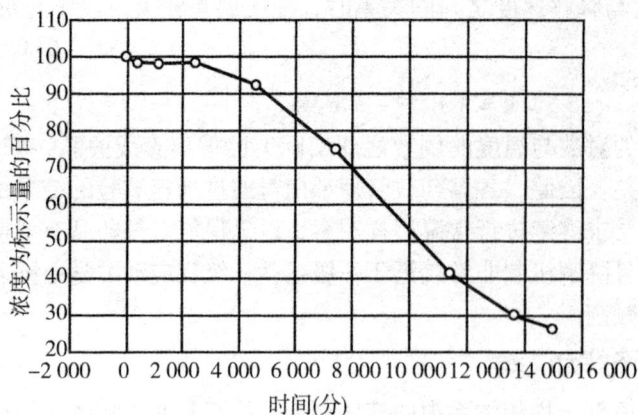

图 4-3 青霉素干糖浆在 RH75%、温度 60℃条件下含量对时间的关系

（邵　寅）

第二节　药物制剂的化学稳定性

药物制剂中药物的化学降解可导致药物含量的下降和有关物质的增加。前者可导致药品的疗效下降，而后者则可能导致有毒杂质（有关物质）的增加或引起颜色、顺应性等改变。因此，药物制剂有效期的确定应综合各项指标进行判断，通常以最先不符合要求的指标（既可以是含量，也可以是有关物质）出现时间作为失效期。

一、药物化学降解的途径

药物的化学稳定性是指药物发生降解，因药物结构的不同，药物制剂的降解途径包括水解、氧化、光解、异构化等。例如氯吡格雷可以发生水解和氧化反应。

（一）水解

水解反应（hydrolysis）是制剂最常见的降解途径之一。酯类药物（包括内酯类）、酰胺类（包括内酰胺类）药物、巴比妥类药物、乙内酰脲药物、酰亚胺药物、Schiff 碱、含活泼卤素的药物（如酰卤等）、苷类及缩胺药物等的水溶液容易发生水解。

药物的水解可以受质子或氢氧根离子催化（专属酸或碱催化水解），也可以受广义（共轭）酸或碱催化，还可以由亲核试剂催化。药物的水解反应虽然是药物与水分子的双分子反应（二级反应），但是，由于水的浓度变化很小，可以视为常数，故当溶液中的 pH 值一定时，药物的降解速度只与药物的浓度成正比，即伪一级反应。

1. 酯类药物的水解　酯类药物是典型的较容易水解的药物，其水解速度一般大于酰胺类药物。酯类药物的水解包括氢离子、氢氧根离子或水催化的水解（图 4-4）。

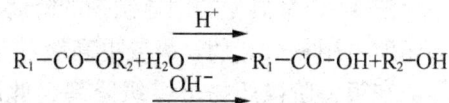

$$R_1\text{-CO-OR}_2 + H_2O \xrightarrow[OH^-]{H^+} R_1\text{-CO-OH} + R_2\text{-OH}$$

图 4-4 酯类药物的水解

酯类药物中无机酸酯和低级脂肪酸酯更易于水解。有机酯类药物的水解速度在结构上取决于基团 R_1 及 R_2 的电子效应和空间效应，如果 R_1 和 R_2 使碳原子的正电荷增加（如两个基团为吸电子基团），则必将增加水解的可能性，反之亦然。

表 4-2 列出了不同取代苯甲酸乙酯（$RArCOOC_2H_5$）的水解速率常数，可以看到对硝基苯甲酸乙酯（Ⅰ）大于苯甲酸乙酯，因为硝基为强吸电子基，又处于酯基的对位，有强吸电子诱导效应和共轭效应，两者方向相同，均使碳原子上的正电荷增加；对甲基苯甲酸乙酯（Ⅱ）的水解速度低于苯甲酸乙酯，因为甲基为弱给电子基，又处于酯基的对位，有给电子诱导效应和 σ-π 超共轭效应，均使碳原子上的正电荷降低；而局部麻醉药对氨基苯甲酸乙酯（Ⅲ）的水解速度大大低于苯甲酸乙酯，是因为

胺基虽为吸电子基团，但是在该结构中处于酯基的对位，有强的共轭效应，且后者远强于前者，故使碳原子上的正电荷大大降低，从而导致水解速度减小。

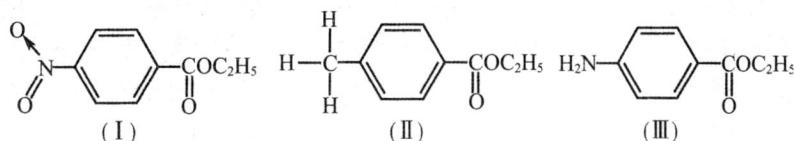

图 4-5　不同取代的苯甲酸乙酯的结构

表 4-2　不同取代苯甲酸乙酯（RArCOOC$_2$H$_5$）在25℃和60％丙酮碱性水溶液的水解速率常数

R	NH$_2$	CH$_3$	H	NO$_2$
k（s^{-1}）	0.029	0.403	1	85.1

一般情况下，酚酯比醇酯更易于水解，因为芳烃基为吸电子基，使碳原子的正电荷增加，而脂肪烃基与之相反。例如，乙酰水杨酸极易水解。

酯类分子中，同时存在亲核基团时，由于其催化作用，可以增大水解速度，而且随着亲核性的提高，使水解速度加快。因这类亲核基团多在反应中心附近，故将这种作用称之为"邻助作用"（anchimeric assistance）。例如，乙酰水杨酸极易水解，除上述原因外，还存在着邻位羧基负离子的邻助作用。

当酯类药物酯键附近存在大体积的基团时，因其空间障碍对酯键具有保护作用，减少药物的水解。例如，异丁酰水杨酸、1-乙基丁酰水杨酸比乙酰水杨酸稳定，是由于结构中酯羰基连接异丙基和二乙甲基，体积较大，因空间效应而降低水解速度，乙酰水杨酸、异丁酰水杨酸、1-乙基丁酰水杨酸的水解速度比为100：10：10。

羧酸酯类药物是常见的易于水解的药物，常见的该类药物的降解动力学常数见表4-3。一般来说，结构类似的羧酸酯类药物的水解动力学常数类似，例如对羟基苯甲酸乙酯（尼泊金乙酯）与苯唑卡因的酯结构类似，其水解常数接近。因此，对于结构类似的羧酸酯类药物可以通过文献数据推断其稳定性，例如阿托品与东莨菪碱的水解动力学行为类似。

表 4-3　常见羧酸酯类药物的水解动力学常数

喜树碱	6.0×10^{-5}（25℃）	7.13	普鲁卡因	6×10^{-6}（40℃）	8
乙酰水杨酸	3.7×10^{-6}（25℃）	6.9	毛果芸香碱	1.7×10^{-6}（40℃）	8
甲氢泼尼松琥珀酸钠	2.5×10^{-7}（25℃）	7.30	阿托品	1.8×10^{-7}（40℃）	7.01
氧硫杂环己二烯	1.8×10^{-7}（25℃）	6.92	哌甲酯	3.2×10^{-6}（50℃）	6.07
苯佐卡因	5.7×10^{-8}（25℃）	9.2	氢化可的松琥珀酸钠	9.0×10^{-5}（65.2℃）	7.0
羟苯乙酯	4.2×10^{-8}（25℃）	9.16		1×10^{-7}（25℃）	
可卡因	4.97×10^{-6}（25℃）	7.25	哌替啶	1.8×10^{-7}（89.7℃）	6.192
琥珀酰胆碱	5.0×10^{-5}（40℃）	8.00			

内酯是一种特殊的酯，首先其内酯结构可水解，继而与线性羧酸结构存在一定的平衡，如华法林和毛果芸香碱等。

甲基氨基酸酯是在药物结构设计中常用的酯，该类酯在弱酸性下较稳定，在强酸、碱性、中性条件下易于水解。磷酸酯是前体药物常用的酯，但该酯极不稳定，尤其进入体内后可以迅速被磷酸酯酶代谢。

2. 酰胺类药物的水解　酰胺类药物（RCONHR′）水解机制类似于酯类，但水解速率一般低于酯类药物，这是因为酰胺键是平面结构，电子离域化程度高，氮原子上取代基的斥电子效应使羰基碳的电子云密度高，正电荷降低，因而其水解的活性降低。例如，水杨酰胺比水杨酸甲酯稳定得多。酰胺类药物结构中的基团R、R′的电子效应和空间效应均对药物的水解性有影响。例如，氯霉素分子的二氯乙酰胺基中，两个强吸电子的氯原子使酰胺键羰基碳原子的正电荷增高，有利于亲核攻击，因此，氯霉素极易水解。

β-内酰胺不是平面结构而为刚性结构，电子离域化受到限制，因而比链酰胺更易水解。青霉素结构中各有一个链酰胺键和一个 β-内酰胺环，在水溶液中 β-内酰胺环易于开环，生成青霉酸，而链酰胺键不变。内酰胺环的水解性与环的大小有关，小环内酰胺（如青霉素）比大环内酰胺（如利福霉素）易于水解。另外，β-内酰胺的水解性也与环的状态有关，单环 β-内酰胺环比并环 β-内酰胺环更稳定，例如氨曲南（azetronem，菌克单）即是一个成功的单环 β-内酰胺抗生素，性质稳定，由美国 Squibb 公司开发成功，是第一个单环 β-内酰胺抗生素，也是唯一可以直接生产制成水溶液注射剂的 β-内酰胺抗生素。并环的张力大小也影响水解性，例如并五元环的 β-内酰胺比并六元环的 β-内酰胺更易水解。

巴比妥类、乙内酰脲和酰亚胺药物作为特殊的酰胺类药物，更易于水解。

3. 其他类型药物的水解　如下所述。

（1）卤烃类药物：卤烃类药物如果卤原子连接在碳原子上时，一般较易水解，如氯霉素、克林霉素等；连接于氮原子上也易水解，如哈拉宗；连接在芳环上时则不易水解，如地西泮、氯氮䓬、氯丙嗪等。

（2）具有苷键及其类似结构的药物：氨基苷类抗生素具有苷键，能水解成苷和糖，如庆大霉素；阿糖胞苷、环胞苷和 5-氮杂胞苷也可水解。

（3）具有缩胺类结构药物：具有缩胺类结构的药物也易水解，如碘解磷定。

（二）药物的氧化和光解

1. 氧化　任何一种药物都具有还原性，在加热和强氧化剂的条件下均可以被彻底氧化破坏。这里所述的氧化则是指温和条件下药物的氧化降解，主要是指药物的自氧化反应（auto-oxidation）。自氧化反应是由空气中的氧气自发引起的自由基链式反应。药物的自氧化一般是自由基链式反应，可以分为 4 个阶段：自由基形成阶段、链反应形成阶段、链反应扩展阶段和链反应终止阶段。其中自由基形成阶段是药物在一定的条件下（光照射、过渡金属的催化氧化、引发剂等），碳氢键发生均裂，形成烃基自由基和氢自由基。

药物的自氧化趋势可以从其标准氧化电位值与氧的标准氧化电位值之间的比较来判定，即氧化电位大的药物易自氧化，特别是药物的标准氧化电位值与氧的标准氧化电位值相比，前者较大时，药物更易自氧化。化合物的氧化电位值受 pH 的影响，氧分子在酸性、中性、碱性溶液中的氧化电位值分别为：$-1.239V$、$-0.815V$、$-0.40V$，因此，药物的标准氧化电位的绝对值大于上述绝对值时，这种药物易于自氧化。例如，维生素 C 在 pH 值 4.58、30℃ 时的标准氧化电位值为 $-0.136V$，易于自氧化。

药物氧化与其结构有很大关系，酚类、烯醇类、芳胺类、吡唑酮类、噻嗪类等结构的药物都可能发生氧化降解。例如儿茶酚类药物如甲基多巴、肾上腺素等易氧化成醌。有些药物氧化后进一步发生反应，如 5-氨基水杨酸氧化形成醌亚胺，后者进一步聚合形成有色物质。

近年来，含硫的化合物成为候选新药的热点之一，而含硫的化合物易于氧化，在制剂研究中应给予重视。例如硫醇比烯醇或酚类更易自氧化，且在碱性溶液中比在酸性溶液中更易自氧化。随着肽类或蛋白质药物的不断应用于临床，它们结构中硫醇的氧化性必将成为制备和贮运其制剂的障碍。

烃类药物可以发生自氧化。饱和烃类的自氧化活性与其碳原子的取代有关，叔碳 > 仲碳 > 伯碳。例如维生素 A 的自氧化，可发生在叔碳的 4′、8′、12′ 上。当饱和碳原子上连有吸电子基团时，氢的电子云转向碳原子，易发生自氧化，例如三氯甲烷自氧化生成光气，而乙醚自氧化产生过氧化物。

烯烃和芳烃比饱和烃易于自氧化，氧化发生在双键位置上。共轭烯烃的自氧化发生在 1，4 位上，形成过氧化物。

醛基的 C—H 键因碳原子上连有吸电子的氧原子，容易发生自氧化反应变成酸，例如乙醛首先形成少量过乙酸，过乙酸分解成乙酸自由基和羟基自由基，继而经链反应的形成、扩展，使乙醛逐渐氧化成乙酸。

一般情况下，醇类药物较为稳定，不易自氧化，但是，如果醇羟基的 β-碳原子上连有氧原子、氮基或羟基时，自氧化的可能性增加，如去氧皮质酮的羟基即可自氧化。另外，自氧化性的大小与碳原子的状态有关，叔醇＞仲醇＞伯醇。

烯醇与酚类药物一样极易自氧化，例如，维生素 C 在铜离子的浓度低达 10^{-9} mol/L 时仍然可被铜离子催化而氧化。

胺类药物也具有自氧化的可能性，常可以被氧化成 N-氧化物，如氮芥和吗啡。一般情况下，芳香胺比脂肪胺更易自氧化，例如，磺胺类药物的分子中含有芳伯胺基，能发生自氧化。

2. 光解　光解（photo degradation）是指化合物在光的作用下所发生的有关降解反应，许多药物对光不稳定，如硝苯吡啶类、喹诺酮类等药物，都会发生光解。光解反应有以下特点：①温度对光解的速度影响较小（温度系数 1.0 ~ 1.8）。②药物浓度较低时，光解速度与浓度的关系呈一级动力学关系，高浓度时为零级动力学关系。

光解反应有不同的类型，光解产物往往比较复杂，例如氯喹（chloroquine）光解产物有 7 种（图 4-6）。有时光解产物随后可以被氧化和/或水解。

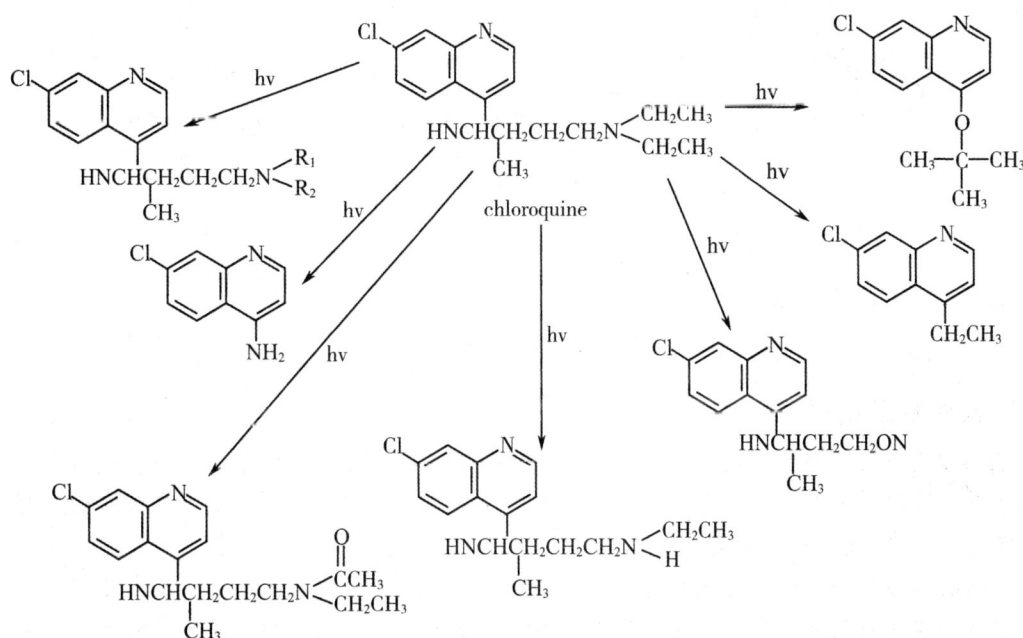

图 4-6　氯喹的光解

（三）异构化（isomerization）和消旋（racemization）

如果一个药物的光学异构体或几何异构体之间的生理活性不同，在考虑稳定性时要注意是否有异构化反应发生。异构化分为光学异构化（optical isomerization）和几何异构化（geometric isomerization）。

几何异构降解是指药物的顺反式之间发生了转变，使原异构体的含量及生理活性发生了变化。如维生素 A 的活性异构体是全反式，在 2，6 位形成顺式异构体后，生理活性下降。又如两性霉素 B 为反式构象，可以在产物中转化为无效且有毒性的顺式构象，即两性霉素 A（图 4-7），因此，USP 收载的两性霉素 B 质量标准中规定，两性霉素 A 的含量不得大于 5%。

光学异构降解是指化合物的光学特性发生了变化，一般是指化合物的光学异构体之间发生了相互的转变。例如，四环素在酸性条件下，4 位上的碳原子出现差向异构的转变（图 4-1），使活性下降。有时，光学异构体易于产生消旋或外消旋（epimerization）而活性下降，虽然这种过程往往是可逆变化，但当消旋体中某一种异构体进一步降解时则可以导致不可逆。例如依托泊苷由反式内酯转化为顺式内酯，后者进一步水解（图 4-8）。

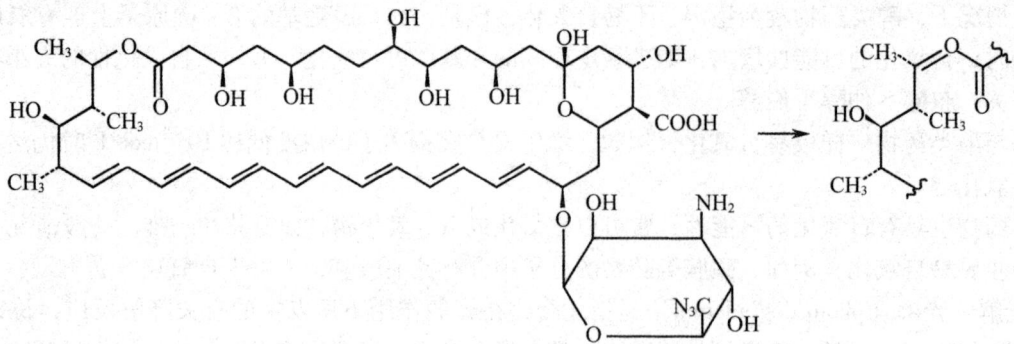

图 4 - 7　两性霉素 B 转化为两性霉素 A

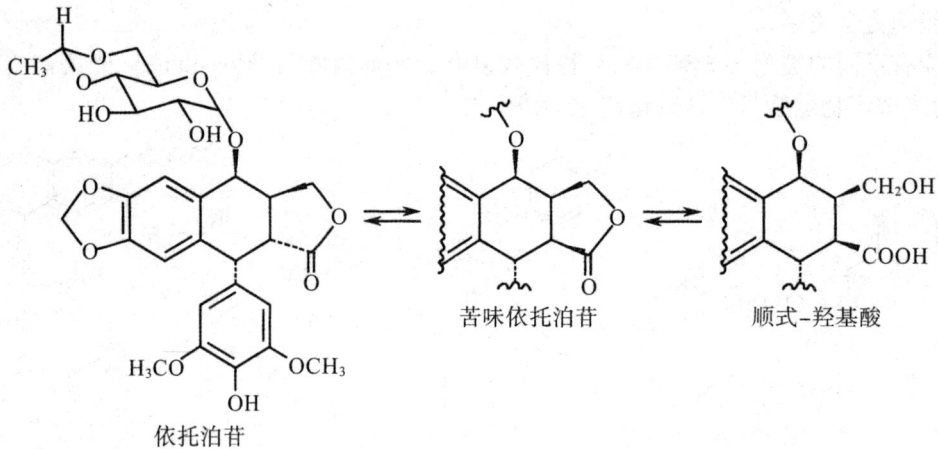

苦味依托泊苷　　　顺式-羟基酸

依托泊苷

图 4 - 8　依托泊苷的降解

（四）其他降解途径

除上述几种主要的药物降解途径外，还有其他的一些降解途径。如聚合，即两个或多个分子结合形成复杂的分子。聚合是一种常见的降解，往往伴随于氧化或光解过程。例如氨苄西林浓水溶液在贮存中发生聚合作用，一个分子的 β - 内酰胺环裂开，与另一个分子反应形成二聚物。此过程可再继续下去形成高聚物，据认为高聚物是产生过敏反应的重要原因之一。塞替派在水溶液中易聚合并失效，可以用聚乙二醇作溶剂制成注射剂来避免。胰岛素在酸性条件下发生脱酰胺水解而生成单脱酰胺胰岛素，而在偏碱性条件下则会发生聚合现象，使紫外吸收特性发生变化，两者均使含量和活性下降。另外，一些药物可发生脱羧反应（decarboxylation），例如对氨基水杨酸钠脱羧形成间氨基酚，并进一步生成有色氧化产物。

（五）药物 - 辅料和药物 - 药物相互作用

药物制剂中往往含有其他药物（如复方制剂）和辅料，药物 - 辅料和药物 - 药物间的相互作用将影响药物的稳定性。如下为常见的药物 - 药物、药物 - 辅料相互作用的例子。

1. 与亚硫酸氢盐的反应　亚硫酸氢盐是常用的抗氧剂，可以与肾上腺素等药物发生化学反应，亚硫酸氢根可以取代其羟基。

2. 含胺基药物与还原糖的反应　还原糖可以和伯胺、仲胺药物发生被称为 Maillard 反应的加成反应，使药品颜色加深。例如硫酸右旋美沙酚与乳糖制成的片剂可以发生反应而使颜色加深。

3. 酯交换反应　当酯类药物与含羟基的药物混合时，可以发生酯交换反应。例如，阿司匹林与可待因可发生酯交换反应。

二、影响药物制剂降解的因素及稳定措施

通过对药物降解动力学和降解机制的研究，处方工作者可以对影响药物制剂降解的因素做出相应的

判断，进而在处方和工艺设计以及后续的包装贮运条件制订中避免或减少这些因素的影响，最终生产出稳定的药物制剂。

对于药物化学结构方面的因素，可以采用结构修饰或改造的办法，例如将药物制成前体药物来提高药物的稳定性，水解迅速的药物可以通过改变电子效应和空间效应来稳定。对于药物的物理结构方面的因素，例如因晶型产生的不稳定性可以通过重新选择稳定晶型来实现。但是化学结构的改变同时也可能带来生物效应的改变，稳定晶型因其水溶性小，也往往会导致生物利用度降低。因此，对于已有药物的稳定性问题，除非有特别的需要，通常建议采用制剂学方法，在不改变化学结构和物理结构的前提下，提高药物的稳定性。本节重点讨论影响药物化学稳定性的非结构影响因素，包括处方因素和非处方因素。

（一）处方因素

处方是制剂稳定与否的关键。处方环境中的 pH、缓冲盐的浓度、溶剂、离子强度、表面活性剂、赋形剂、附加剂等，都是一些经常影响稳定性的因素。

1. pH 处方的 pH 是影响制剂化学稳定性的重要因素，它无论对于药物的水解反应、氧化反应均有影响。

（1）pH 与水解反应速率的关系：如前所述，酯类、酰胺类、含活泼卤素的药物以及苷类和缩胺等药物均容易发生水解，尤以溶液状态为甚，许多药物以至于不能制备满足上市要求的水溶液制剂，如青霉素等抗生素就只能制备为粉针剂。即使在固体状态下，有些制剂不可避免地含有一定的水分，例如多肽/蛋白类药物的冻干制剂就可能因残留水分的存在而发生降解。药物除受水分子催化水解外，还可能受专属酸碱催化或广义酸碱催化水解，因此，处方的 pH 环境包括缓冲液的种类与药物水解速度密切相关。

图 4-9 是几种药物的水解速度常数随 pH 变化的曲线。如图所示，药物的水解速度常数随 pH 的变化可以分为 3 种情况：①非解离型药物水解速度常数随 pH 变化的曲线呈 V 形，如普鲁卡因、氨苄西林等。②含有一个解离基团的药物水解速度常数随 pH 变化的曲线呈 S 形曲线，如硫脲、苯巴比妥等。③含有两个解离基团的药物水解速度常数随 pH 变化的曲线呈倒钟形，如硫酸新霉素。

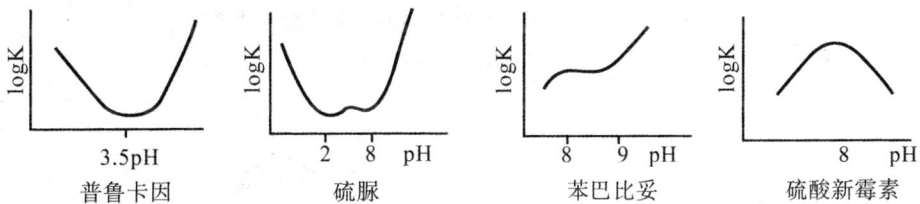

图 4-9 几种药物的水解速度常数随 pH 变化的曲线

pH 对水解速度常数的影响可用式（4-5）表示：
$$k = k_0 + k_{H^+}[H^+] + k_{OH^-}[OH^-] \tag{4-5}$$
式中，k 为水解速度常数；k_0 为水分子的催化速度常数；k_{H^+}、k_{OH^-} 分别表示 $[H^+]$ 和 $[OH^-]$ 的专属酸碱催化速度常数。

当 pH 较低时，主要为专属酸催化，式（4-5）可简化为：
$$logk = logk_{H^+} - pH \tag{4-6}$$
以 logk-pH 作图为一直线，斜率为 -1。当 pH 较高时主要为碱催化，则：
$$logk = logk_{OH^-} - logk_{H^+} + pH \tag{4-7}$$
以 logk-pH 作图为一直线，斜率为 +1。$K_w = [H^+][OH^-]$ 称为水的离子积，当温度为 298.7K 时，$K_w = 10^{-14}$。所以整个曲线理论上呈 V 字形。也就是说，在理论上存在一个 pH，使处方中药物的水解速度最小，这个对应于最小的反应速度常数的 pH，定义为 pH_m。如果药物水解反应机制为专属酸碱催化，也可以用以下公式计算一些药物的理论 pH_m：
$$pH_m = \frac{1}{2}pK_w - \frac{1}{2}log\frac{k_{H^+}}{k_{OH^-}} \tag{4-8}$$

利用 pH - 反应速率关系图，可以观察到对某一药物最稳定的 pH 范围。如青霉素的最稳定 pH 值大约为 6。

例如，测得葡萄糖溶液（0.030mol/L 盐酸溶液）在 121℃下的水解速度常数为 0.008 $0h^{-1}$，已知该温度下葡萄糖的自发水解速度常数为 0.001 $0h^{-1}$，试计算葡萄糖溶液在该条件下的酸催化水解速度常数。

在酸性较强的情况下，碱催化降解可以忽略不计，故根据式（4-7）可以计算出 k = 0.233h^{-1}。

对于部分解离的药物的降解，由于其解离型和非解离型同时降解，因此，其 pH - 反应速率关系图不是简单的 V 形图。以只有一个解离中心的药物为例，由于有两种形式（解离型和非解离型），故：

$$k = k_{H^+}[H^+] + k_{H_2O}[H^+] + k'_{H_2O}[OH^-] + k_{OH^-}[OH^-] \tag{4-9}$$

图 4-10 为式（4-9）的分解结果，可以把式中 4 项进行分离和解析。

如果药物含多级解离，如某弱酸可以解离成 HA^-、A^{2-} 时，其中 HA^- 为中间态，药物降解的 pH - 反应速率关系图呈钟形，有最大值，此时往往为 HA^- 的等电点，为 $(pK_1 + pK_2)/2$。如氢氯噻嗪的降解呈钟形（图 4-11）。

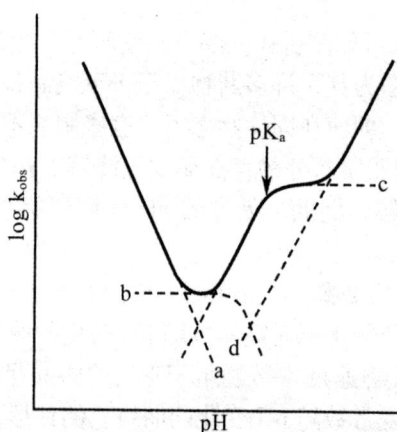

图 4-10　式（4-9）中降解的 pH - 反应速率关系图
a ~ d 依次代表式中的 4 项

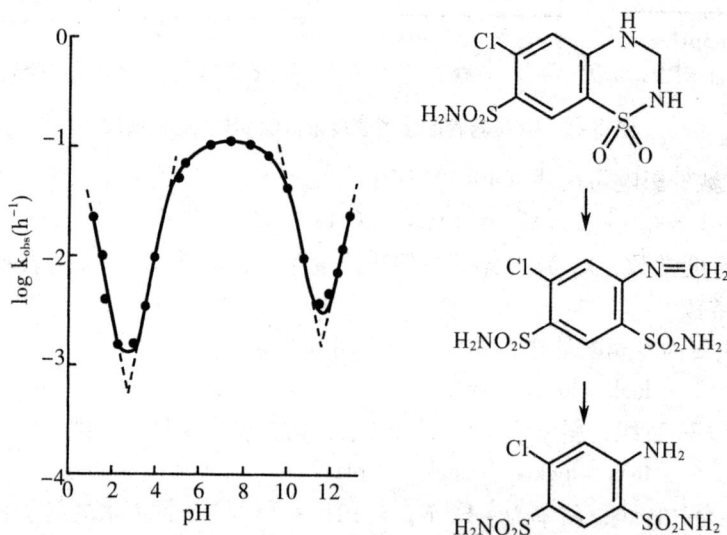

图 4-11　氢氯噻嗪的降解速率 - pH 图

（2）pH 与自氧化反应速率的关系：药物的自氧化取决于药物的标准氧化电位值，而标准氧化电位值则受 pH 的影响，因此，处方的酸碱性将影响自氧化物的稳定性。自氧化的典型例子是醌自氧化形成氢醌：

$$O=\!\!\!\bigcirc\!\!\!=O + H^+ + 2e \longrightarrow HO-\!\!\!\bigcirc\!\!\!-OH$$

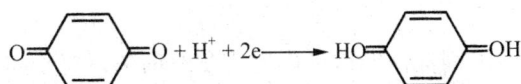

根据 Nernst 方程，醌－氢醌在酸碱条件下的实际氧化－还原电位可计算如下：

$$E = E_0 + \frac{0.0592}{n}\log\frac{[H^+][Q]}{[HQ]}$$

式中，Q 代表醌，为氧化型；HQ 代表氢醌，为还原型；E 为实际氧化－还原电位；E_0 为标准氧化－还原电位；n 为氧化型变为还原型获得的电子数目。由式可见，氢离子浓度增加，则还原型不易变为氧化型。由此可见，还原型药物在 pH 低时比较稳定，如吗啡在 pH 值 4 以下较为稳定，在 pH 值 5.5~7.0 反应速度则迅速增加。

有些药物经自氧化后仍有后续的水解反应，则 pH 对这些药物的降解速率影响更大，例如维生素 C 在酸性条件下，可逆地氧化成去氢抗坏血酸，而在碱性条件下，去氢抗坏血酸将进一步水解成 2，3 - 二氧古洛糖酸，再进一步氧化成草酸和 L - 苏阿糖酸，使反应变为不可逆，所以，维生素 C 注射液的 pH 应偏酸为好。

综上所述，所有药物均有最适 pH 范围，无论易水解的药物还是易氧化的药物，必须调整 pH 至一定的范围，以确保药物的稳定。

2. 广义酸碱催化（general acidbase catalysis） 除了［H^+］、［OH^-］会催化一些药物的水解反应以外，一些广义酸碱也会催化药物的水解反应。能够给出质子的物质称为广义酸，能够接受质子的物质称为广义碱。药物受广义酸碱催化的水解称之为广义酸碱催化。

在处方中有时为了使药液的 pH 稳定，常使用一些缓冲盐，如 HAc、NaAc、NaH_2PO_4 枸橼酸盐、硼酸盐等，但它们作为广义酸碱往往会催化这些药物的水解。如醋酸盐和枸橼酸盐催化氯霉素的水解，HPO_4^{2-} 催化青霉素的水解。因此在药物制剂处方设计时应加以考虑。如选择没有催化作用的缓冲系统，或者降低缓冲盐的浓度等。以磷酸盐缓冲液为例，如果存在广义酸碱催化，则其表观速率常数可以表达为式（4 - 10）。氯霉素的水解受广义酸碱催化，在 pH 值为 7、93℃下的降解速度（$1/t_{50}$）与磷酸盐浓度间的关系如图 4 - 12 所示。

$$k = k_{H^+}[H^+] + k_{H_2O} + k_{OH^-}[OH^-] + k_{H_2PO_4^-}[H_2PO_4^-] + k_{HPO_4^{2-}}[HPO_4^{2-}] \tag{4 - 10}$$

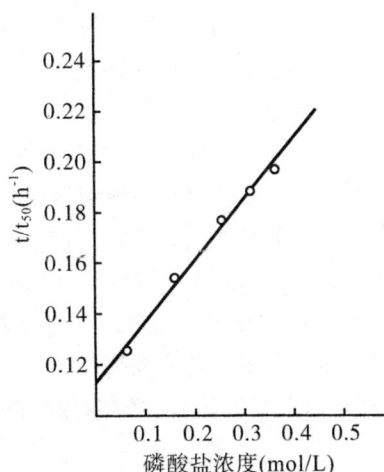

图 4 - 12　氯霉素在 pH 值为 7、93℃下的降解速度与磷酸盐浓度间的关系

3. 溶剂极性对反应速率的影响　溶剂的极性对药物水解的影响已经被许多研究所证实，但其机制尚不清楚，目前习用过渡态理论解释和推断介质的极性对水解反应的影响。根据过渡态理论，反应速度取决于过渡态的浓度，这种浓度又取决于反应物与过渡态间的平衡。

根据溶剂极性改变对平衡的影响，即对过渡态浓度的影响，则可对反应的影响作出推断。如果反应物转变为过渡态的极性增大，则增加溶剂的极性可以稳定过渡态，增加反应速度。反之，减小溶剂极性，则可以减小反应速度。

可以用溶剂介电常数来说明溶剂极性的这种影响。在溶剂中，离子间反应速度常数可以用如下关系式表示：

$$\lg k = \lg k_\infty - \frac{k' Z_A Z_B}{\varepsilon}$$ (4-11)

式中，k 为反应速度常数；k' 为常数；ε 为介电常数；k_∞ 为 $\varepsilon \to \infty$ 时的速度常数；Z_A、Z_B 为 A、B 两种离子的电荷。

可以看出，对于离子－离子反应，如果两个离子的电荷相同，则过渡态将具有较多的电荷，极性增大，增加溶剂极性将增加反应速度，减小溶剂极性则减小反应速度。苯巴比妥钠在水溶液中解离成带负电的苯巴比妥离子，在碱性条件下水解时，在溶液中加入60%丙二醇可降低溶剂的极性，这样可以延缓药物的水解。复方磺胺甲噁唑的注射液中加入45%丙二醇的目的也是如此。

式（4-11）同样表明，对于带有不同电荷的离子间的反应速度常数，溶剂极性则有相反的影响，带有不同电荷的离子间的反应过渡态将具有很少的电荷，极性减小，增加溶剂极性将减小反应速度，而减小溶剂极性则增加反应速度。

中性分子－离子反应的情况不能用式（4-11）解释，但与不同电荷离子间反应的结果类似，这种反应的过渡态极性极小，增加溶剂的极性将降低药物的降解速度。中性的酯类、酰胺类药物分子的水解即属此类。例如，氯霉素为一个中性分子，受氢氧根离子催化而水解，该反应在丙二醇介质中反应速度快，而在水介质中反应速度较慢。

制剂处方中常常加入一些电解质，如等渗调节剂、抗氧剂、缓冲盐等，这些电解质的离子强度（ionic - strength）的增大将导致溶剂极性的增加，因此对降解速度也会有影响，可以用下式考虑：

$$\lg k = \lg k_0 + 1.02 Z_A Z_B I$$ (4-12)

式中，k 为降解速度常数；k_0 为溶液无限稀释时（$I = 0$）的速度常数；Z_A、Z_B 为药物所带电荷；I 为离子强度。

从式（4-12）可以看出，对于相同电荷离子间的反应，例如药物离子带负电，受 OH^- 的催化，加入盐使溶液离子强度增加，则反应速度增加。对于不同电荷离子间的反应，例如药物离子带负电，受 H^+ 的催化，溶液离子强度增加，则反应速度降低，这与从式（4-11）中得到的结论一致。

4. 金属离子对降解速率的影响　处方中加入的或原辅料中带人的金属离子，特别是重金属离子，对药物的稳定性有较大的影响。由于药物的自氧化反应往往属于自由基反应或自由基链反应。金属离子对自由基形成、链反应的形成及扩展均有催化作用。

催化自氧化的金属离子有铜离子、铁离子、钴离子和锰离子等。例如铜离子在 0.6×10^{-5} 时仍然对维生素 C、肾上腺素的自氧化有催化作用，从而导致其注射液颜色变深。

为了消除金属离子对药物自氧化反应的催化作用，应注意防止这些离子的引入。但是，微量的金属离子往往很难避免，如原辅料可能带入，生产设备也可能带入。必要时可以加入掩蔽剂（螯合剂）络合金属离子，降低游离的金属离子在溶液中的浓度和活性，增加药物的稳定性。添加的螯合剂应该人体相容性好，即本身生理惰性，对人体无毒。常用的有依地酸二钠（EDTA·2Na）和依地酸钙钠，后者适合 pH 值小于7的注射剂，可以防止依地酸二钠因络合血钙而导致的血钙下降，同时确保螯合剂又能与重金属离子络合。

5. 辅料的影响　处方中的基质及赋形剂等辅料对处方的稳定性也将产生影响，例如硬脂酸镁是一种常用的润滑剂，与阿司匹林共存时可加速阿司匹林的水解。其原因是，硬脂酸镁能与阿司匹林形成相应的乙酰水杨酸镁，溶解度增加，同时，硬脂酸镁具弱碱性而有催化作用。有研究表明阿司匹林单独的水解机制不同于阿司匹林和硬脂酸镁共存时的水解。所以在制备阿司匹林片时，因为考虑到主药的稳定性，故而选用滑石粉或硬脂酸而不用硬脂酸镁。又如糖类特别是乳糖、甘露醇可以和伯胺药物发生 Millard 反应。

由于药物在固体制剂中的降解很复杂，特别是在含有填充剂、润滑剂及黏合剂的片剂、胶囊剂中，很难对其中辅料的作用作出很肯定的解释。一般而言，辅料对药物稳定性产生影响的机制主要有以下几种：①起表面催化作用。②改变了液层中的 pH。③直接与药物产生相互作用。

这些作用机制又与药物及辅料性质、结晶性和处方中水分有关。不仅药物的含水量会对固体制剂的稳定性有影响，辅料的吸湿性以及结合水的能力对固体制剂稳定性也会产生较大的影响。如卡托普利本身对热和湿都很稳定，而一些辅料会使之迅速氧化。研究发现，虽然淀粉比微晶纤维素、乳糖的吸湿性大，但使卡托普利的降解量却小于后两者，这可能与辅料和水的结合强度有关。Carstensen 指出，固体药物的降解受湿度影响，但是任何一种物质在含有水分低于某一数值下，水分对药物的降解无影响，并将该值命名为临界含水量（critlcal moisture，高于此含水量药物可发生明显降解）。例如，使用不同含水量的微晶纤维素对维生素 B_1 的稳定性进行研究，发现含水量达到一定值后，水能加速维生素 B_1 的降解。

表 4-4 列出了一些常见药用辅料在室温下的平衡吸湿量，通过选择含湿量较低的辅料，特别是对于一些吸湿性大的药物，可以增加药物的稳定性。

表 4-4　常见药用辅料在室温下的平衡吸湿量

辅料	25℃时不同相对湿度下的平衡吸湿量（%）		
	33%（RH）	75%（RH）	100%（RH）
无水磷酸二钙（USP）	<0.1	<0.1	7.0
乳糖（USP），喷雾干燥品	0.5	1.0	21.5
硬脂酸镁	3.1	3.5	-
纤维素，微晶纤维素（NF）	3.7	8.1	-
素乙二醇 3350（NF）	<0.3	2.0	62.2
预胶化淀粉（NF）	7.8	14.7	36.4
玉米淀粉	8.0	14.4	16.5
聚维酮（USP）	12.2	27.8	-

辅料及药物的几何形状对其稳定性也有影响。如有些研究表明，降低药物及辅料粒径，能减小降解速度。而在其他一些研究中，结果却完全不同。所以不能用简单的方法对固体药物的稳定性加以解释。

辅料会引起固体制剂液相中 pH 的变化，因此可能加速药物的分解，另一方面，也可为药物提供一个合适的 pH 环境，从而使药物的稳定性增加。有研究通过测定处方浆液的 pH 来估计其是否利于药物的稳定性。例如，实验证明二乙基三戊酮盐酸盐在其处方浆液 pH 值为 2.4 ~ 3.5 的处方中稳定，而在处方浆液为 pH 值大于 4 的处方中不稳定。

表面活性剂（surfactants）在制剂中是一类常用的辅料。一些易水解的药物加入表面活性剂，可使其稳定性增加，这是因为表面活性剂可在溶液中形成胶束（micelle），形成了一种屏障，防止了一些催化基团，如 OH^-、H^+ 的进攻。但有时表面活性剂的加入也会使稳定性下降，如吐温 80 使维生素 D_3 的稳定性下降。

（二）非处方因素

除了制剂的处方因素外，外界因素与制剂的化学稳定性也有密切的关系，如温度、光线、空气、湿度等。而且这些非处方因素也是药品管理部门用于考察药品稳定性的主要条件。制剂在温度、光照、空气湿度条件下的稳定性，将决定药物制剂的储运条件和包装条件，同时也是确定药物有效期的重要依据。

1. 温度对制剂稳定性的影响　温度是外界环境中影响制剂稳定性的重要因素之一，对水解、氧化等反应影响较大，而对光解反应影响较小。一般来说，温度升高，药物的降解速度增加。温度对降解速度的影响可以用 van't Hoff 规则及 Arrhenius 指数定律来说明，这在前面已有叙述。

在制剂的制备过程中应特别注意一些需升高温度的工艺对药物稳定性的影响，如灭菌、加热溶解、干燥，特别是生物制品，对热非常敏感。可以通过降低温度、缩短受热时间，采用冷冻干燥、无菌操作等工艺，避免或减少温度对药物稳定性的不良影响。必要时应对制剂提出低温保存的要求，以确保其安全、有效。

升高温度可以加速药物降解，但冷冻条件也有可能发生双分子反应导致的药物降解。其原因是冷冻结冰的同时，非冰区域药物的浓度增加，加大了降解反应的可能性。例如尼泊金乙酯、丙酯的降解反应在 $-4 \sim -14℃$ 加速，但有时有些反应具有最大值，例如阿莫西林钠盐在 $-6℃$ 的降解速度大于在 $-4℃$ 和更低冷冻温度下的降解速度。

2. 光的影响　光是一种辐射能，辐射能量的单位是光子，光子的能量与波长成反比，光线波长越短，能量越大，因此紫外线更易激发化学反应。对光敏感的药物很常见，如二氢吡啶类钙拮抗剂，会因光照而产生光解反应。这类药物在生产中应避光操作，对于固体制剂可以采用合适的避光措施，如硝苯地平片采用包黄色薄膜衣避光，或采用深红色胶囊装填，同时，应包装于棕色瓶中，贮运过程中应避光。

光线对药物的自氧化反应的催化作用类似于重金属离子的催化作用，能促使或导致自由基的形成，从而形成自由基链反应，也能促使自由基链反应产物过氧化物的分解。例如氯丙嗪水溶液的自氧化与光照有关，避光放置时，氯丙嗪注射液的稳定性较好，而遇光则分解很快。

光线对药物稳定性的影响有两方面，即波长和光强度。药物往往在一定的波长下易于降解，例如，硝苯地平在 420nm 下有最大降解速度（图 4 - 13）。在一定的波长下，药物的降解往往随光强的增加而增加，例如，硝普钠的降解速度随光强度的增加而加快。

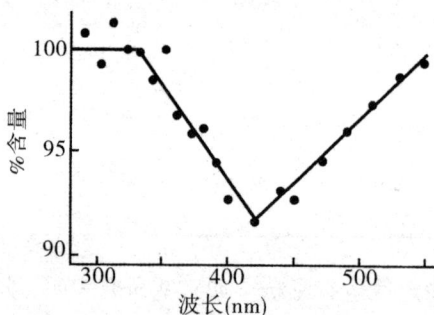

图 4 - 13　硝苯地平片的含量随光波长的变化

3. 湿度和水分的影响　湿度和水分对固体药物的影响非常重要，水是化学反应的媒介。水进入固体制剂后，在表面形成液膜，分解反应在此发生。例如微量的水能加速阿司匹林、青霉素钠盐和氨苄西林的分解。降解反应的速度与环境的相对湿度成正比。

固体制剂中药物的降解速度（dM/dt）与药物制剂中的含水量（V）有关，正比于药物在水中的溶解度（S）：

$$\frac{dM}{dt} = -kSV \tag{4 - 13}$$

Carstensen 指出，固体制剂中带有一定的结合水，它们不影响药物的降解，因此在式（4 - 13）中引入了一个结合水分（V^*）的概念：

$$\frac{dM}{dt} = -kS (V - V^*) \tag{4 - 14}$$

由于固体制剂的含水量随时间的变化而变化，即：

$$V = V_0 + f (t) \tag{4 - 15}$$

式中，V_0 是初始含水量；f (t) 是含水量变化函数。可以看出，药物的含水量与环境湿度有一定的关系。药物对湿度的敏感性取决于其临界相对湿度（critical relative humidity，高于此湿度药物明显吸潮），化合物的临界相对湿度越低，对湿度越敏感。所以对于一些化学稳定性差的药物，易水解的药物，如口服头孢类抗生素，头孢氨苄等，应该在处方中避免使用吸湿性辅料，在加工中尽量不使用水，必要时还应该对加工环境中的相对湿度进行控制。包装可选用铝塑包装等密封性好的材料，以增加药物制剂的稳定性。

4. 空气（氧气）的影响　空气中的氧气常常是药物制剂不稳定的重要原因。特别是对于一些易氧化的药物，氧气会加速药物的氧化降解。空气可存在于药物容器的空间、溶解在药物的溶剂中或吸附在固体药物制剂的表面，从而影响药物的稳定性。氧气的存在是药物自氧化的必需条件，氧的分压对药物的自氧化速率有较大的影响，如肾上腺素的耗氧量、氧化速度随氧气的浓度增大而增大，因此，应该尽量去除溶液中的氧气、制剂及其包装中的氧气，以提高具有自氧化性的药物的稳定性。

消除氧气对液体制剂稳定性影响的一个重要办法是充入惰性气体，例如通入 CO_2、N_2，其中前者具有水溶性高的特点，有利于去除溶液中的氧气。但是，二氧化碳溶于水中形成碳酸，会导致溶液的 pH 发生变化，不利于易水解的药物，而氮气水溶性小，对溶液的酸碱性影响小，适用于易水解的药物。

另外，加入抗氧剂及其协同剂也是提高药物对氧的稳定性的重要措施。一些抗氧剂本身是强还原剂，如亚硫酸盐类首先被氧化，耗竭残留氧气而保护主药不被氧化。另一些抗氧剂是链反应阻化剂，能与游离基结合，中断反应。协同剂能增强抗氧剂的效果。如枸橼酸、酒石酸和磷酸等。

抗氧剂可以分为水溶性抗氧剂和油溶性抗氧剂，前者包括亚硫酸钠、亚硫酸氢钠、硫代硫酸钠、焦亚硫酸钠、硫脲、巯基乙酸、二巯丙醇、半胱氨酸、蛋氨酸、抗坏血酸等，油溶性抗氧剂包括没食子酸丙酯、氢醌、去甲双氢愈创木酸、对羟基叔丁基茴香醚（HBA）、二叔丁基对甲苯酚（BHT）和维生素 A。抗氧剂的标准氧化电位值 E_0 必须比药物的标准氧化电位值 E_0 大，只有这样才能有效保护药物。例如硫脲的标准氧化电位值 E_0 为 $-0.40V$，大于肾上腺素的标准氧化电位值。此外，抗氧剂及其氧化产物均应无毒，不影响药物的质量，不应与主要活性成分药物有相互作用。亚硫酸钠的标准氧化电位值 E_0 虽然比维生素 B_1 标准氧化电位值 E_0 大，本身无毒，但是能与药物发生相互作用而导致维生素 B_1 的降解，故不能作为维生素 B_1 的抗氧剂。

（张贵成）

第三节　药物制剂的物理稳定性

一、研究制剂物理稳定性的意义

药物制剂的物理稳定性是指制剂在贮存过程中的物理变化，药物制剂的物理变化可能改变药物的外观，如固体制剂的风化或潮解，半固体制剂的粗化和液体制剂的分层、沉降、结块等，物理变化也可能影响药物制剂的功能，如固体制剂的崩解时限延长或溶出度下降等。例如，泡腾片在长期放置后发生硬结，使孔隙率减少，导致泡腾片崩解迟缓等。

药物在胃肠道介质中的溶解或释放是药物被吸收的第一步，是影响药物生物利用度的重要因素，药物固体制剂（散剂、颗粒剂、片剂、胶囊剂、丸剂或微丸等）的溶出度（或释放度）在保证制剂内外质量方面的重要性日益受到关注，因此，应在有效期内维持制剂溶出或释放性质在一定的限度内不变。溶出度或释放度的稳定性则是指固体制剂的溶出度（或释放度）随时间变化的程度。药物固体制剂在贮运过程中，不仅可能发生化学降解，而且也可能发生物理变化，其外观、晶型、含量、有关物质和含水量等均可能变化，这些改变都有可能改变固体制剂的崩解、溶出或释放行为。硝基呋喃妥因胶囊在40℃、相对湿度30%放置1年后生物利用度明显降低，在40℃、相对湿度60%放置1年后生物利用度显著降低。溶出度试验表明，后者的溶出度由原来的60min溶出标示量的79.54%降为12%，说明药物溶出显著减慢可能是生物利用度降低的重要原因。

因此，研究药物制剂物理稳定性包括溶出与释放稳定性具有重要意义。越来越多的新技术如DSC、原子力显微镜等已经被用于物理稳定性的研究。

不同剂型和制剂可以发生多种形式的物理变化，发生物理变化的原因也非常复杂，即使同类制剂产生物理变化的原因也不尽相同，但总的说来，引起制剂物理变化的原因可以归纳为药物、辅料、制剂处方以及外界环境等几个主要方面，因为涉及的制剂类型很多，本节仅就此做一简要的介绍，具体的各种物理变化、影响因素及防止办法等可以参见本书相关各章节。

二、药物的影响

由于药物本身发生的物理变化使制剂的性状及功能发生变化，这类变化包括药物的晶型改变、结晶生长、升华等。原辅料的水溶性、亲水性、热性质对固体制剂的溶出度（释放度）稳定性也非常重要。例如，水溶性药物在高湿度条件下可能溶解，进一步重结晶成为稳定晶型，继而导致制剂的溶出度（释放度）发生变化。另外，放置过程中制剂可能因为药物吸湿而引起的结晶溶解或制剂潮解，改变制剂的崩解时限，同时放置过程中制剂中的结构、孔隙率等将变化，上述变化是放置时间、贮藏条件（特别是湿度）的函数。

多晶型现象在疏水性药物中较为常见，不同晶型由于其自由能不同，可以发生由亚稳晶型向稳定晶型的转化。疏水性药物有时制备成无定形以提高其制剂的溶出速度，继而提高药物的生物利用度，这对BCS II 类药物尤其有意义。然而，由于无定形的自由能高，易于转变成稳定晶型。例如采用无定形原料制备硝苯地平片，其生产之初的样品溶出较快，但在 RH75%、21℃条件下放置，会发生明显的结晶型转化，溶出度随时间的延长而降低（图 4-14），这是因为在贮存后部分无定形药物转变为溶解度较低的结晶态，溶出的药物发生更迅速的结晶而从溶出介质中析出。

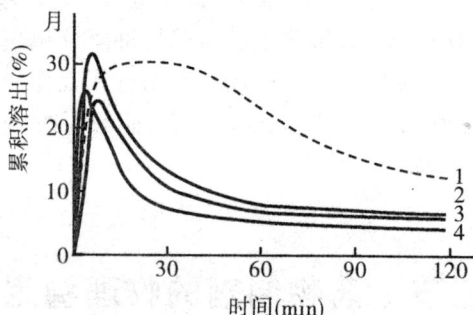

图 4-14　硝苯地平片在 RH75%、21℃下放置 1、2、3、4 个月溶出度的变化

无定形向晶型的转化可以通过加入聚合物等抑制，例如在硝苯地平－聚维酮（PVP）固体分散体中加入羟丙基－β－环糊精可以抑制硝苯地平向稳定晶型的转化。选择制备工艺和控制生产条件可以影响制剂晶型转化的速度，在喷雾干燥过程中，如果喷雾干燥温度高于药物的玻璃化温度，则干燥产品的晶型转化速度减慢。在高于其玻璃化温度喷雾干燥得到的无定形呋塞米和多种大环内酯类药物的物理性质较为稳定。

另外，固体制剂在放置过程中，其中的药物结晶可能发生变化，多数情况发生结晶增长，有时也因药物吸湿溶解有结晶变小的情况。一些药物的固体制剂在放置中会出现类似有毛刺的结晶（Whisker crystal-lization）现象，而在采用微粉化或固体分散技术处理原料的制剂中，药物微粉或药物微晶聚集、生长和粗化则经常发生。类似的结晶生长现象可能发生在难溶性药物的溶液或混悬剂中，受温度或其他因素的影响，溶解的药物发生析晶，小粒子长大成大粒子等。一个在产品中出现结晶现象而影响应用的典型例子是由德国施瓦茨公司开发并在 2006 年上市的罗替戈汀透皮贴剂（Neupro, rotigotine transdermal system），对帕金森病的顺应性好，治疗优势突出，2007 年 7 月获准进入美国市场，但由于在压敏胶中呈超饱和状态溶解的药物在贮运过程中形成雪花样结晶，可能影响透皮吸收效果，在 2008 年 4 月即被 FDA 要求召回，通过建立新的冷链运输存储与分销体系等措施减缓析晶过程，于 2012 年再获 FDA 上市批准。另外，有升华特性的药物在制剂中遇高温可导致升华而使药物含量下降，例如硝酸甘油。有研究表明：加入某些辅料可以降低其升华的趋势，例如聚乙二醇可以降低硝酸甘油的升华。

三、辅料的物理变化与相互作用

在栓剂中普遍应用脂肪酸脂作为基质，而这类基质出现晶型转化影响制剂的应用也是很典型的例子。可可豆脂存在 α、β、γ 三种晶型，而只有 β 晶型最适合在体温 37℃ 左右发生软化熔融，从而与体液混合，但在贮运条件或生产条件不当时，可能得到另外两种晶型转化温度降低或升高，影响制剂外观或药物的释放。

在片剂或胶囊剂中，虽然要求赋形剂等不得与药物发生相互作用，但是，事实上许多辅料会影响固体制剂的化学、物理稳定性。例如苯基保泰松片剂的填充剂为乳糖和微晶纤维素时，40℃、相对湿度 90% 放置 14 周后，溶出速度明显降低。差热扫描结果显示：在 220℃ 下出现一个区别于药物和乳糖的吸热峰，提示药物与辅料发生了相互作用。通常，如乳糖、甘露糖制得的固体制剂易受高温、高湿的影响使其溶出度发生变化，而磷酸钙、纤维素类则变化小。

制剂中黏合剂与崩解剂的作用相反，前者为了增加物料的黏性，增加可压性，后者为了促进制剂的崩解，使制剂崩解成小颗粒，提高表面积，增加溶出速度。黏合剂对溶出速度的影响首先取决于处方中黏合剂的种类、性质、用量、储藏条件。含有高浓度黏合剂的制剂，暴露于高湿度下，一经干燥则易变为坚硬的片剂，降低溶出速度。当制剂中含有易胶化的物料时，在水中易形成一层黏胶屏障，阻碍药物的溶出。

崩解剂可以克服黏合剂对制剂溶出速度稳定性的影响，例如，325mg 的对乙酰氨基酚片，分别以 PVP 和预胶化淀粉作为黏合剂，其中预胶化淀粉同时兼具有崩解剂的作用，在 40℃、52% RH 条件下和 40℃、94% RH 条件下放置 8 周，结果表明两者的溶出速度明显降低，其中前者远大于后者。说明崩解剂可以在一定程度上降低黏合剂对制剂溶出速度的影响。事实上，当前者的处方中同时加入淀粉时，制剂溶出速度的变化大为降低。

Asker 等研究了分别以 PVP、明胶、PEG6000 为黏合剂的泼尼松片剂置于聚苯乙烯塑料瓶中，室温放置 18 个月后溶出速度的变化。结果表明：明胶为黏合剂时使片剂的溶出速度大为降低，20min 的溶出量由初始的 73% 降至 33%，PVP 为黏合剂的片剂溶出速度也有变化，但是小于明胶组，PEG6000 为黏合剂时的溶出量变化不明显。其原因是明胶在放置过程中发生聚合，使得明胶的水化速度下降，降低药物的溶出速度。

四、工艺因素的影响

理论上，应用特定的工艺及确定的工艺参数制备得到的制剂，其溶出度或释放度可以控制在一定范围内。但是在具体生产过程中，有时需要根据原辅料的性质、生产批量等对工艺参数进行适当的调整，从而影响制剂的溶出度（释放度）稳定性，特别是缓控释制剂。

为了控释的目的或增加制剂的化学稳定性或使改善外观，固体制剂（例如片剂、微丸等）往往要采用聚合物、蜡及其他材料包衣。在生产和贮藏过程中，湿度、热可能会导致包衣的性质发生改变，如皱皮，更为严重的是导致溶出速度的改变，这对于控释制剂是非常危险的。在以纤维素类衍生物（甲基纤维素、CAP、羟丙甲基纤维素等）为包衣材料的制剂中，包衣膜受湿度、热的影响会发生被称之为"热胶化"（thermal gelation）的现象，导致溶出速度（释放速度）下降。例如维生素 C 的甲基纤维素薄膜衣片，在高热、高湿度下放置一段时间后，溶出速度发生较大的变化。

一些采用高分子材料包衣的调释制剂在包衣结束后需要经过一个包衣膜老化（cure）的过程，包衣条件、包衣速度以及包衣后的干燥条件如温度是影响包衣老化（cure time）时间及老化程度的重要因素，不同条件包衣及老化后，刚结束时与放置一定时间后测得的释放度的差异可能会很不一致。特别是采用水性包衣液包衣时，工艺对制剂的释放度稳定性影响很大。有些制成水性包衣液的高分子材料往往具有较高的玻璃化温度，加入增塑剂可以降低其成膜温度，使之容易成膜。成膜过程中，包衣液中的聚合物胶粒虽然相互合并（coalescence），但是聚合物链的链运动并未终止，随着时间的进行仍然将进一步相互组合（further gradual coalescence）直到完全，从而导致随时间的延长，制剂的释放度发生变化。因此，采用水性包衣液包衣时，为了提高制剂的溶出度（释放度）在贮放时的稳定性，需要经过一个升温老化包衣膜的过程。该时间因包衣工艺及干燥温度不同可能是几分钟、几天甚至更长，而且与药物的溶解性质、衣膜处方、原辅料的比例等有很大关系。当然，有机溶剂包衣液包衣同样也要老化，只是条件可以稍低，这主要是在溶液中聚合物的状态与在胶粒中的状态不同。

以蜡类或脂肪酸脂类材料为主的骨架型缓控释制剂的一个很大缺点是，其释放度稳定性差，其原因是这类辅料往往将经过一个晶型转化的过程，从而导致制剂的释放度随时间而发生变化。因此，在选择蜡类作为骨架材料时，一定要考虑材料是否有多晶型，在生产及贮存条件下是否会发生晶型转化以及转化的速度。

糖衣片在高湿度、高温条件下，包衣的糖溶解，放回室温条件糖析出，使片剂变硬，降低溶出速度。有人研究了数种品牌的布洛芬糖衣片、薄膜衣片在37℃、RH 75%下放置4周的溶出速度的变化，结果表明：糖衣片的溶出速度均显著下降，片间差异明显增大，而薄膜衣片变化较小。

五、包装的影响

长期以来，包装被作为次要因素而不为药剂工作者所重视，但越来越多的研究表明，包装在确保制剂的稳定方面具有与处方、工艺设计同样的重要性，包装的好坏会影响固体制剂的化学及物理稳定性。在包装中往往要加入干燥剂以降低包装中的湿度。

直接与药品接触的包装材料，由于其透气、透湿、透光等性质可能影响药物的物理及化学稳定性，例如复合膜类包装材料在用于含有冰片及挥发油等的中药制剂时，不同材料的上述性质不同，挥发性药物的含量在贮存时会有明显的区别，以双层或多层塑料–铝箔复合膜材较好。包装材料影响药品质量的另一方面问题是，材料中的添加剂如聚合物膜材中的增塑剂、抗老化剂以及其残留单体等，特别是与液体药物制剂直接接触时，可能迁移至药品中，造成质量的变化。

空心胶囊是胶囊剂的重要组成部分，但也可以看成是一种特殊的包装，广泛应用装填药粉、微丸、半固体制剂甚至液体，胶囊壳的崩解或溶蚀稳定性首先受胶囊壳的含水量影响。明胶是常用的制备空心胶囊的材料，在35℃左右溶于水。在相对湿度40%～60%时，胶囊壳中的含水量为13.6%～16.0%。含水量在12%～18%，胶囊壳的完整性较好，而低于12%胶囊壳变脆，高于18%则软化，导致内容物聚结成团，不易崩解，降低溶出速度。防止胶囊壳和内容物间发生水分迁移的一个简单办法是在装填胶囊内容物前，分别将胶囊壳和内容物置于相对湿度35%～60%的环境中饱和一段时间。例如，头孢类抗生素和青霉素类抗生素的胶囊剂易于吸湿，内容物成团，溶出度下降，制备胶囊时，采用这种办法可以克服。

明胶在放置时可能发生交联，反应可能来自明胶本身，导致溶出速度下降。这种情况往往由于胶囊壳生产厂家对明胶原料的选择及处方欠佳所致。

防止硬胶囊的溶出速度随储藏时间的延长而下降的有效办法之一是在处方中加入高效崩解剂（如羧甲基淀粉钠、交联PVP等）。罗红霉素胶囊由于储藏过程中内容物易吸湿而成团，75%相对湿度下放置3个月后，45min溶出度由初始的80%下降至25%，而加入羧甲基淀粉钠后溶出度稳定性大大增加。

空心胶囊由专门的企业生产批量供应给制剂企业，有国家制定的统一的质量标准。而软胶囊制剂的胶壳生产是在各个制剂厂完成的，与各个企业所用的明胶原料、胶皮处方以及加工条件等有很大关系。由于软胶囊胶壳中含有比硬胶囊壳高得多的水分，受水分及空气、光照等的影响，在贮运过程中明胶的老化现象十分明显，其崩解时限延长是许多软胶囊制剂存在的现象和有待解决的问题。在过去，多数软胶囊制剂仅要求检查崩解时限而无须进行溶出速度的试验，但是，随着对药物溶出度指标重视，对某些软胶囊品种也提出了溶出度检查要求，如美国药典中收录的硝苯地平软胶囊，应在人工胃液中采用溶出装置第二法，桨的转速为每分钟50转，20min的溶出量应不小于标示量的80%。其储藏应在相对湿度不大于50%的环境中。

（辛小芳）

第四节　中药、天然药物制剂和生物制剂的稳定性

一、中药、天然药物制剂的稳定性

中药、天然药物制剂中由于成分多，其稳定性比化学药物制剂更复杂。中药制剂的化学稳定性要研究制剂中独特成分的稳定性。所谓独特成分是指活性有效成分和有毒成分，例如含丹参的制剂中的丹参酮可以作为其有效成分，研究其变化的贮存期。一些中药中含有大量的花青素，可以进一步氧化聚合变成深色物质，例如在、注射液的放置中可以出现沉淀导致毒性，一些中药放置中会产生鞣酸，可以与重金属发生作用，导致制剂的变性。另外，中药制剂中有些含有挥发油，有些含有低共熔点成分，在放置中可以挥发或融化，导致制剂的性状变化。

有时，中药制剂的化学成分不能明确界定，一些情况下甚至不能确定出其中的有效成分，而且其生物活性也难以明确地用现代药效模型表述出来。此时需要对其质量进行综合控制，例如结合光谱或色谱指纹图谱、特征性指标成分的化学测定和生物效价测定，植物药材质量控制和充分的生产全过程质量控制，以及植物药中间体的联合应用等，以保证植物药的特性、纯度、质量、规格或含量、效价和批与批生产的可重复性和一致性。

我国药品审评中心（CDE）于2008年颁布了《中药、天然药物稳定性研究技术指导原则》，为中药和天然药物的稳定性研究提供了依据。

从FDA、ICH、化学药制剂稳定性的技术要求与中药、天然药物稳定性技术要求相比，稳定性试验的基本要求如对样品批数、生产规模、试验方法（加速、常温）、考察时间、研究的方式基本相同。化学药由于为单一成分，要求进行影响因素试验如：高温试验、高湿试验、强光照射试验。此外，根据药物的性质，必要时可设计实验，探讨pH与氧及其他条件对药物稳定性的影响，并研究分解产物的分析方法。创新药物应对分解产物的性质进行必要的分析。由于中药成分的多样性，美国FDA药品审评和研究中心（CDER）制定的植物药新药研究指南亦强调，应当充分考虑植物药产品的某些独特的性质。植物药通常制成混合制剂而应用，其化学成分通常不能明确地界定。在许多情况下，也不能确定出其中的有效成分，而且其生物活性甚至也难以明确地表述出来。因此，其临床前安全性和药学（chemistry, manufacturing and controls，CMC）申报资料将不同于合成药物或高度纯化的药物（因为它们的活性成分可以较容易地定性鉴别和定量测定）。例如：在申请新药临床研究阶段或申请生产阶段，植物药中的活性成分可以不必明确（如果这是不可实现的话）。在这样的情况下，FDA将依靠其他试验（例如光谱或色谱指纹图谱，特征性指标成分的化学测定和生物效价测定）、质量控制（例如植物药材的严格质量控制和充分的生产全过程的质量控制）和过程有效性（process validation）（特别是植物药中间体）的联合应用，以保证植物药的特性、纯度、质量、规格（或含量）、效价和批与批生产的可重复性和一致性。因此，中药稳定性的研究应结合中药特点，不能简单地以某一成分为指标，像化学药一样测定出有效成分的失效期，但可以针对药效、剂型特点进行研究。对有效成分、大类成分、指标成分，通过定性、定量多渠道进行研究，不一定全部列入标准。以上研究内容为保证药品的包装、储存、运输、工艺的稳定、产品的有效性提供了有意义的信息。

中药、天然药物制剂的稳定性研究实验设计应根据不同的研究目的，结合原料药的理化性质、剂型的特点和具体的处方及工艺条件进行。

1. 样品的批次和规模　影响因素试验可采用一批小试规模样品进行；加速试验和长期试验应采用3批中试以上规模样品进行。

2. 包装及放置条件　加速试验和长期试验所用包装材料和封装条件应与拟上市包装一致。

稳定性试验要求在一定的温度、湿度、光照等条件下进行，这些放置条件的设置应充分考虑到药品在贮存、运输及使用过程中可能遇到的环境因素。

稳定性研究中所用控温、控湿、光照等设备应能较好地对试验要求的环境条件进行控制和监测，如

应能控制温度 ±2℃，相对湿度 ±5%，照度 ±500lx 等，并能对真实温度、湿度与照度进行监测。

3. 考察时间点　稳定性研究中需要设置多个时间点。考察时间点的设置应基于对药品理化性质的认识、稳定性变化趋势而设置。如长期试验中，总体考察时间应涵盖所预期的有效期，中间取样点的设置要考虑药品的稳定特性和剂型特点。对某些环境因素敏感的药品，应适当增加考察时间点。

中药制剂的稳定性是多因素综合作用的结果，如在制备、贮存过程中，成分化学结构、温度、空气湿度、pH、氧气、光线、电解质、工艺等对制剂的稳定性都会产生影响。鉴于中药制剂稳定性是从制备到贮存全过程中各因素相互作用的结果，建议采用正交设计方法对中药和天然药物制剂包装、取样点、条件等进行稳定性研究，尤其在进行有效期的预测研究中，可以在较短的时间内发现孤立条件下难以察觉的各因素之间的相互作用规律。如灵芝蜂皇浆为蜂乳制剂，在贮存过程中会出现絮状沉淀和分层而影响质量。林继晓等人通过实验认为，空气氧化加速絮状分层，电解质也可促使其凝聚。在探讨生产时，发现搅拌时间、皇浆加入混合液的温度、蜂蜜来源、pH 等对稳定性均有影响时，采用正交试验，进行方差分析，结果表明 pH 对稳定性有极大的影响，其他因素则不显著。最后确定为选用半透明、带光泽、白色黏稠液体蜂蜜，将溶液 pH 值调至 3，搅拌 2h，混合液温度 40℃时加入皇浆，产品质量较稳定。

4. 考察项目　一般情况下，考察项目可分为物理、化学和生物学等几方面。

稳定性研究的考察项目（或指标）应根据所含成分和/或制剂特性、质量要求设置，应选择在药品保存期间易于变化，可能会影响到药品的质量、安全性和有效性的项目，以便客观、全面地评价药品的稳定性。一般以质量标准及《中国药典》制剂通则中与稳定性相关的指标为考察项目，必要时，应超出质量标准的范围选择稳定性考察指标。例如，有效成分及其制剂应考察有关物质的变化，有效部位及其制剂应关注其同类成分中各成分的变化等。

复方制剂应注意考察项目的选择，注意试验中信息量的采集和分析。为了确定药物的稳定性，对同批次不同取样时间点及不同批次样品所含成分的一致性进行比较研究是有意义的。

5. 分析方法　稳定性试验研究应采用专属性强、准确、精密、灵敏的分析方法，并对方法进行验证，以保证稳定性检测结果的可靠性。

目前新药申报提供的稳定性资料中只是按照制定的质量标准中有效成分或指标性成分、各制剂通则要求检查的指标、卫生学指标进行考察，而对含有对光、热不稳定成分及挥发性成分的产品，在进行稳定性考察时没有对这些成分进行重点考察，没有引起重视，质量标准中的检验指标没有真正反映药品的稳定性变化。由于中药的特殊性，很多药的有效成分尚不清楚，或仅了解一个或几个活性成分，而这几个活性成分并不能体现中药的全部药理作用。因此，在选择稳定性考察指标时，应以中医理论为指导，结合现代药理研究成果和化学分析技术，综合考虑进行选择。

（1）现阶段中药制剂稳定性研究中以某一个或几个活性成分（有效成分）作为测定指标，同时按制剂通则要求进行检验是可行的。但几个成分中应以最不稳定的成分为指标，如对光、热不稳定的成分，挥发性成分等，测定的结果更能真实反映产品的稳定性。

（2）对于有效成分为苷类，而质量标准中建立的含量测定方法为水解产物苷元的，此指标不能真实地反映出样品的稳定性，因此应建立苷的含量测定方法作为稳定性考察指标。

（3）对于稳定性试验过程中产生的分解产物，对原成分的测定有干扰的含量测定方法，往往不能作为稳定性研究的测定方法。如黄芩苷的分解产物黄芩素对黄芩苷的紫外或比色测定方法有干扰，所以制剂中建立的黄芩苷的这些含量测定方法不能直接用于稳定性考察。应建立能排除干扰的实验方法来考察稳定性，以观察放置过程中黄芩苷是否降解。

（4）对于不能进行单一成分含量测定的制剂，应根据其中的活性成分（有效部位）如总黄酮、生物碱、苷、挥发油等的理化特性测定其稳定性变化。这类没有完全分离的总成分的稳定性研究可以作为考察研究项目，但在预测有效期时只能作为参考。有效期的确定还应以室温留样稳定性为准。

（5）对于药效指标比较明确的品种，若经过检测，所测成分的含量确已有变化（降低或有毒成分含量升高），建议进一步考察有效成分含量变化对药品安全性、有效性的影响。

二、生物药物制剂稳定性

生物药物制剂包括蛋白类制剂和核酸类制剂，由于后者较少，因此，本节仅讨论多肽/蛋白类制剂的稳定性。多肽/蛋白类制剂的稳定性包括化学稳定性、物理稳定性、微生物稳定性其稳定性也可以通过加速试验预测。

（一）多肽/蛋白类制剂的化学稳定性

多肽和蛋白类药物的化学降解途径除水解、氧化、消旋和异构化外，较常见的降解还有脱氨基、双硫键形成/交换、双硫键消除等。

1. 脱氨基　在中性和碱性条件下，多肽和蛋白类药物中的天冬酰胺残基通过环金酰亚胺面脱氨基，继而水解形成相应的天冬氨酸或异天冬氨酸肽。促肾上腺皮质激素（ACTH）含 38 个氨基酸，在中性和碱性条件下其脱氨基符合伪一级动力学过程。研究表明，ACTH 的脱氨基主要发生在天冬酰胺上，通过环合酰亚胺机制脱氨基。天冬酰胺也可以通过其他途径脱氨基，例如酸性条件下可以直接脱氨基。胰岛素中有两个天冬酰胺，一个为 A－21，另一个为 B－3，在酸性条件下易于脱氨基。含谷氨酰胺的多肽和蛋白类药物也可以脱氨基，但速度慢得多。

多肽和蛋白类药物脱氨基的限速步骤是环合酰亚胺的形成而不是其分解。同时，立体效应对脱氨基的影响较大，例如，当 C－端有较大的空间障碍时，脱氨基反应将显著降低（表 4－5）。图 4－15 给出了含天冬酰胺的多肽和蛋白类药物脱氨基的途径。

表 4－5　天冬酰胺 C－端不同氨基酸对脱氨基的影响

Asn－hexapenptide	t_{50}（天）	Asn－hexapeptide	t_{50}（天）
Val－Tyr－Pro－Asn－Gly－Ala	1.89（pH 7.5）	Val－Tyr－Pro－Asn－Val－Ala	106（pH 7.5）
Val－Tyr－Pro－Asn－Ser－Ala	5.55（pH 7.5）	Val－Tyr－Pro－Asn－Pro－Ala	70（pH 7.4）
Val－Tyr－Pro－Asn－Ala－Ala	20.2（pH 7.4）		

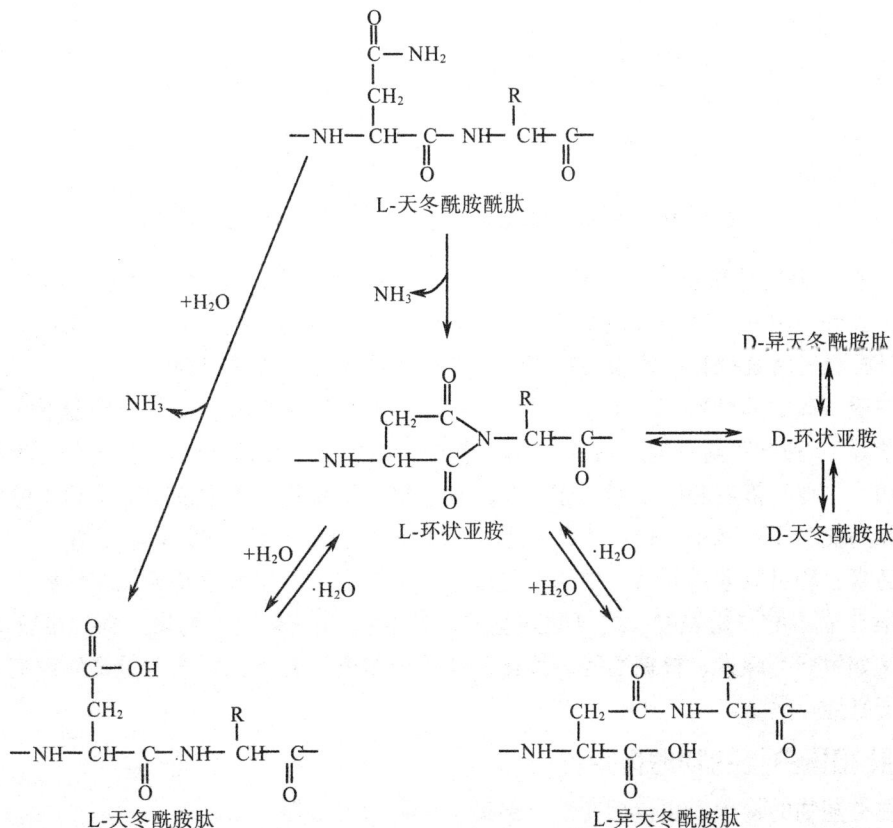

图 4－15　含天冬酰胺的多肽和蛋白类药物脱氨基途径

2. 消旋和异构化　如图 4 - 15 中所示，除脱氨基外，含 L - 天冬酰胺的多肽和蛋白类药物可以通过环合酰亚胺而消旋化，部分转化为 D - 天冬酰胺肽，也可以异构化为 L - 异天冬酰胺肽。

3. 水解　在酸性条件下，含天冬酰胺的肽和蛋白质易于水解，其水解途径见图 4 - 16。分泌素在酸性条件下，其 3 位和 15 位的天冬酰胺可以水解。其他蛋白、多肽类药物如重组人集落因子刺激因子、重组人白介素、胰岛素均可以发生水解。

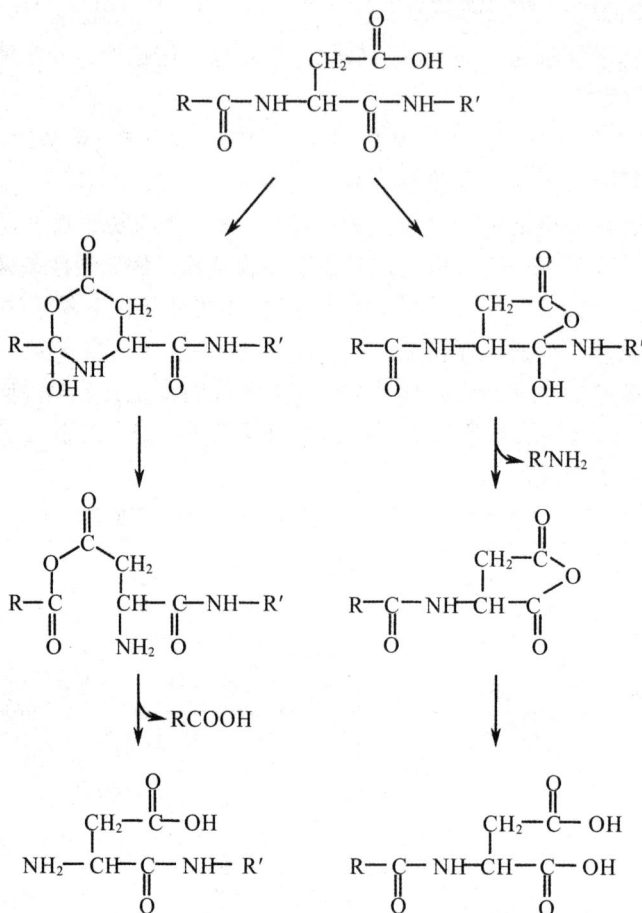

图 4 - 16　含天冬酰胺键的多肽和蛋白类药物的水解途径

4. 交联　半胱氨酸残基易于氧化形成双硫键，继而改变多肽和蛋白类药物的二级及三级结构。而含有双硫键的多肽和蛋白质可以通过巯基催化引起分子内和分子间交换，继而发生交联。双硫键可以发生 β - 消除，形成脱氢丙氨酸和过硫物。双硫键交换往往是导致交联的原因。

多肽和蛋白质双硫键的裂解以及其后的交联与其结构（无论一级和二、三级结构）无显著关系。溶菌酶、胰岛素等 14 种含双硫键的蛋白 β - 消除的半衰期相当。裂解导致分子内形成新双硫键，引起蛋白聚集。例如，牛血清蛋白和胰岛素的冻干粉均发生聚集，聚集速度取决于冻干粉中的水分残留。

蛋白和多肽的交联还可能来自蛋白中形成新的共价键。例如，核苷酶 A 冻干粉、重组肿瘤坏死因子冻干粉、胰岛素，均可以通过其结构中的赖氨酸、天冬氨酸、谷氨酸残基形成共价键。

5. 氧化　含半胱氨酸、蛋氨酸、组氨酸残基的多肽和蛋白易于发生氧化，例如半胱氨酸残基可以形成双硫键。又如甲状旁腺素、核糖酶等。氧化往往受金属离子的催化，如含蛋氨酸残基的多肽可以被 Fe^{3+} 催化变成蛋氨酸亚砜。

（二）多肽和蛋白类的物理稳定性

多肽和蛋白类药物的物理变化包括变性、聚集、吸附和沉淀等。

变性指药物的三维和/或四维结构的改变，通常会导致生物活性的丧失。变性往往导致疏水基团暴露，进一步引起表面吸附、聚集和沉淀。变性还可以导致正常结构不易产生的化学降解。因此，在进行蛋白类药物的制剂研究时应避免变性。

聚集是指蛋白聚集成团，不易分散。如前所述，双硫键可以导致蛋白的交联，继而可以引起聚集。即使无共价键，蛋白中疏水键的形成也可以导致聚集。一般来说，聚集还可能源于化学降解，例如人生长素冻干粉可以发生聚集，包括非共价聚集和因蛋氨酸氧化和天冬酰胺脱氨基导致的共价聚集。疏水键消除剂盐酸胍可以破坏这种聚集。

影响蛋白类稳定性的因素主要包括处方因素和非处方因素。近年来有研究表明容器可以吸附某些蛋白，胶塞等物质也可以吸附水分导致蛋白降解。

水分对蛋白的稳定性具有较大的影响，含水量大的冻干粉可以导致蛋白药物的降解，例如核糖酶冻干粉中水分的增加可以导致其聚集速度的增加，但过低的水分也可能导致蛋白变性，水分必须保证蛋白中极性基团维持所需要的量。

一般认为，蛋白类药物在黏稠的玻璃态下最稳定，当蛋白质分子与邻近分子发生氢键作用时稳定性增加。因此，可以维持蛋白玻璃态和与蛋白发生相互作用的辅料可提高其稳定性。常用的这类辅料有蔗糖、乳糖、甘露醇、HP – β – CD 等。例如甘露醇可以稳定重组人抗 IgE 单克隆抗体。辅料的玻璃化温度在预测其对蛋白稳定性的影响方面具有重要意义，具有较高玻璃化温度的辅料对于稳定蛋白有利。多肽和蛋白类药物稳定性可以通过应用电泳法（如温度梯度凝胶电泳）、肽图谱法等研究。

（裴晓燕）

第五章

药物制剂的新技术和新剂型

第一节 固体分散体的制备技术

一、概述

固体分散体（solid dispersion）是指药物高度分散在适宜的固体载体材料中形成的一种固态物质。固体分散体由主药和载体组成，将药物高度均匀分散于固体载体的技术，称固体分散技术（solid dispersion technology）。

固体分散体的概念，是由 Sekiguchi 和 Obi 于 1961 年首次提出。当时，以尿素为载体材料，以磺胺噻唑为模型药物，采用热融法制成了固体分散体。固体分散体口服给药后，其药物的吸收比普通片剂显著提高。

固体分散体有如下特点：①可以大大提高难溶性药物的溶出速率，从而有利于提高药物的口服吸收与生物利用度。②可用于油性药物的固体化。③难溶性药物以速释为目的时，所用载体以水溶性材料为宜；以缓释或肠溶为目的时，可在水溶性载体中配以难溶性或肠溶性高分子材料。采用固体分散技术并以提高药物的生物利用度为目的时，其特点与生物药剂学分类 II 的药物相同。

固体分散体是一种制剂的中间体，添加适宜的辅料并通过适宜的制剂工艺可进一步制成片剂、胶囊剂、滴丸剂及颗粒剂等。

固体分散体存在的问题，主要体现在：①载药量小，往往需要大量的载体材料才能达到理想的溶出效果。因此，不适用于剂量较大的难溶性药物。②物理稳定性较差。固体分散体属于高能不稳定态，高度分散的药物分子可自发聚集成晶核，微晶进一步逐渐生长成为晶粒，亚稳态（无定型）可转化成稳定晶型，这些过程称老化。老化现象，往往在长期储存过程中逐步发生。

二、固体分散体的速释与缓释原理

1. 固体分散体的速释原理　固体分散体的最大特点是药物高度分散于载体中。根据 Noyes Whitney 方程，药物的溶出速率正比于药物的表面积。因此，增加固体分散体药物的溶出表面积，是提高难溶性药物的溶出速率和吸收速率的主要方法。药物的分散状态不同，溶出速率也不同，溶出速率大小的顺序通常为分子分散状态 > 无定形态 > 微晶态。药物的分散状态与药物的性质、载体的性质、药物与载体的比例、制备方法等有关。药物在载体中，可以一种分散状态或两种及多种分散状态存在。

2. 固体分散体的缓释原理　利用固体分散技术提高难溶性药物的溶出速度，是目前固体分散体应用最为广泛的一个方面。但是，当选择适宜的载体和载体量时，也可用于制备缓释制剂。归纳起来，固体分散体的缓释机制有：①在固体分散体的制备过程中，加入适量的分散载体，控制微晶的大小，以控制药物的释放速度。②在制备固体分散体时，同时加入适量的难溶性载体材料，可以控制药物的释放速度。因为难溶性材料可在固体分散体中形成网状骨架结构，被分散的药物分子或微晶被镶嵌在骨架结构中，靠药物的扩散机制缓慢释放药物。根据所用载体的材料不同、用量不同，可使药物的释放符合一级过程甚至零级过程。常用的缓释固体分散载体材料有 EC，Eudragit RS 和 Eudragit RL 等，HPMCP 可作为肠溶的固体分散材料。采用乳化溶剂扩散法直接制备的尼群地平及尼莫地平等固体分散体的速释微丸和缓释微丸，均已取得了较好的效果。

（陈银华）

第二节 包合物的制备技术

一、概述

包合物（inclusion compounds）是指一种分子被全部或部分包合于另一种分子的空穴结构内形成的特殊的络合物。包嵌药物的物质即为包合材料主分子（host molecula）；被包嵌的物质称客分子（gest molecula）。常用的包合材料是环糊精及其衍生物。被包合的药物可以是难溶性药物、水溶性药物，也可以是油性药物等。

包合技术在制剂过程中具有以下优点：①提高难溶性药物的溶解度，提高生物利用度。②提高药物的稳定性。③液体药物可微粉化。④防止挥发性成分的挥发。⑤掩盖药物的不良气味或味道。⑥降低药物的刺激性与不良反应。⑦调剂释放速率。这些优点显示包合物在药剂学中的良好应用前景。

包合过程是物理过程，其稳定性依赖于两组分间的范德华力。形成包合物的必要条件是包合材料和药物分子间的立体结构和极性互相适应，即客分子必须和主分子的空穴形状和大小相适应。被环糊精包合的药物应至少符合下列条件之一：药物分子的原子数大于5；如具有稠环，稠环数应小于5；药物的分子量在100~400；水中溶解度小于10g/L，熔点低于250℃。对于无机药物而言，大多数不宜用环糊精包合。

包合物有两种分类方法：①根据主分子的构成，可将其分为多分子包合物、单分子包合物和大分子包合物。②根据主分子空穴的几何形状，又可将其分为管形包合物、笼形包合物和层状包合物。

二、包合作用的影响因素

1. 主客分子的结构和性质 如下所述。

（1）主客分子大小的影响：客分子的大小和形状应与主分子的空穴相适应，才能获得性质稳定的包合物。如果客分子太大，则无法完全嵌入主分子的空穴，造成只有侧链包合，性质不稳定；如果客分子太小，则不能将空穴填满，包合力弱，客分子可自由出入而脱落，包合不稳定。

（2）客分子极性的影响：常用的主分子材料环糊精空穴内为疏水区，因此疏水性或非解离型药物易进入而被包合，容易形成稳定的包合物。极性药物可嵌在空穴口的亲水区，可与环糊精的羟基形成氢键结合。自身可缔合的药物，往往先发生解缔合，然后再进入环糊精的空穴内。

2. 主客分子的比例 由于环糊精提供的空穴内径是确定的，足以将大多数药物包嵌在空穴中。因此，通常环糊精与药物按1:1的摩尔比形成包合物。但在包合物的形成过程中，主分子所提供的空穴数，往往不能完全被客分子占有，因此包合物中主客分子的比例取决于客分子的性质。一般来说，成分单一的客分子与环糊精形成包合物时，其最佳主客分子摩尔比多表现为1:1或2:1，如酮洛芬、吲哚美辛及硝苯地平等包合物。对于复杂成分的客分子形成包合物时，常常通过实验筛选其最佳主客分子的配比。只有确定主客分子配比后，才能确保经济、有效地制备包合物。

3. 包合条件 不同的包合方法、包合温度、搅拌速率及时间、干燥过程的工艺参数等，均可影响包合效率。

（杨 念）

第三节　纳米乳与亚微乳的制备技术

一、定义

纳米乳（nanoemulsion）系指粒径在 1 ~ 100nm 之间的乳滴分散在另一种液体中形成的热力学稳定的胶体分散系统，其乳滴多为球形，大小比较均匀，透明或半透明。

亚微乳（submicroemulsion）系指粒径为 100 ~ 1 000nm 的乳滴形成的分散体系，外观不透明或呈乳状。亚微乳的稳定性不及纳米乳，虽可热压灭菌，但反复加热或加热时间过长，体系可能会分层。

在普通乳剂中增加乳化剂并加入助乳化剂可以得到纳米乳，而在浓的胶束溶液中加入一定量的油及助乳化剂也可以得到纳米乳。因此目前多数人认为纳米乳是介于普通乳和胶束溶液之间的一种稳定的胶体分散系统。

二、性质和特点

纳米乳和亚微乳的粒径小且均匀，毒性小，安全性高。作为药物载体，可提高药物的分散度，改善难溶性药物和脂溶性药物的溶出速率，促进大分子药物在体内的吸收，增强药物的稳定性。两种乳剂均具有制备工艺简单，易于工业化生产等特点。

由纳米乳的尺寸效应带来的突出特点是：①光学性质，纳米乳的外观透明或半透明，多数呈乳光，而亚微乳和普通乳没有这种性质。②热力学和动力学性质稳定。纳米乳可经受热压灭菌和高速离心，而普通乳不能。亚微乳的稳定性介于乳剂和纳米乳之间。③超低界面张力，可使制备过程自发进行。而普通乳或亚微乳，则必须提供较强的机械外力。

纳米乳由于具有较高的动力学稳定性，具有很好的应用前景。但纳米乳制备时，需加入较大量的表面活性剂，使其临床应用受到了一定限制。亚微乳作为一种较为稳定的乳剂类型，可供静脉注射。在体内，亚微乳能完全被机体代谢和利用，是目前临床治疗中比较受关注的胃肠外给药体系。

自乳化给药系统（self emulsifying drug delivery system，SEDDS）的研究始于 20 世纪 80 年代。SEDDS 不含水相，主要由药物、油相和表面活性剂等组成。有时，SEDDS 中可含有助溶剂，遇水轻微搅拌即自发形成水包油型分散系统。SEDDS 形成的乳剂经稀释后，乳滴大小一般介于 100 ~ 300nm。自乳化后形成的粒径 <100nm 的纳米乳，亦称自乳化纳米给药系统（self emulsifying nanodrug delivery system，SENDDS）。SENDDS 口服后，在胃肠液中，可自发形成 O/W 型纳米乳，从而促进药物的吸收，提高药物的口服生物利用度。SENDDS 的机制主要有以下几方面：①在胃肠道蠕动下，可自发形成粒径很小的纳米乳，降低表面张力，提高亲水性，促进药物经胃肠道黏膜吸收。②纳米乳中的脂质在胰酶和胆汁的作用下分解，形成粒径更小的纳米乳滴和胆盐胶束，进一步增加药物的溶解度，促进药物吸收。③处方中的脂质成分，还可使药物经肠道淋巴管吸收，可提高多肽蛋白类药物的口服吸收等。SENDDS 是脂溶性、吸收差的药物，特别是疏水性蛋白多肽大分子的理想载体。

（王永杰）

第四节　微囊与微球的制备技术

微囊（microcapsules）系指固态或液态药物被囊材包裹而成的小包囊。通常粒径在 1 ~ 250μm 的微囊，称微囊；而粒径在 0.1 ~ 1.0μm 的，称亚微囊；粒径在 100nm 以下的，则称纳米囊。将药物包裹于囊材的技术称微囊化（microencapsulation）技术。

微球（microspheres）系指药物溶解或分散在高分子材料中形成的骨架型微小球状实体。通常粒径在 1 ~ 250μm 的，称微球；而粒径在 0.1 ~ 1μm 的，称亚微球；粒径在 100nm 以下，称纳米球。

微囊与微球的大小一样，但在结构上有所不同。微囊是包囊结构，即由囊材和囊心组成，囊材包裹囊心。囊材通常是高分子材料，而囊心是药物。微球是骨架结构，由高分子材料和药物均匀混合而成，微球的里外结构都是相同的骨架结构。

然而，它们都有类似的性质。以微囊为例说明其特点：

1. 掩盖药物的不良气味　如鱼肝油和氯贝丁酯等。

2. 提高药物的稳定性　如易氧化的 β - 胡萝卜素和挥发油等。

3. 防止药物在胃内失活或减少药物对胃的刺激性　前者如尿激酶，后者如红霉素和阿司匹林等。

4. 使液态药物固态化　便于应用与储存，如油性药物和香料等。

5. 减少复方药物的配伍变化　如阿司匹林与氯苯那敏的复方制剂。分别包囊后，可避免阿司匹林的加速水解。

6. 控制药物释放速率　如吲哚美辛缓释微囊及促肝细胞生长素的速释微囊等。

7. 使药物浓集于靶区　如将细胞毒素药物微囊化后，可将药物浓集于肝或肺等靶区，提高疗效，降低不良反应。

8. 包裹活细胞、疫苗等生物活性物质　可避免其活性损失或变性，如破伤风类毒素微囊等。

无论是微囊还是微球，在制剂过程中，两者均是一个中间体。先制备微囊/微球，之后根据需要制备成各种剂型，如散剂、胶囊剂、注射剂、混悬剂、咀嚼片、含片、洗剂、埋植片、软膏剂、涂剂、栓剂及膜剂等。

（张新茹）

第五节　纳米粒的制备技术

一、概述

纳米粒（nanoparticles）一般系指粒径介于 1 ~ 100nm 的粒子。由于其粒径小于 100nm，其具备了一系列独特的理化性质和生物学性质，并成为了药剂学中非常受关注的研究领域之一。药剂学中的纳米粒有两大类，即药物（结晶）纳米粒和载体纳米粒。目前，研究较多的是载体纳米粒，简称纳米粒。

载体纳米粒系指药物以溶解、分散、吸附或包裹于载体材料中形成的纳米级粒子。纳米粒根据其结构特征，可分为骨架实体型纳米球（nanospheres）和膜壳药库型纳米囊（nanocapsules）。纳米囊和纳米球是继微囊、微球之后发展起来，具有"尺寸意义"的新型载药系统。

药物的载体材料分为两大类：

1. 天然高分子材料　如脂类、糖类及蛋白质等。

2. 合成的高分子材料　如聚氰基丙烯酸烷酯（polyalkylcyanoacrylate，PACA），包括甲酯、乙酯、丁酯、己酯、异己酯及十六烷基酯等；聚酯，主要有聚乳酸（polylactide，PLA）、聚乳酸聚乙醇酸共聚物（polylacticcoglycollic acid，PLGA）、聚己内酯（polycaprolactone，PCL）、聚羟丁酸（polyhydroxybutyrate，PHB）等。目前，美国 FDA 批准可用于注射的载体材料为 PLA 和 PLGA。这些材料被公认为无毒、生物相容性好、可生物降解。此外，尚有合成的脂类，如硬脂酸等。

纳米粒的优点：①颗粒小、比表面积大、表面反应活性高。②能够经生物膜转运。③可控制药物的释放。④提高药物稳定性。⑤具有靶向性。⑥可制备成各种剂型等。虽然纳米粒具有很好的应用前景，但仍存在着制备要求比较严格、产业化困难等问题。

二、常见载体纳米粒介绍

1. 脂质纳米粒　脂质纳米粒（lipid nanoparticles）是由天然或合成的类脂材料，如脂肪酸、脂肪醇及磷脂等，形成的固体或半固体纳米粒。这些类脂多是内源性的生理物质，生物相容性好，是机体脂肪的主要成分和能量的主要来源，在体内有固有的降解途径，对人体没有毒性，是一种理想的载体材料。

脂质纳米粒的特点是：①脂质材料毒性低。②由于药物被包封在固体脂粒的骨架中，药物在储存过程中不易泄漏。③具有缓释、控释作用。④在网状内皮系统（reticulo endothelial system，RES）的分布增加，具有靶向性。

（1）固体脂质纳米粒：固体脂质纳米粒（solid lipid nanoparticle，SLN）是近年来发展起来的一种用于药物控制释放的新型给药系统。由于其是固体基质，所以具有类似于聚合物纳米粒的缓释性好、药物泄漏少等优点。SLN 的制备主要适合于亲脂性药物，但存在载药量低、不易控制药物的释放速度等问题。对于亲水性药物，SLN 的包封率低，存在突释和储存过程中药物被排挤等现象。

（2）脂质－药物复合物纳米粒：将药物与固体脂质材料通过成盐反应或共价键结合的复合物，进一步采用高压乳匀制备纳米粒，其粒径一般介于 10～200nm 范围。由于药物与脂质相结合，不仅能提高药物的包封率，而且可以避免药物从载体中渗漏或骨架不稳定的缺陷。

（3）脂质纳米粒的内部结构：多数的固体脂质纳米粒均具有载药量低、亲水性药物的包封率低、储存过程中药物被排挤等缺点。为了克服上述缺点，在固体脂质材料中混入液体脂质材料，可扰乱固体脂质的规则结构，使承载药物的空间容积增加，从而提高载体的载药能力。在选择液体脂质材料时，应考虑其是否对药物有良好溶解性、与固体脂质有较高亲和性，以利于制备载药能力高、结构稳定的纳米粒。

2. 磁性纳米粒　磁性纳米粒是在纳米粒中加入磁性物质，使之能响应体外磁场信号而导向至靶部位，也称为磁性靶向制剂。磁性物质通常是超细磁流体，如 $FeO \cdot Fe_2O_3$（Fe_3O_4）或 Fe_2O_3。

3. 胶束型纳米粒　胶束型纳米粒也称为聚合物胶束（polymeric micelles），是近几年发展中的一类新型纳米载体。聚合物胶束一般由双亲性的嵌段或接枝共聚高分子材料在水性介质中自聚集形成，具有独特的核－壳结构。形成聚合物胶束的主要驱动力，是内核－外壳结构自由能的减少。其疏水性链段构成胶束的内核，亲水性链段形成胶束的外壳，这种特殊的结构决定了聚合物胶束可以作为不同性质药物的传递载体。与小分子表面活性剂胶束比较，聚合物胶束通常具有更低的临界胶束浓度（CMC）和解离速率，表现为在生理环境中具有良好的稳定性，能使装载的药物保留更长时间，在靶向部位有更高的药物累积量。

聚合物胶束具有粒径小（一般小于等于 100nm）、载药量大、可使难溶性药物增溶、结构稳定、组织渗透性良好，体内滞留时间长及具有靶向作用等特点。聚合物胶束表面有较多的活性基团，可作为化学修饰的位点，用于改善胶束结构的稳定性和紧密性，从而实现缓释和控释给药。

目前，对于聚合物胶束作为药物载体的研究，主要集中在两类药物的传递中。第一类是高效、毒性大、难溶的药物，主要为抗癌药物，如紫杉醇、多柔比星等。第二类是生理环境下不稳定，且细胞摄取率低的药物，主要为基因药物，如 DNA 质粒和寡核苷酸等。

三、修饰纳米粒

现有纳米粒的表面修饰，根据其修饰的目的不同，大致可分为以下几个方面。

1. 促进纳米粒的穿透性　研究表明，聚乳酸聚乙醇酸共聚物（polylacticcoglycollic acid，PLGA）纳米粒的表面用壳聚糖修饰后，可促进纳米粒在小肠黏膜的透过性。该结果可从小肠的荧光吸收照片上得到证实，其原因为壳聚糖能够打开小肠上皮细胞的紧密连接。

2. 长循环纳米粒　纳米粒给药后，可被网状内皮系统摄取，很快分布于肝、脾、肺等器官。研究表明，用 PEG 修饰的纳米粒，不易被这些器官识别，可延长纳米粒在体内的循环时间，其作用机制可能与改变纳米粒表面的疏水性及形成特定的空间结构有关。例如，可采用溶剂－非溶剂法，将聚乳酸（polylactide，PLA）或聚乳酸聚乙醇酸（polylacticcoglycollic acid，PGA）共聚物用 PEG（分子量为 350～20 000）修饰。经 PEG 修饰后的纳米粒粒径为 200nm，用放射性同位素标记后，经静脉注射给药 5min，其在肝中的量仅为未修饰的 37.5%，而血中的量则为未修饰纳米粒的 400%。4h 后，血液中未修饰的纳米粒已被消除，而 PEG 修饰物仍尚有总量的 30%。除 PEG 外，还可用泊洛沙姆（F68）及其他含聚氧乙烯基团类修饰纳米粒。

3. 生物靶向纳米粒　如下所述。

（1）抗体修饰纳米粒：抗体修饰纳米粒，是载药纳米粒与单克隆抗体或基因抗体共价结合而成，亦称免疫纳米粒。免疫纳米粒借助抗体与靶细胞表面抗原或受体相结合的作用，进入靶细胞，释放包载的药物，从而实现靶向治疗的目的，亦称"生物导弹"。例如，应用乳化 - 化学交联法制得的粒径为 200 ~ 420nm 的阿霉素白蛋白纳米粒，通过化学交联反应嫁接抗人膀胱癌 BIU - 87 单克隆抗体 BDI - 1。经注射给药后，对人膀胱癌 BIU - 87 具明显的靶向杀伤作用。随后的研究发现，这种早期的"生物导弹"技术，在人的在体试验中效果并不理想，其原因可能在于鼠源性单克隆抗体的分子量大，而且在结构中包含了许多无关的片段。

目前，单克隆抗体技术取得了很多新的进展，如第二代单克隆抗体及第三代单克隆抗体等。全人抗体的研发，已取得了较好的效果，但还需经高通量的筛选。

（2）配体修饰纳米粒：不同细胞表面具有特异性受体，可与之结合的配体也不同。配体与受体间，有特异、强烈的亲和力。将纳米粒表面用配体修饰，可使纳米粒导向相对应的靶细胞（受体），从而改变纳米粒的体内分布。

四、纳米粒的给药途径与体内分布

1. 纳米粒的注射给药　纳米粒经静脉注射后，可被网状内皮系统摄取，主要分布于肝（60% ~ 90%）、肺（3% ~ 10%）和脾（2% ~ 10%）；粒径小于 50nm 的纳米粒，则易进入骨髓。某些纳米粒具有淋巴靶向性和肿瘤靶向性，有些纳米粒则具有明显的脑组织靶向性。利用纳米粒具有的这些特异性组织或器官的靶向作用，可实现药物的靶向治疗。

静脉注射后，纳米粒可能会受到血液和组织液中的生物酶、巨噬细胞和各种组织、器官的吞噬、破坏以及转运过程中的生理限制。研究结果显示：①药物被纳米粒完全包裹或在较强吸附条件下，生物酶对药物的破坏作用则减弱。②血液中的巨噬细胞对纳米粒具有较强的吞噬作用。③将纳米粒表面用亲水性高分子材料（如 PEG 或泊洛沙姆）修饰，有利于避免巨噬细胞的吞噬作用。④具柔性亲水表面结构的纳米粒，有利于避开巨噬细胞的识别和吞噬。

由于生理学原因，较大的纳米粒不利于被导向至靶细胞。纳米粒要到达循环系统以外的靶部位时，须经细胞内、细胞间或穿过内皮壁。研究表明：除肝、脾和肺外，对于粒径大于 200nm 的纳米粒，其从血液向组织的分布或转运，较难实现。

然而，有关纳米粒的脑靶向研究结果表明，用吐温 80 修饰的聚氰基丙烯酸烷酯（poly alkyl cyano acrylate，PACA）纳米粒静脉注射后，可透过人体的血脑屏障，进入大脑中枢神经系统。这一结果，对于应用纳米粒技术制备药物制剂，治疗老年性痴呆及脑肿瘤等，提供了新的思路。修饰后的纳米粒可透过血脑屏障的机制可能有以下两种：①聚合物纳米粒能使大脑内皮细胞连接处的缝隙张开，以便游离的药物或载有药物的纳米粒透过。②修饰表面活性剂能增溶脑部内皮细胞膜，促使纳米粒被脑部内皮细胞吞噬后释放药物。

纳米粒皮下或肌肉注射给药后，以局部滞留形式为主，纳米材料在局部注射部位可生物降解、释放药物。纳米粒药物释放速度和维持时间取决于纳米材料的降解速度。纳米粒注射剂具有刺激性小、可以恒定速度释放药物等优点。

聚合物胶束静脉注射给药后，胶束凭借其较小的粒径，可以在体内保留较长时间。同时，胶束的亲水性区域也可以降低单核 - 吞噬细胞系统的吞噬。聚合物胶束可通过"渗透性增强与滞留效应"（enhanced permeahility and retention effect，EPR）被动性靶向到达肿瘤部位，实现肿瘤组织的靶向治疗，以减小药物的不良反应。聚合物胶束和普通纳米粒一样，用 PEG 修饰后，可使其在体内实现长循环；通过表面修饰，可实现主动靶向，如嫁接叶酸以靶向至肿瘤组织的目的；通过糖基化修饰，以实现肝靶向等。

2. 纳米粒的口服给药　生物大分子药物口服给药后吸收很难，主要原因在于一方面分子量大，不易透过胃肠黏膜吸收；另一方面，在胃肠道的 pH 环境和消化酶（主要是肽酶和蛋白水解酶）的作用下，易被破坏而失去生物活性等。近年来，纳米粒口服给药系统的开发和研究，为实现生物大分子药物的口服给药带来了希望。

1988年，Damge C 等发表了胰岛素聚氰基丙烯酸烷酯纳米粒大鼠口服给药后，可使血糖显著降低的报道。至此，开辟了生物大分子药物纳米粒的口服以及吸收机制的研究。多年的研究结果表明，纳米粒可通过胃肠道淋巴结的 M 细胞并完整地进入血液循环。药物可被纳米粒载体保护，而不易受酶的破坏，从而提高生物利用度。尽管如此，纳米粒的体内吸收仍是有限的。因而，开发及研究纳米粒的吸收促进剂以及酶抑制剂的报道频繁出现。其中，壳聚糖是非常受关注的材料之一。壳聚糖不仅可以做纳米粒的材料，还可起到酶抑作用及胃肠黏附作用，打开肠细胞间隙从而提高药物的吸收等。

纳米粒口服吸收机制的研究一直是热门话题，纳米粒是通过淋巴结的 M 细胞完整吸收，还是通过肠细胞吸收目前尚无统一的定论。通常认为，纳米粒的淋巴倾向性较高。而且，因毛细淋巴管的管径较毛细血管大 2~5 倍甚至 10 倍以上，使得毛细淋巴管的通透性很大，有利于纳米粒的体内转运。

纳米粒在口服给药中的应用，包括：①对于一些无法通过胃肠道黏膜吸收的生物大分子药物，利用脂质纳米载体可经淋巴转运吸收的特性，使这一类药物的口服给药成为可能。②脂质纳米载体具有淋巴靶向的特性，而淋巴又是肿瘤转移的特殊器官。因此，关于抗肿瘤药物纳米粒的研究较多，如淋巴系统疾病（淋巴癌）的治疗等。有研究表明，口服吸收的脂质纳米粒中，大约70%须通过胃肠道淋巴系统转运吸收。

（王冬雪）

第六节　脂质体的制备技术

一、概述

脂质体（liposomes）是磷脂等类脂质，分散于水相中所形成的封闭囊泡。脂质体的每一层均为脂质双分子层，各层之间被水相隔开。根据药物亲水、亲油的性质，可被分别包封于脂质体的水相或类脂（如磷脂）双分子层中。脂质体作为中间体，可制备静脉注射、口服、肺部吸入、眼用、黏膜用、外用、经皮吸收、局部注射（肌肉、关节腔或肿瘤内等）等给药途径的制剂。其中，静脉注射给药制剂最为常见。已有产品上市，如益康唑脂质体凝胶剂（Pevaryl Lipogel），两性霉素 B 脂质体（Ambisome®）、阿霉素脂质体（DoxiL®）、柔红霉素脂质体（DaunoXome®）、阿糖胞苷脂质体（DepoCyt）等。

脂质体作为药物的载体具有以下特点：①靶向性：脂质体可将药物输送至不同的组织和细胞而释放药物，达到部分特异性和靶向给药的目的。靶向性是脂质体作为药物载体最重要的特征，如未修饰的脂质体进入体内后可被巨噬细胞作为外界异物吞噬，如静脉给药时，能选择地集中于网状内皮系统，较多的集中于肝和脾组织中。②缓释性：脂质体可通过减少肾排泄和代谢，延长药物在血液中的滞留时间，使药物在体内缓慢释放，延长药物作用时间，达到长效作用。③降低药物毒性：由于脂质体的靶向作用，使药物在心、肾中积累量比游离药物明显降低，如将对心、肾有毒性的药物或对正常细胞有毒性的抗癌药包封于脂质体中，则可明显降低药物的毒性。④提高药物稳定性：由于脂质体类脂双分子层膜的保护作用，不仅提高了药物稳定性，也保护了药物在体内免受机体酶和免疫系统的分解。⑤具有良好的组织相容性和细胞亲和性。

脂质体存在的缺点是脂质体易被内皮网状系统清除，其在体内清除较快；放大生产时，重现性较差；药物易渗漏、磷脂易氧化或降解等。

脂质体可作为多种药物的载体：①抗肿瘤药物的载体。②抗真菌药物的载体。③抗寄生虫药物的载体。④激素类药物的载体。⑤酶的载体。⑥解毒剂的载体。⑦抗结核药物的载体。⑧免疫激活剂的载体。⑨脂质体介导的基因转染。⑩作为造影剂的载体等。

二、脂质体的修饰

不加修饰的脂质体由于易被内皮网状系统所捕获，较多地分布于肝和脾等组织中。近年来，为实现脂质体在其他器官与组织的靶向性，脂质体表面修饰技术得到了较快发展，主要的脂质体修饰技术有以下几种：长循环脂质体（long circulating liposomes）、免疫脂质体（immuno liposomes）、糖基脂质体、热敏脂质体（temperature sensitive liposomes）和 pH 敏感脂质体（pH sensitive liposomes）等。

三、泡囊

泡囊（niosomes）又称类脂质体，也称囊泡。由非离子型表面活性剂组成，具有类似脂质体封闭双分子层结构的球形或椭球形的单室或多室结构。与脂质体相比，由非离子型表面活性剂替代磷脂而形成的泡囊，不但具有脂质体的缓释性、降低药物毒性和提高药物稳定性等特性，而且还具有结构稳定、易于保存、成本低和毒性低等优点。作为脂质体的替代品，泡囊越来越广泛地成为新型药物传递系统的研究热点之一。

泡囊形成机制是当表面活性剂的浓度大于邻界胶束浓度时，表面活性剂的疏水段受到水分子的排斥而聚集，形成以疏水段为夹心、以亲水段为内外层的膜，在水中自发形成具有亲水腔的泡囊。这同胶束类似，关键在于表面活性剂的结构不同，有研究认为表面活性剂中亲水段在分子中所占的体积比是决定因素，只有当亲水段的体积比在适当范围时才会形成泡囊。

（危　佳）

第七节　缓控迟释制剂

一、概述

药物剂型的发展大致可分为四个阶段：第一代普通制剂；第二代缓释制剂；第三代控释制剂；第四代靶向制剂。随着人们对疾病认识的不断深入，以及新材料、新工艺技术的快速发展，药物新剂型正向"精确给药、定向定位给药、按需给药"的智能化方向发展。

缓释制剂系指在规定释放介质中，按要求缓慢地非恒速释放药物，其与相应的普通制剂比较，给药频率比普通制剂减少一半或给药频率比普通制剂有所减少，且能显著增加患者的顺应性的制剂。控释制剂系指在规定的释放介质中，按要求缓慢地恒速或接近恒速释放药物，其与相应的普通制剂比较，给药频率比普通制剂减少一半或给药频率比普通制剂有所减少，血药浓度比缓释制剂更加平稳，且能显著增加患者的顺应性的制剂。迟释制剂为给药后不立即释放药物的制剂。

第二代至第四代药物制剂，统称为药物传递系统（drug delivery system，DDS）。DDS 已经被广泛应用于各种给药途径，如口服、注射、经皮、鼻腔、口腔等。

1. 速度控制型给药系统　速度控制型给药系统分缓释、控释和迟释制剂。缓释和控释制剂主要根据释放速度所遵循的规律划分，即控释制剂的释放符合零级释放规律，而缓释制剂的释放符合一级或 Higuchi 等动力学过程。缓释制剂可经口服、注射及黏膜等途径给药，如注射用长效胰岛素、醋酸地塞米松眼部植入剂或克拉霉素缓释片等。控释制剂根据控制释放的机制，可分为膜控型或渗透泵型制剂，如硝苯地平控释片（渗透泵型）、布洛芬缓释（膜控小丸）胶囊剂等。经皮给药系统也是一种良好的控释制剂，依赖控释膜或皮肤的控释作用，可达到恒速释放和/或吸收，如东莨菪碱贴剂及芬太尼贴剂等。

迟释制剂是一种将药物运送至特定给药部位或可在预设特定时间释药的制剂，既可以起全身作用，也可以起局部作用。常见的有肠溶制剂以及脉冲给药制剂，如奥美拉唑肠溶（小丸）胶囊剂及维拉帕米定时释放片等。

2. 方向控制型给药系统　方向控制型给药系统主要是指控制药物在体内特定的部位释放的给药系统，包括靶向给药系统和定位给药系统等。靶向给药系统有被动靶向和主动靶向之分，被动靶向主要是利用机体的生理学特性，使组织器官对不同大小的微粒和纳米粒选择性地摄取、释放药物而发挥疗效；主动靶向是通过受体介导等手段，将药物浓集于靶组织或靶细胞而发挥药效。此外，还可以通过磁场、

pH 敏感材料或热敏材料等物理化学手段，实现靶器官或靶细胞的药物浓集。在口服给药系统中，胃内滞留制剂、生物黏附制剂以及结肠定位释放制剂等，也属于方向控制型给药系统。

3. 应答式给药系统　一些疾病的发作显示出生理节律的变化，疾病的防治有时需要一种能根据生理或病理需要，定时、定量释放药物的系统，这就是应答式释药系统。应答式释药系统包括开环和闭环两种系统，开环系统被称作脉冲式释药系统（pulsatile DDS）或外调式释药系统（stimuli responsive DDS），而闭环系统则被称为自调式释药系统（self regulating DDS）。

外调式释药系统，是利用外界变化因素，如磁场、光、温度、电场及特定的化学物质等的变化来调节药物的释放。自调式释药系统，则是利用体内的信息反馈控制药物的释放，不需外界的干预。已有报道的自调式释药系统有尿素－尿素酶体系、pH－敏感溶胀型聚合物凝胶体系、葡萄糖－葡萄糖酶体系及 pH－敏感性溶解度控制自调式给药系统等。

二、口服缓、控释给药系统

缓释制剂（sustained release preparations）系指用药后，能在机体内缓慢释放药物，吸收的药物能在较长时间内维持有效血药浓度的制剂，其药物的释放一般符合一级或 Higuchi 动力学过程。控释制剂（controlledrelease preparations）系指药物在规定溶剂中，按设计好的程序缓慢地恒速或接近恒速释放的制剂，药物的释放符合零级速度过程，并且释药速度仅受制剂本身设计的控制，而不受外界条件，如 pH、酶及胃肠蠕动等因素的影响。

肠溶制剂、结肠定位制剂和脉冲制剂等，又被称为迟释制剂（delayed release preparations）。《中国药典》2010 年版，对于缓释、控释和迟释制剂分别提出了详细的指导原则。《美国药典》将缓控释制剂统一归为调释制剂（modified release preparations），文献中常见的英文名称还有 extended release preparations, prolonged action preparations, repeat action preparations 及 retard prepations 等。

与普通制剂比较，缓控释制剂具有以下优点：①减少服药次数，极大提高患者的依从性。②释药徐缓，使血药浓度平稳，避免峰谷现象，有利于降低药物的不良反应。③缓控释制剂可发挥药物的最佳治疗效果。④某些缓控释制剂可以按要求，实现定时、定位释放，更有利于疾病的治疗。

但缓控释制剂也有不利的一面：①临床应用中剂量调节的灵活性较差。当出现较大的不良反应时，往往不能立刻停止治疗。②缓释制剂往往是基于健康人群的平均药动学参数设计，如药物在疾病人群的体内药动学特性发生改变时，不能灵活调整其给药方案。③制备缓控释制剂所需设备和工艺费用较常规制剂昂贵。

近年来，发展了多种剂型的缓控释制剂，如片剂、胶囊剂（内装缓释微丸等）、栓剂、渗透泵片、贴剂、植入剂、黏膜黏附剂及注射剂（如微球、纳米粒和脂质体等）等。其中，缓释微丸的应用比较多，其优势在于：①安全性好：在多元粒子中，如果个别单元（粒）被破坏，药物可迅速释放，但对整体影响很小；相比之下，若单元制剂（如缓释片）出现"爆破释放"（dose dumping），则可影响整体的治疗效果，甚至出现中毒现象（缓释制剂剂量常为普通制剂的数倍）。②个体差异小：胃内容物或胃肠运动对片剂的排空影响较大，而对微小单元，如微丸的胃排空影响较小。因此，可以减少饭前饭后胃功能差别或个体差异的影响。

1. 缓、控释制剂的设计原则　如下所述。

1）影响设计的因素

（1）剂量因素：一般认为每剂 0.5～1.0g，是普通口服制剂单次给药的最大剂量，同样也适用于缓控释给药系统。随着制剂技术的发展和异形片的出现，目前已上市的口服片剂中，已有超过此剂量限度的制剂。必要时，可采用一次服用多片的方法降低每片的含药量。对于一些治疗窗（therapeutic window）较窄的药物应在安全剂量范围内，设计其缓控释制剂。

（2）药物的理化性质：药物的理化性质包括药物的溶解度、pKa 和油/水分配系数。药物的口服吸收，受其溶解度及油/水分配系数等理化性质的影响。由于大多数呈弱酸或弱碱性的药物，其在胃肠道的不同部位受局部 pH 的影响，呈现不同的解离程度，导致吸收程度也不同。在设计缓控释制剂时，必须考虑药物在胃肠道环境中的溶解和吸收特点。对于难溶的药物，应根据具体情况采取一定的技术提高药物溶解度；同时，控制药物的释放。此外，对于溶解度很小的药物（小于0.01mg/ml），由于其本身即具有"缓释"效果，其溶解速度即为药物释放和吸收的限速步骤，不宜设计成扩散控制型的缓控释制剂。

油/水分配系数过高的药物，脂溶性过大，会与脂质膜产生强结合力而不能进入血液循环中；分配系数过小的药物，亲水性强，不易透过生物膜。因此，只有分配系数适中的药物，才容易透过生物膜，进入血液循环中。

（3）胃肠道稳定性：口服药物易受胃肠道酸碱水解、酶促降解以及细菌分解的影响。在特定部位降解的药物，可以设计成定位释放制剂，以避免在特定部位的降解。例如，质子泵抑制药奥美拉唑在胃中不稳定，可以制成肠溶制剂给药；蛋白多肽类药物在小肠中将被消化酶大量降解，可以设计成结肠定位给药系统，以提高其生物利用度。

2）生物因素

（1）生物半衰期：制备缓控释制剂的目的是要在较长时间内，使血药浓度维持在治疗的有效浓度范围内。最理想的缓控释制剂应该是药物进入血液循环的速度，与其在体内的消除速度相同。生物半衰期（biological half-life）反映药物的消除速度，对维持治疗浓度至关重要。生物半衰期太短的药物，要维持治疗浓度，必须加大单位给药剂量，不方便给药。一般对于生物半衰期小于1h的药物，如呋塞米和左旋多巴等，都不适宜制成缓释制剂。对于半衰期大于24h的药物，由于其本身在体内的药效就可以维持较长的时间，没有必要制成缓释制剂，如地高辛、华法林和苯妥英等。此外，大多数药物在胃肠道的运行时间为8～12h。因此，药物的释放和吸收时间不宜设计为12h以上。如果在结肠部位可以吸收，则可能使药物释放时间增至24h，从而制成每日服药一次的缓控释制剂。

（2）吸收因素：药物的吸收特性，对缓控释制剂的设计影响很大。制备缓控释制剂的目的是通过对制剂的释药速度进行控制，以控制药物的吸收。因此，释药速度必须比吸收速度慢。假设大多数药物和制剂在胃肠道吸收部位的运行时间为8～12h，则吸收的最大半衰期应接近于3～4h，这样可吸收80%～95%的药物；如果吸收半衰期>3～4h，则药物还没有释放完全，制剂已离开吸收部位。而药物的最小表观吸收速度常数应为0.17～0.23/h，实际相当于药物从制剂中释放的速度常数。因此，缓控释制剂的释放速度常数最好在0.17～0.23/h。实践证明，本身吸收速度小的药物不宜制成缓控释制剂。

如果药物是通过主动转运吸收或吸收局限于小肠的某一特定部位，则不利于制成缓释制剂。例如，维生素B_2只在十二指肠上部吸收，而硫酸亚铁的吸收则在十二指肠和空肠上端。因此，药物应在通过这一区域前释放药物。对于这类药物，应设法延长其在胃中的停留时间，使药物在胃中缓慢释放，然后到达吸收部位，可采用胃漂浮或生物黏附等策略。

（3）代谢因素：在吸收前有代谢作用的药物如制成缓释剂型，生物利用度则会降低。大多数肠壁酶系统对药物的代谢作用具有饱和性，当药物缓慢地释放到这些部位，由于酶代谢过程未达到饱和，可使大部分药物转换成代谢物。例如，服用阿普洛尔缓释制剂，药物在肠壁代谢的程度增加，生物利用度降低。多巴-脱羧酶在肠壁浓度高，对左旋多巴产生酶代谢，若将左旋多巴与抑制多巴-脱羧酶的化合物一起制成缓释制剂，则既能增加吸收，又能延长其治疗作用时间。

2. 设计要求 如下所述。

（1）生物利用度：缓控释制剂的生物利用度，一般应在普通制剂的80%～120%的范围内。若药物吸收部位主要在胃与小肠，宜设计成每12h服一次；若药物在结肠也有一定的吸收，则可考虑设计为每24h服一次。为了保证缓控释制剂的生物利用度，应根据药物在胃肠道中的吸收速度，控制药物从制剂中的释放速度。

（2）峰、谷浓度比值（C_{max}/C_{min}）。缓控释制剂稳态时的峰浓度与谷浓度之比应小于普通制剂，也可用波动度（fluctuation）表示。根据此项要求，一般半衰期短、治疗窗窄的药物，可设计每12h服用一次；而半衰期长或治疗窗宽的药物，则可设计每24h服用一次；若设计零级释放剂型，如渗透泵制剂，其峰谷浓度的比值应显著小于普通制剂。

3. 处方设计　一般半衰期较短的药物（$t_{1/2} = 2 \sim 8h$），可以制成缓控释制剂，以降低药物浓度在体内的波动性。例如，盐酸普萘洛尔（$t_{1/2} = 3.1 \sim 4.5h$）、茶碱（$t_{1/2} = 3 \sim 8h$）以及吗啡（$t_{1/2} = 2.28h$）等，均适合制成缓控释制剂。

目前，对于适合制备缓控释口服制剂的药物尚无明确的限定，应视临床治疗需要而定。一些原先认为不宜制成缓控释制剂的药物，也已经被制成缓控释制剂使用，如；①生物半衰期很短（小于 1h，如硝酸甘油）或很长（大于 12h，如地西泮）的药物。②抗生素：过去认为，抗生素制成缓控释制剂后易导致细菌的耐药性。但目前，已有头孢氨苄缓释胶囊和克拉霉素缓释片等上市。③首关作用强的药物，如美托洛尔和普罗帕酮等。④一些成瘾性药物也可制成缓释制剂，以适应特殊的医疗需要。

4. 质量评价　缓控释制剂体内评价的主要意义在于用动物或人体，验证缓控释制剂在体内控制释放性能的优劣，评价体外实验方法的可靠性，并通过体内试验进行制剂的体内药动学研究、计算有关药动学参数，为临床用药提供可靠的依据。体内评价主要包括生物利用度和生物等效性评价。

生物利用度（bioavailability）是指剂型中的药物吸收进入人体血液循环的速度和程度。生物等效性（bioequivalence）是指一种药物的不同制剂，在相同实验条件下，给予相同剂量，其吸收速度和程度无明显差异。《中国药典》2010 年版规定，缓控释制剂的生物利用度与生物等效性的评价应在单次给药与多次给药两种条件下进行。

单次给药（双周期交叉）的实验目的，在于比较受试者分别在空腹状态下服用缓控释受试制剂与参比制剂的吸收速度和吸收程度的生物等效性，并确认受试制剂的缓控释药动学特征。多次给药是比较受试制剂与参比制剂多次连续用药达稳态时，药物的吸收程度、稳态血药浓度和波动情况。参比制剂一般应选用国内外上市的同类缓控释制剂的主导产品，若系创新的缓控释制剂，则应选择国内外上市的同类普通制剂主导产品。

（聂　娟）

第八节　择时与定位释药制剂

长期以来，药物传递系统的设计一直是基于 Claude Bernard 的生物体内环境自身平衡理论，即生物体可以自身调节并保持内环境的相对稳定。因此，大多数治疗药物都被设计为等间隔、等剂量、多次给药或缓控释剂型，以实现体内平稳的血药浓度及理想的治疗效果。近年来，时辰生物学（chronobiolog）、时辰病理学（chronopathology）、时辰药理学（chronopharmacology）和时辰治疗学（chronotherapy）等方面的进展，动摇了上述理论。这些研究表明，许多疾病的发作存在着明显的周期性节律变化。例如，哮喘患者的呼吸困难、最大气流量的降低，在深夜时最为严重；胃溃疡患者的胃酸分泌，在夜间增多；牙痛等疼痛，在夜间至凌晨时更为明显；凌晨睡醒时，血压和心率急剧升高，最易出现心脏病发作和局部缺血现象。而恒速释药的控释制剂，已不能满足这些节律性变化疾病的临床治疗要求。

择时治疗，应根据疾病发病时间规律及治疗药物时辰药理学特性，设计不同的给药时间和剂量方案，选用合适的剂型，降低药物的不良反应，达到最佳的疗效。口服择时（定时）释药系统（oral chronopharmacologic drug delivery system）就是根据人体的这些生物节律变化特点，按照生理和治疗的需要，定时、定量释药的一种新型给药系统。目前，口服择时给药系统主要有渗透泵脉冲释药制剂、包衣脉冲释药制剂和定时脉冲塞胶剂等。

口服定位释药系统（oral site - specific drug delivery system）是指口服后，能将药物选择性地输送到胃肠道某一特定部位，以速释、缓释或控释释放药物的剂型。其主要目的是：①改善药物在胃肠道的吸收，避免其在胃肠生理环境下失活，如蛋白质或肽类药物制成的结肠定位释药系统。②治疗胃肠道的局部疾病，可提高疗效，减少剂量，降低全身性不良反应。③改善缓控释制剂因受胃肠道运动的影响而造成的药物吸收不完全、个体差异大等现象。根据药物在胃肠道的释药部位不同，可设计为胃定位释药系统、小肠定位释药系统和结肠定位释药系统。

一、口服择时（定时）释药系统

1. 渗透泵脉冲释药制剂 渗透泵定时释药系统的基本组成为片芯、半渗透膜包衣层和释药小孔，片芯可为单层或双层。以双层片芯为例，其中一层是含药和渗透物质的聚合物材料层，离释药小孔近；另一层是远离释药小孔的渗透物质层，提供推动药物释放的渗透压。水分通过半透膜渗入膜内后，渗透物质吸水产生足够渗透压的过程需要一定时间。因此，包衣材料的种类、配比以及药物层中聚合物材料的种类和用量都是影响控释药物释放时间的重要因素。必要时，还可通过在渗透泵片的外面包衣，以延长开始释药的时间。

例如，在美国上市的产品 Covera-HS，其主药为盐酸维拉帕米；片芯药物层选用聚氧乙烯（分子量 30 万）、PVPK 29-32 等作为促渗剂；渗透物质层则包括聚氧乙烯（分子量 700 万）、氯化钠、HPMCE-5 等；外层包衣用醋酸纤维素、HPMC 和 PEG3350；用激光在靠近药物层的半透膜上，打释药小孔。此法制备的维拉帕米定时控释片，可在服药后 5h，定时按零级释放药物。临床实践表明，在清晨 3 点左右，高血压患者体内的儿茶酚胺水平增高，收缩压、舒张压和心率增加。因此，心血管患者的意外事件（心肌梗死和心血管猝死）多发生于清晨。晚上临睡前 10 点左右服用 Covera-HS 后，可于次日清晨疾病即将发作时释放出一个脉冲剂量的药物，符合该病节律变化的治疗需要。

2. 包衣脉冲释药制剂 包衣脉冲释药制剂包括含活性药物成分的片芯、微芯和包衣层（可以是一层或多层）。包衣层可阻滞药物从核心中释放，阻滞时间由衣层的组成和厚度来决定。某些制剂的片芯中，还含有崩解剂。当衣层溶蚀或破裂后，崩解剂可使片芯迅速崩解并快速释放药物。脉冲释药制剂主要通过膜包衣技术和压制包衣技术制备。

二、口服定位给药系统

1. 胃定位释药系统 胃内定位释药，主要通过延长胃内的滞留时间来解决。胃内滞留片（gastric retention tablets）是指一类能滞留于胃液中，延长药物在消化道内的释放时间，改善药物吸收，提高药物生物利用度的片剂。

胃内滞留的目的：①促进弱酸性药物和在十二指肠段有主动转运药物的吸收。②提高在肠道环境不稳定药物在胃部的吸收。③提高治疗胃部和十二指肠部位疾病药物的疗效。④延长胃肠道滞留时间，使药物得到充分的吸收。

实现胃滞留的途径有胃内漂浮滞留（gastric floating retention）、胃壁黏附滞留（gastric adhesive retention）及磁导向定位技术（magnetic target site technology）和膨胀滞留（expansion retention）。

2. 结肠定位释药制剂 近年来，受到普遍关注的口服结肠定位给药系统（oral colon-specific drug delivery system，OCDDS），多为肠溶膜控释剂型。所谓 OCDDS，系指用适当方法，避免药物在胃、十二指肠、空肠和回肠前端释放，运送到人体回盲部后释放而发挥局部或全身治疗作用的一种给药系统，是一种定位在结肠释药的制剂。

结肠定位释药的优点有：①提高结肠局部药物浓度，提高药效，利于治疗结肠局部病变，如 Crohn's 病、溃疡性结肠炎、结肠癌和便秘等。②结肠给药可避免首关效应。③结肠部位酶活性低，利于多肽和蛋白质类大分子药物的吸收。④固体制剂在结肠中的转运时间很长，可达 20~30h。因此，开展 OCDDS 的研究对于缓控释制剂，特别是日服 1 次制剂的开发，具有指导意义。

根据释药原理，可将 OCDDS 分为以下几种类型。

1）时间控制型 OCDDS：药物经口服后到达结肠的时间约为 6h，用适当方法制备具有一定时滞的时间控制型制剂，可使药物在胃、小肠不释放，到达结肠后开始释放，实现结肠定位给药的目的。大多数的 OCDDS，均由药物储库和外包衣层组成。此包衣层可在一定时间后，溶解、溶蚀或破裂，使药物从储库内芯中迅速释放发挥疗效。时控型 OCDDS 可受到食物的影响，必须控制食物的类型，做到个体化给药，否则可能影响药物的生物利用度。

2）pH 依赖型 OCDDS：结肠的 pH 值为 7.0~7.5，比胃和小肠的 pH 略高。采用在结肠 pH 环境下溶解的 pH 依赖性高分子聚合物，如聚丙烯酸树脂（Eudragit S100，pH 值大于 7.0 溶解）等，可使药物在结肠部位释放并发挥疗效。目前，壳聚糖经人工改造后显示出了良好的结肠定位作用，如半合成的琥珀酰-壳聚糖及邻苯二甲酸-壳聚糖等。

3）时控和 pH 依赖结合型 OCDDS：药物在胃肠的转运过程中，胃的排空时间在不同情况下有很大差异，但通过小肠的时间相对稳定，平均为 4h。另外胃肠的 pH 除在胃中 pH 较低外，在小肠和结肠的 pH 差异较小。在结肠细菌作用以及在病理情况下，可出现结肠 pH 比小肠低的情况。所以，单纯采用时控型和 pH 依赖型，都很难实现 OCDDS 设计的目的。因此，有必要综合时控型和 pH 依赖型设计出一种特殊胶囊，来实现结肠定位释药。此法是将药物与有机酸装入硬胶囊，并用 5% 乙基纤维素的乙醇液密封胶囊连接处。然后，依下列顺序包衣，首先，用胃溶性材料包酸溶性衣层；其次，为羟丙甲纤维素（HPMC）包衣的亲水层；最后，为肠溶性材料包衣的肠溶层；最终形成了三层包衣系统。外层的肠溶层在 pH 值大于 5 的条件下溶解，可防止药物在胃中释放。到达小肠后，由于 pH 升高，肠溶层和亲水层溶解，最内层的酸溶性衣层仍能阻滞药物在小肠的释放。到达结肠后，则随着水分向内渗透，有机酸溶解，使得胶囊内 pH 下降，酸溶性衣层溶解，最终释放药物。三层包衣系统，保证了药物在结肠的定位释放，且避免了药物在胃内滞留时间差异的影响；同时，可通过调节酸溶性衣层的厚度，达到控制药物释放时间的目的。

4）压力控制型 OCDDS：由于结肠内大量的水分和电解质被重新吸收，导致肠内容物的黏度增大。当肠道蠕动时，可对物体产生较大的直接压力，使物体破裂。依此原理，人们设计了压力控制型胶囊。即，将药物用聚乙二醇（PEG）溶解后，注入内表面涂有乙基纤维素（EC）的明胶胶囊内；口服后，明胶层立即溶解，内层的 EC 此刻呈球状（内含药物）；到达结肠后，由于肠压的增大而致其崩解，药物随之释放出来。

5）酶触发型 OCDDS：结肠内存在大量的细菌及独特的酶系，如偶氮降解酶及糖苷酶等。由酶降解性材料制成的制剂到达结肠后，被降解而释放药物，达到定位给药的目的。此类给药系统，有以下几种类型。

（1）前体药物的 OCDDS：将药物与能被结肠糖苷酶或细菌降解的高分子载体结合。口服后，由于胃、小肠内缺乏可降解高分子材料的酶，从而保证了药物只能在结肠定位释放。常见的有偶氮双键前体药物及葡聚糖前体药物等，这些前体药物在胃、小肠不易水解，只有到达结肠时才可被糖苷酶水解并释放药物，发挥疗效。

（2）包衣型的 OCDDS：选用能被结肠酶或细菌降解的包衣材料对药物进行包衣，以达到结肠定位给药的目的。较为常用的包衣材料是多糖类，如壳聚糖、环糊精、直链淀粉及果胶；另外，还有偶氮聚合物及二硫化物聚合物等。

（3）骨架片型的 OCDDS：将药物与可被结肠酶或细菌降解的载体制成骨架片，以达到结肠靶向给药的目的。

（郭建平）

第九节　靶向制剂

一、概述

1. 靶向给药制剂的定义　靶向制剂亦称靶向给药系统（targeted drug delivery systems，TDDS），系指药物进入体循环系统之后，选择性地浓集于需要发挥作用的靶组织、靶器官、靶细胞或细胞内某靶点的制剂。

2. 靶向给药制剂的分类　根据到达靶部位的不同，可把药物的靶向性分为三级：第一级：到达的特定部位是器官或组织；第二级：到达的部位是器官或组织内的特定的细胞（如肿瘤细胞而不是正常细胞，肝实质细胞而不是枯否氏细胞）；第三级：到达的部位是靶细胞内的特定的细胞器（如线粒体）等。

根据靶向传递机制分类，TDDS大体可分为以下三类：被动靶向制剂、主动靶向制剂和物理化学靶向制剂。

二、被动靶向制剂

被动靶向制剂即自然靶向制剂，系利用药物载体被生理过程自然吞噬而实现靶向的制剂，包括脂质体、乳剂、微球、纳米囊和纳米球等。

1. 脂质体　脂质体（liposomes）与细胞膜的组成相似，能显著增强细胞摄取，延缓和避免耐药性。脂质体在体内细胞水平上的作用机制包括吸附、脂交换、内吞及融合等。脂质体经静注进入体内后，主要集中分布在肝、脾、肺、淋巴结、骨髓等网状内皮，且在炎症、感染和某些实体瘤部位亦较多聚集，具有被动靶向性。脂质体经肌肉、皮下或腹腔注射后，首先进入局部淋巴结中，是治疗和预防肿瘤扩散和转移的优良药物载体。脂质体的体内行为主要受四种因素的影响：磷脂组成及含量、胆固醇含量、粒径大小及表面电荷。

2. 纳米粒　如下所述。

（1）纳米粒：纳米粒（nano particles）与脂质体相比，其物理稳定性好，但无脂质体的可特异性融合细胞膜的作用。普通纳米粒经静脉注射后，可被网状内皮系统摄取，被动靶向分布于肝、脾和骨髓。为了提高其他部位的靶向性，可对其进行修饰，制备长循环纳米粒、主动靶向纳米粒及磁性靶向纳米粒等。目前，紫杉醇的白蛋白纳米粒已被美国FDA批准上市。

（2）固体脂质纳米粒：固体脂质纳米粒（solid lipid nanoparticles，SLN）采用的类脂生物相容性好、毒性低、理化性质稳定，可以克服脂质体、类脂体及乳剂等剂型的不稳定问题。经静脉给药后，其不仅具有纳米粒的特征，还具有类似乳剂的淋巴靶向性，适合制备抗癌药及消炎药的被动靶向制剂。

（3）聚合物胶束：聚合物胶束（polymeric micelles）是两亲性的高分子物质，在水中自发形成一种自组装结构的纳米粒。与小分子表面活性剂胶束比较，聚合物胶束通常具有更低的临界胶束浓度和解离速率，表现为在生理环境中具有良好的稳定性，能使装载的药物保留更长时间，在靶向部位有更高的药物累积量。聚合物胶束大小为10～100nm，药物可通过化学结合或物理作用包裹于其中。目前，对于聚合物胶束作为药物载体的研究，主要集中在两类药物的传递系统中。第一类是高效、毒性大、难溶的药物，主要为抗癌药物，如紫杉醇和多柔比星等；第二类是生理环境下不稳定，且细胞摄取率低的药物，主要为基因药物，如DNA质粒和寡核苷酸等。

3. 微球　微球（microspheres）静脉注射后，首先与肺部毛细血管网接触。粒径 >7μm 的微球，被肺有效截获；而 7μm 以下的微球，则会很快被网状内皮系统的巨噬细胞清除，主要集中于肝、脾等含网状内皮系统丰富的组织。

4. 纳米乳　纳米乳（nano emulsions）是粒径为10～100nm的胶体分散系统。纳米乳作为药物传输系统，具有淋巴系统靶向性。抗癌药物制备成注射纳米乳注入体内后，可提高抗癌药物在肝、脾、肺及淋巴等部位的浓度，可提高疗效，降低不良反应；较高的淋巴药物浓度还可有效防止癌细胞从淋巴途径转移。

三、主动靶向制剂

主动靶向制剂一般是指具有主动寻靶功能的药物制剂，包括前体药物和修饰的药物微粒载体两大类。

前体药物：前体药物（prodrugs）是活性药物经化学修饰衍生而成的，在体外无活性或活性很低，在体内经化学反应或酶反应，使母体药物再生而发挥其治疗作用的物质。前体药物在特定的靶部位再生为母体药物的基本条件是：前体药物转化的反应物或酶仅在靶部位存在或表现出活性；前体药物能同药物受体充分接近；有足够量的酶以产生足够量的活性药物；产生的活性药物应能在靶部位滞留，而不漏

— 93 —

入循环系统产生不良反应。有些前体药物或者由于不够稳定，或者由于在体内转运受到阻碍，可再制备其衍生物，称为双重前体药物。

（1）脑部靶向前体药物：脑部靶向前体药物的设计，通常是以一些与细胞生长有关或参与体内代谢的生理活性物质，如氨基酸、羧酸及杂环等化合物为载体，将其接入药物分子中，以增加药物与血脑屏障中生物大分子的亲和力，或增加药物的脂溶性，使之容易透过血脑屏障，最后经酶解后释放原药起效。例如，海洛因作为吗啡的二酰基衍生物，由于其脂溶性增加，其穿透血脑屏障的能力较吗啡增强100倍。

（2）结肠靶向前体药物：药物与能被结肠菌群分解的、具有特异性酶生物降解的高分子材料结合后，形成前体药物。前体药物口服后，在胃、小肠不降解，到达结肠之后才能降解，从而保证了药物在结肠的定位释放。例如，5-氨基水杨酸是治疗结肠炎的药物，其前体药物为奥沙拉嗪，通过偶氮键联接两个分子的5-氨基水杨酸。该化合物在胃和小肠部位不能吸收也不能分解，到达结肠后在结肠内特有的偶氮还原酶的作用下，偶氮键降解，还原两个分子的5-氨基水杨酸，从而发挥抗炎作用。

（3）肾靶向前体药物：通常采用低分子量蛋白质（low molecular weight protein，LMWP）、糖基复合物等药物转运载体制备前体药物。例如，学者张志荣、郑强等选用治疗慢性肾炎的雷公藤内酯醇（triptolide，TP）为模型药物，选用溶菌酶（lysozyme，LZM）为载体，制备了雷公藤内酯醇-溶菌酶结合物（TPS-LZM）。体内分布试验显示，与原药相比，结合物具有较好的肾靶向性和滞留时间，而在其他各脏器中的分布显著减少。

（4）肝靶向前体药物：不同类型肝细胞表面具有不同的特异性受体，如肝实质细胞表面的去唾液酸糖蛋白受体（asialoglycoprotein receptor，ASGPR），低密度脂蛋白受体（low-density lipoprotein receptor，LDLR）和高密度脂蛋白受体（high-density lipoprotein receptor，HDLR），库普弗细胞表面的甘露糖受体和"清道夫"受体（scavenger receptor，SR）等。以ASGP-R为例，它是一种在肝实质细胞表面表达并可专一性识别末端含有半乳糖或乙酰氨基半乳糖的糖蛋白。因此，可将大分子药物等经半乳糖糖基化后，制成以ASGP-R受体为介导的肝靶向前体药物。

（5）肿瘤靶向前体药物：肿瘤靶向前体药物治疗系统是利用肿瘤中某些酶水平的升高，活化前体药物释放出活性的原药。例如，5-氟尿苷的前药5-去氧-5-氟尿苷，即利用骨髓细胞缺少、在肿瘤细胞中大量存在的核苷磷酸酶的作用，释放母体药物，从而降低了药物对正常细胞的毒副反应。

四、物理化学靶向制剂

1. 磁性靶向制剂　磁性制剂是将药物与磁性物质共同包裹于高分子聚合物微粒中，利用体外磁场引导微粒在体内定向移动和定位浓集的给药系统。Pulfer等制备了粒径10~20nm的中性葡聚糖磁性纳米粒，以4mg/kg的剂量动脉注射给予荷RG-2瘤的雄性大鼠，并在脑部给予0~6 000G的磁场，分别于30min和6h后处死，收集脑组织进行分析。结果表明，未给予磁场时，每1g脑组织中的药量为23%~31%；外加磁场时，药量可增至41%~48%。

2. 动脉栓塞靶向制剂　将微球制剂选择性地注入动脉，栓塞于某些组织而使这些组织的病灶缺氧、坏死的方法为动脉栓塞给药。这些微球制剂用于肿瘤治疗。一方面，载体长时间停留在动脉内，阻断血液向肿瘤组织提供营养，防止癌细胞的繁殖；另一方面，药物可以不断向肿瘤组织扩散，不但使肿瘤部位的药物浓度长时间维持在较高水平而体循环中的药物浓度较低，从而提高药物的治疗指数，降低不良反应。值得一提的是，肝是由肝动脉与静脉双重供血的器官，肝细胞70%~90%的供血来自门静脉，而肿瘤组织95%的供血来自肝动脉，这一特点对肝肿瘤的栓塞化疗极为有利。

3. 热敏靶向制剂　脂质膜在由"凝胶态"转变到液晶结构的相转变温度时，膜的流动性增大，此时包封的药物释放速率亦增大；而未到相转变温度时，药物释放缓慢。根据这一原理，可制备温度敏感脂质体。例如，^{3}H标记的甲氨蝶呤温度敏感脂质体，注入荷Lewis肺癌小鼠的尾静脉后，用微波发生器加热肿瘤部位至42℃；4h后，试验组循环系统中的放射活性为对照组的4倍。

4. pH 敏感靶向制剂　根据肿瘤间质液的 pH 值一般比周围正常组织低的特点，可设计 pH 敏感脂质体。其原理是 pH 低时可引起六方晶相的形成，致使脂质体膜融合而加速药物释放。pH 敏感的典型磷脂是二油酰磷酯酰乙醇胺。例如，采用二油酰磷酯酰乙醇胺：胆固醇：油酸（摩尔比 4∶4∶3）制备的 pH 敏感脂质体，将荧光染料导入 NIH3T3 细胞及人胚肺中的成纤维细胞；研究显示，脂质体进入 NIH3T3 细胞后，可在微酸环境中破裂，使荧光物质浓集到细胞内。

（王利霞）

第六章

抗菌药物

第一节　抗菌药物临床应用的基本原则

抗菌药物的应用与其他药物一样应当遵循"安全、有效、经济"这一总原则。此外，在具体应用时还须注意以下几个方面。

一、致病菌对首选药物敏感原则

此为选用抗生素的基本原则。所有的抗菌药物都有其特定的抗菌谱。因此，确立正确的病原体为合理选用药物的先决条件。细菌学诊断是选择抗菌药物最可靠的依据，凡有条件的地方都应根据细菌学检查和药敏试验结果，尽早确立感染性疾病的病原诊断，选择1~2种最敏感的抗菌药作治疗。但如果受条件的限制，或病情危急，亦可根据感染过程、发病部位、病状和体征来推断致病菌，结合其抗菌活性、药动学、不良反应、价格等而综合考虑，选择一种有效药，待药敏试验报告出来之后，及时调整用药方案。

二、非细菌感染引起的疾病一般不用抗菌药物原则

临床上有许多疾病并非细菌感染所致，判断疾病是否由细菌感染引起则至关重要，非细菌感染性疾病一般不应使用抗菌药。临床滥用抗菌药的现状很严峻，WHO对我国滥用抗菌药的评估是：中国97%的病毒性上呼吸道感染患者使用了抗菌药；在初级医疗保健体系中30%~60%非细菌感染性患者使用了抗菌药。

三、给药时间、给药方法合理，避免低剂量，长疗程用药原则

抗菌药物的给药途径、给药间隔时间、饭前或饭后给药、静脉滴注时间快慢、剂量和疗程等均会影响到治疗效果，因此用药前必须充分了解其临床药理特点，特别是药动学和可能发生的不良反应。由于不同个体对药物存在着药动学和耐受性差异，故应用毒性较大的抗菌药物时应尽可能做到用药个体化，根据TDM检测结果制订给药方案。

（一）给药途径

1. 口服　全身应用中以口服最为简单方便。很多抗菌药物如四环素类、氯霉素、大环内酯类、复方磺胺甲噁唑、磺胺嘧啶、异烟肼、利福平、喹诺酮类、阿莫西林、青霉素Ⅴ、头孢拉定、头孢氨苄、头孢克洛、头孢呋辛酯、头孢克肟、硝基咪唑类、林可霉素类、呋喃妥因、呋喃唑酮等均可口服。大多抗菌药物口服制剂均有较高的生物利用度，口服后可吸收给药量的80%以上。血峰浓度一般于1~3h内即可到达，组织脏器中的浓度也可望于数小时内升达有效水平，因此轻、中度感染均可采用口服法给药。

氨基糖苷类、多黏菌素类、万古霉素、大多数β-内酰胺类等口服后极少吸收，故不能用口服法治疗全身性感染，但可选用其中某些药物口服治疗敏感致病菌所致的肠道感染，或作为肠道手术前预防用药以杀灭肠道中的敏感菌群。

2. **肌肉注射** 针对中等程度感染除口服抗菌药物外，还可采用肌肉注射给药，肌肉注射后血峰浓度一般于 0.5 ~ 1.0h 到达。重症感染静注用药，病情改善后也可改为肌肉注射。某些药物的局部刺激性较强，常需与局麻剂如利多卡因等同用；即使如此，局部仍可有硬结形成而影响药物的迅速吸收。局部刺激性过强的药物不宜肌肉注射给药，宜缓慢滴入静脉内。

3. **静脉推注和静脉滴注** 静脉给药可避免胃肠道等因素对吸收的影响以及首过消除作用，迅速达到有效血药浓度。对于伴毒血症或休克的严重感染如败血症、脓毒性胆管炎、化脓性脑膜炎等患者，口服或肌肉注射给药由于吸收差和血药浓度低，故均不适合。应将抗菌药物溶于适量注射用水或其他溶液中，分 1 ~ 4 次推注或滴注于静脉内。

4. **局部用药** 应选用刺激性较小或无刺激性药物，以免损伤局部组织。用于大面积烧伤或创伤时，要注意抗菌药物因创面吸收而发生不良反应的可能；尽量选用主要供局部应用的药物如新霉素、杆菌肽、磺胺嘧啶银等，而少用供全身应用的抗菌药物，以免细菌对这些药物产生耐药性。

5. **吸入** 主要适用于呼吸道炎症或肺部感染、经痰液引流及全身用药而效果不显著者。常用的气溶吸入药物有氨基糖苷类、两性霉素 B 等，浓度以偏低为宜。庆大霉素的浓度为 0.05% ~ 0.10%，两性霉素 B 为 0.01% ~ 0.02%，每日以超声雾化吸入 2 ~ 3 次，每次5 ~ 10ml。

（二）给药间隔时间

给药间隔时间（不论口服、肌肉注射或静注），一般每 6 ~ 12h 给药 1 次为宜，即 1 日量分 2 ~ 4 次给予。传统的"白天给药、晚间停用"方案，明显不符合抗菌药物的药动学要求。现大多抗菌药物的 1d 量可平分 2 ~ 3 次给予，2 次者8：00点及20：00各给 1 次，3 次者6：00、4：00及22：00分给 1 次。24h 持续静脉滴注一般并无必要。

氨基糖苷类药物由于抗生素后效应（postantibiotic effect，PAE）较长，一 d 量 1 次静脉滴注与多次静脉滴注（2 ~ 3 次）相比，不仅疗效相当，而且毒性反应也可因血谷浓度低、肾皮质和内耳淋巴液中药物积聚量较少而有减轻。其他半衰期长的药物，如头孢曲松、洛美沙星、氟罗沙星、司氟沙星、加替沙星、莫西沙星、罗红霉素、阿奇霉素等半衰期较长的抗菌药，均可每日用药 1 次，第三代头孢菌素如头孢哌酮、头孢他啶等由于血药浓度高和抗菌活性强，氟喹诺酮类如氧氟沙星、环丙沙星等由于半衰期较长和较明显的 PAE，给药间隔时间均可延长为 12h。治疗淋病性尿道炎可单次肌内注射头孢曲松、大观霉素等或单次口服阿奇霉素、氟喹诺酮类等。

氨基糖苷类和多黏菌素类等的每次静脉滴注时间不宜少于 1h，以免滴速过快产生对神经肌肉接头的阻滞作用。氟喹诺酮类和亚胺培南 – 西司他丁注射液的每次静脉滴注时间也宜为 1 ~ 2h，不然可因脑内药物浓度过高而导致包括癫痫等一系列中枢神经不良反应。红霉素乳糖酸盐对静脉的刺激性特强，滴注时间一般为 5h 左右。万古霉素每次静滴时间需在 1h 以上。两性霉素 B 的滴注浓度不超过 10mg/100ml，每次滴注时间为 6h 以上，滴注过快有引起心室颤动或心搏骤停的可能。β – 内酰胺类应于静脉内快速滴注，每次用量在 30min 至 1h 内滴入。此外，每日量分次快速静脉滴注者脑脊液中的药物浓度较持续静滴同量者为高。

（三）用药剂量与疗程

同一种抗菌药在处理不同感染，不同严重程度、不同感染部位、不同病原菌的感染，不同肝、肾功能、免疫功能基础的患者，以及不同给药途径给药时其剂量不同，需要根据具体情况选用。此外，对于毒性较突出的品种更应重视掌握合适的治疗剂量，例如，引起耳肾毒性、癫痫、脑病等中枢毒性，神经肌肉接头阻滞，骨髓功能抑制，凝血功能异常，或治疗休克等毒性反应的抗菌药，其剂量均不宜偏大。而在抗菌药联合用药时，借助于抗菌协同作用的发挥各品种的剂量都可适当减少。

普通抗菌药物治疗剂量时，最大稳态血药浓度与 MIC 之比通常为数倍至数十倍以上，在某些第三代头孢菌素则可达数百倍，甚至更高，此类药物一般无检测血药浓度的必要。但在肾功能减退患者中，氨基糖苷类、万古霉素等的血药浓度测定仍很重要，因浓度过高会引起耳肾毒性，过低则不易控制感染。抗菌药物在尿中的浓度大多高出血浓度数倍以至数百倍；在胆汁中的浓度可为血浓度的数倍至数十倍；经肝肠循环的药物在粪便中也可有较高的浓度，因此，处理尿路、肠道和胆管感染时应综合考虑病原菌药敏和所选药物在该处的浓度及动态改变，而血药浓度仅具有次要的参考意义。

抗菌药物的疗程因不同感染而异，一般宜用至体温降达正常、症状消退后 72~96h，但败血症、骨髓炎、感染性心内膜炎、化脓性脑膜炎、伤寒、布鲁菌病、溶血性链球菌咽峡炎、结核病等不在此列。感染性心内膜炎的疗程宜为 6 周以上，且最好采用杀菌剂。伤寒在热退尽后宜继续用药 10d 以上以防复发。处理败血症，宜用药至症状消退后 1~2 周，以彻底消除病原菌。布鲁菌病最易复发，四环素类与氨基糖苷类联合应用的疗程可达 6 周以上。溶血性链球菌咽峡炎的症状在应用青霉素后 1~2d 内即见消退。如抗菌药物的临床疗效不明显，急性感染在 48~72h 内应考虑药物的调整。

四、关闭或尽量缩小"耐药突变选择窗"的原则

突变选择窗（mutant selection window，MSW）指可诱导产生耐药菌株的血药浓度范围。MSW 概念的提出，提供了一个限制耐药突变菌株扩增的新思路。如药物浓度低于 MIC 或仅仅大于 MIC，容易诱导产生耐药菌株。使药物浓度保持在。"防耐药突变浓度"（mutant prevention concentration，MPC）以上，安全浓度以下最为理想的范围，既可杀灭敏感菌又不产生耐药株。其方法是使血浆药物浓度快速通过 MSW，并使其余的治疗时间保持在 MPC 之上，从而最大限度地缩短突变选择的时间。也可采取联合用药方法关闭 MSW。

五、个体化选药，密切注意不良反应的原则

（1）患者伴有营养不良，水电解质紊乱、酸碱平衡失调以及长期使用免疫抑制剂等情况时应使用杀菌剂，而不用抑菌剂，同时必须加强综合治疗措施，改善身体状况。

（2）过敏体质或有过敏史的患者对易发生变态反应的抗菌药应慎用或禁用，并注意药物间的交叉过敏反应。

（3）肾功能损害时，主要经肾脏排泄的药物消除减慢，血浆半衰期延长，药物在体内蓄积作用加强，甚至产生毒性反应。部分抗生素自肾脏排出及正常血浆半衰期、肾功不全少尿时血浆半衰期变化见表 6-1。肝功能不良时，主要经肝代谢的抗菌药应慎用或禁用，例如，四环素、灰黄霉素、异烟肼、青霉素衍生物等。

表 6-1　抗生素类药物肾排泄及血浆半衰期变化情况

药物名称	肾排出率（%）	正常血浆半衰期（h）	少尿血浆半衰期
青霉素	53~85	0.5	7.2~10.5h
苯唑西林	40	0.5	2h
头孢噻吩	60~90	0.5~0.85	2.9~7.2h
四环素	60	0.5	57~108h
卡那霉素	52~90	3~5	3~4d
链霉素	36~80	2.4~2.7	52~100h
庆大霉素	86~100	2.5	45h
万古霉素	30~100	6	9d
多黏菌素	40~80	1.6~2.7	2~3d
红霉素	15	1.4	4.8~5.8h
氯霉素	5~15	1.6~3.3	3.2~4.3h

（4）新生儿体内代谢酶系发育不全、血浆蛋白结合药物的能力较弱、肾小球滤过率较低，药物不良反应多见。四环素可引起牙釉质发育不良和牙齿着色变黄，孕妇、哺乳期妇女及 8 岁以下儿童禁用此类药物。氟喹诺酮类可影响儿童软骨发育，导致关节损伤，因此应避免用于 18 岁以下儿童。老年人的血浆蛋白大多减少、肾功能也减退，这些人群应用常规剂量抗菌药物后血药浓度和半衰期常有增高和延

长，故用量以偏小为宜。对肾和中枢神经系统有毒性的抗菌药物，如链霉素、庆大霉素等，尽量不用于老年人。

（5）用药期间要定期检查血、尿常规和肝、肾功能，有条件时宜定期监测血药峰、谷浓度，一旦出现异常应立即调整剂量或停药。

（6）注意抗菌药物在妊娠期应用时的危险性。

六、减轻患者经济负担，减少卫生资源浪费的原则

目前我国医疗单位的用药结构中，抗菌药物的滥用情况相当严重，排名前15位的畅销药绝大部分为抗生素，不合理使用抗生素所造成的资源浪费相当严重。

七、抗菌药物的联合应用

临床多数细菌感染用一种抗菌药即可，不合理的联合用药不仅显著增加治疗费用，而且导致不良反应增加。要严格掌握联合用药的原则和指征，熟悉药物的相互作用，以达到协同抗菌，减少不良反应，延缓细菌耐药性产生的目的。

抗菌药物的联合用药一般应遵循以下原则：

1. 必须有明确指征，权衡利弊，严加控制

（1）病原体不明的严重感染。

（2）单一药物不能有效控制的混合感染、严重感染和/或耐药菌株感染。

（3）减少单一抗菌药物剂量，从而减少不良反应的发生率和危害程度。

（4）需要长期用药的感染，以延缓细菌耐药性的产生。

2. 一般限两种非同类抗菌药，不应超过3种 同类抗菌药由于作用部位相近，不一定产生协同作用，且可使不良反应相加。

3. 注意药物的合理配伍 根据对细菌的作用性质可将抗菌药物分为四类。

Ⅰ类：繁殖期杀菌剂，如青霉素类、头孢菌素类、喹诺酮类；

Ⅱ类：静止期杀菌剂，如氨基糖苷类、多黏菌素类；

Ⅲ类：速效抑菌剂，如四环素类、大环内酯类、氯霉素、林可霉素类；

Ⅳ类：慢效抑菌剂，如磺胺类。

（1）Ⅰ、Ⅱ类联合应用可获得增强作用。例如青霉素类破坏细菌细胞壁的完整性，有利于氨基糖苷类进入细胞内发挥作用，这种联合有临床意义。但头孢菌素类与氨基糖苷类合用有可能导致肾毒性增强。

（2）Ⅱ、Ⅲ类联合应用常有相加作用。因为Ⅱ、Ⅲ类抗菌药的作用机制都是干扰敏感菌的蛋白质合成，只是干扰的环节不同。因此有相加作用。

（3）Ⅲ、Ⅳ类联合应用一般可获得相加作用。

（4）Ⅰ、Ⅳ类合用对两者的作用无重大影响，若有联合用药指征时，亦可合用。如流行性脑膜炎，青霉素与磺胺嘧啶（SD）合用可提高疗效。

（5）Ⅰ、Ⅲ类联合应用理论上产生拮抗作用。传统的观点认为β内酰胺类（青霉素类、头孢菌素类）与大环内酯类抗生素联合是不合理的，后者能迅速抑制细菌蛋白质合成，阻止细菌生长、繁殖，而使细菌处于静止状态，致使前者干扰细胞壁合成的作用不能充分发挥，从而降低杀菌效果。然而，实际有确切临床报道的仅见于青霉素与四环素、氯霉素的联合可产生拮抗作用。近年来国内外大量的临床研究结果表明，β内酰胺类与大环内酯类抗生素联合并无确切的拮抗作用。中华医学会呼吸病学分会制订的《社区获得性肺炎诊治指南》中也推荐β内酰胺类联合大环内酯类抗生素作为社区获得性肺炎的治疗方案。其相关依据：①两类药联合可扩大抗菌谱。β内酰胺类通过阻止G^+菌细胞壁的合成而达到杀菌作用，而大环内酯类抗生素通过抑制细菌蛋白质的合成发挥作用，近年来新开发的新型大环内酯类如克拉霉素、阿奇霉素等，具有很强的细胞内穿透作用，对非典型病原体如支原体、衣原体、

军团菌等有杀灭作用。而在肺炎的病原体中非典型病原体有增多趋势，因此两类药联合可扩大抗菌谱。②临床研究表明在两类药联合应用时，注意给药顺序即先给Ⅰ类、后给Ⅲ类，可避免或减少拮抗作用的发生。

八、抗菌药物的预防应用

抗菌药物的预防应用一般应遵循以下原则：

1. 抗菌药物预防应用要严加控制或尽量避免特别是以下情况不考虑使用

（1）已明确为单纯性病毒感染，且继发细菌感染的可能性较小者不需预防应用抗菌药物。

（2）预防性应用的抗菌药物应具备安全、有效、不良反应少、给药方便、价格低廉等特点，而不能盲目地选用广谱抗菌药，或多种药物联用。

（3）清洁手术时间较短者，可不用抗菌药物。

2. 抗菌药物预防应仅限以下少数情况

（1）如果不用药一旦感染后果严重，且预防用药应有相当或一定效果者。如风湿热病人定期采用青霉素 G，以消灭咽部溶血性链球菌，防止风湿复发。

（2）预防继发感染，如预防昏迷、休克和麻疹继发的细菌感染。

（3）在健康人群或个体中，针对某种特定细菌感染作预防应用，如脑膜炎球菌引起的脑膜炎流行时，抗菌药的群体性预防应用。

（4）如有感染高危因素、有污染的手术患者，预防应用抗菌药能降低手术切口的感染率。但应严格掌握适应证，必须根据本地区或本院可能流行的致病菌、手术污染程度、手术创伤程度、手术持续时间等因素，合理选用抗菌药物。已证实术后持续预防用药超过 42h，不仅增加医疗费用和耐药菌株的产生，甚至诱发二重感染，不良后果十分明显。

（汪 洋）

第二节 β－内酰胺类

一、青霉素类

根据抗菌谱和抗菌作用的特点，本类药物可分为：

（1）主要作用于革兰阳性细菌的药物，如青霉素 G（penicillin G）、普鲁卡因青霉素（procaine benzylpenicdlin）、苄星青霉素（benzathine benzylpenicillin）、青霉素 V（苯氧甲基青霉素）。此类青霉素对革兰阳性需氧和厌氧菌、革兰阴性球菌、百日咳杆菌、嗜血杆菌、各种致病螺旋体、多数放线菌属等均有强大抗菌活性。但分枝杆菌、支原体、衣原体、立克次体、奴卡菌和真菌、原虫等均对之耐药。

（2）耐青霉素酶青霉素类，如甲氧西林（methicillin）、苯唑西林（oxacillin）、氯唑西林（cloxacil-lin）、双氯西秫（dicloxacillin）、氟氯西林（flucloxacillin）等。此组青霉素耐青霉素酶，对葡萄球菌（金黄色葡萄球菌和凝固酶阴性葡萄球菌）不产酶和产青霉素酶株均有良好抗菌作用，对其他细菌的活性则较青霉素为差。其中体外抗菌活性以甲氧西林最差，双氯西林和氟氯西林最强。

（3）广谱青霉素类：有氨苄西林（ampicillin）、阿莫西林（amoxicillin）以及氨苄西林的酯化物匹氨西林（pivampicillin）、巴氨西林（bacampicillin）等。氨苄西林的抗菌作用与青霉素相仿，对链球菌属的活性略逊于青霉素，对肠球菌属的活性则较强。此外，对流感嗜血杆菌、沙门菌属、志贺菌属、大肠埃希菌以及某些肠杆菌科细菌也有良好抗菌作用。阿莫西林为氨苄西林的同类品，其抗菌谱和抗菌作用与氨苄西林基本相同，但杀菌作用较强。

（4）对铜绿假单胞菌有活性的广谱青霉素类：包括羧基青霉素如羧苄西林（carbenicillin）、替卡西林（ticarcillin）、以及脲基青霉素如哌拉西林（piperacillin）和苯咪唑青霉素，如阿洛西林（azlocillin）和美洛西林（mezloallin）等。此组青霉素的抗菌谱和氨苄西林相仿，但对肠杆菌科细菌的作用更广更强，对铜绿假单胞菌亦有良好作用。脲基青霉素的抗菌作用比羧基青霉素强。

（5）主要作用于革兰阴性杆菌的青霉素类：如美西林（mecillinam）、匹美西林（pivmeeillinam）。此组青霉素对肠杆菌科细菌有良好抗菌作用，对革兰阳性菌、铜绿假单胞菌和拟杆菌属多无抗菌活性。匹美西林是美西林的酯化物，需水解形成美西林后才能发挥抗菌活性。

【药理作用】

青霉素类主要通过干扰细菌细胞壁的合成而产生抗菌作用，其与细菌体内的青霉素结合蛋白有高度亲和力，两者结合后干扰细菌细胞壁的合成，导致细菌生长停止、溶解和死亡。

细菌对青霉素类药物产生耐药性主要有三种机制：①细菌产生 β - 内酰胺酶，使青霉素类水解灭活。②细菌体内药物作用靶位青霉素结合蛋白发生改变，致药物不能与之结合而产生抗菌作用。③细菌细胞壁对青霉素类的渗透性减低，致使药物进入减少。其中以第一种机制最为常见，也最重要。

【临床应用】

青霉素目前仍为治疗多种革兰阳性菌感染的重要药物，适用于溶血性链球菌、肺炎链球菌、对青霉素敏感（不产青霉素酶）金葡菌等革兰阳性球菌所致的感染，包括败血症、肺炎、脑膜炎、咽炎、扁桃体炎、中耳炎、猩红热、丹毒等，也可用于治疗草绿色链球菌和肠球菌心内膜炎，以及破伤风、气性坏疽、炭疽、白喉、流行性脑脊髓膜炎、李斯特菌病、鼠咬热、梅毒、淋病、雅司、回归热、钩端螺旋体病、奋森咽峡炎、放线菌病等。青霉素尚可用于风湿性心脏病或先天性心脏病患者进行某些操作或手术时，预防心内膜炎发生。

普鲁卡因青霉素的抗菌谱与青霉素基本相同，供肌肉注射，对敏感细菌的有效浓度可持续24h，适用于敏感细菌所致的轻症感染。苄星青霉素的抗菌谱与青霉素相仿，本药为长效制剂，肌肉注射120万IU后血中低浓度可维持4周。本药用于治疗溶血性链球菌咽炎及扁桃体炎，预防溶血性链球菌感染引起的风湿热；本药亦可用于治疗梅毒。青霉素V对酸稳定，可口服。抗菌作用较青零索为差，适用于敏感革兰阳性球菌引起的轻症感染。

耐青霉素酶青霉素类抗菌谱与青霉素相仿，但抗菌作用较差，对青霉素酶稳定；因产酶而对青霉素耐药的葡萄球菌对本类药物敏感，但甲氧西林耐药葡萄球菌对本类药物耐药。主要适用于产青霉素酶的葡萄球菌（甲氧西林耐药者除外）感染，如败血症、脑膜炎、呼吸道感染、软组织感染等；也可用于溶血性链球菌或肺炎链球菌与耐青霉素葡萄球菌的混合感染。单纯肺炎链球菌、溶血性链球菌或青霉素敏感葡萄球菌感染则不宜采用。

氨苄西林与阿莫西林的抗菌谱较青霉素为广，对部分革兰阴性杆菌（如流感嗜血杆菌、大肠埃希菌、奇异变形杆菌）亦具抗菌活性。对革兰阳性球菌作用与青霉素相仿。本类药物适用于敏感细菌所致的呼吸道感染、尿路感染、胃肠道感染、皮肤软组织感染、脑膜炎、败血症、心内膜炎等。氨苄西林为肠球菌感染的首选用药。

哌拉西林、阿洛西林和美洛西林对革兰阴性杆菌的抗菌谱较氨苄西林为广，抗菌作用也增强。除对部分肠杆菌科细菌外，对铜绿假单胞菌亦有良好抗菌作用；适用于肠杆菌科细菌及铜绿假单胞菌所致的呼吸道感染、尿路感染、胆道感染、腹腔感染、皮肤软组织感染等。

【不良反应】

1. 变态反应　青霉素类尤其青霉素最易引起变态反应，其中以皮疹最常见，以过敏性休克最严重。过敏性休克一旦发生，必须就地抢救，立即给患者肌肉注射0.1%肾上腺素0.5～1.0ml，辅以其他抗休克治疗。为防止严重变态反应的发生，用任何一种青霉素制剂前必须详细询问过去用药史、青霉素过敏史及过敏性疾病史等。应用青霉素类制剂前必须先做青霉素皮试，青霉素皮试对预测青霉素过敏有重要作用，但皮试阴性者不能排除出现过敏反应的可能。有青霉素过敏史者不宜进行皮试，宜改用其他药物。其他变态反应尚有药疹、接触性皮炎、血清病样反应、哮喘发作等。

2. 毒性反应　少见，青霉素肌肉注射区可发生周围神经炎。鞘内注射超过2万IU或静脉滴注大剂量青霉素类药物可引起肌肉阵挛、抽搐、昏迷等。应用普鲁卡因青霉素后个别患者可出现焦虑、发热、呼吸急促、幻觉、抽搐、昏迷等。应用某些半合成青霉素可出现肝功能异常。大剂量青霉亲类钠盐可能导致高血钠症、低血钾症。青霉素钾盐不可快速静脉滴注，以免引起心脏停搏。

3. 其他　长期、大剂量青霉素类药物的应用可引起菌群失调或其他耐药菌所致的二重感染。用青霉素治疗梅毒或其他感染时可有症状加剧现象，称赫氏反应。梅毒患者经青霉素治疗后病灶消炎过快，组织修补过迟或纤维组织收缩，妨碍器官功能者称治疗矛盾。

【注意事项】

（1）无论采用何种给药途径，用青霉素类药物前必须详细询问患者有无青霉素类过敏史、其他药物过敏史及过敏性疾病史，并须先做青霉素皮肤试验。

（2）过敏性休克一旦发生，必须就地抢救，并立即给病人注射肾上腺素，并给予吸氧、应用升压药、肾上腺皮质激素等抗休克治疗。

（3）全身应用大剂量青霉素可引起腱反射增强、肌肉痉挛、抽搐、昏迷等中枢神经系统反应（青霉素脑病），此反应易出现于老年和肾功能减退患者。

（4）青霉素不用于鞘内注射。

（5）青霉素类可经乳汁排出少量，乳母用青霉素类药后可使婴儿致敏，因此在用药期间宜停本类药物。

（6）静脉注射或滴注时宜单独滴注，不宜与其他类药物同瓶滴注，以免引起相互作用。对不严格限盐及输液速度的病人，应选用生理盐水作为溶剂配制，不宜用葡萄糖溶液，且高浓度、短时间、分次给药、每次静滴时间不宜超过 1h，以延长血药浓度超过致病菌的 MIC 的时间比，达到最佳的杀菌效能。

（7）氨苄西林浓溶液不稳定，需要稀释后较使用。本类药物在 pH 碱性溶液中易失去活性。

二、头孢菌素类

根据其抗菌谱、抗菌活性、对 β 内酰胺酶的稳定性以及肾毒性的不同，头孢菌素类药物目前分为四代。

第一代头孢菌素虽对青霉素酶稳定，但可为许多革兰阴性菌产生的内酰胺酶所破坏，主要作用于各种需氧革兰阳性球菌，仅对少数革兰阴性杆菌有一定抗菌活性；常用的注射剂有头孢唑林（cefazolin）、头孢噻吩（cefalothin）、头孢拉定（cefradine）等，口服制剂有头孢拉定、头孢氨苄（cefalexin）和头孢羟氨苄（cefadroxil）等。

第二代头孢菌素多数 β 内酰胺酶较第一代稳定，抗菌谱亦较广，对革兰阳性球菌的活性与第一代相仿或略差，对部分革兰阴性杆菌亦具有抗菌活性，但对某些肠杆菌科细菌和铜绿假单胞菌等抗菌活性仍差。注射剂有头孢呋辛（cefuroxime）、头孢替安（cefuroxime）等，口服制剂有头孢克洛（cefaclor）、头孢呋辛酯（cefaclor）和头孢丙烯（cefprozi）等。

第三代头孢菌素对对多数革兰阴性菌产生的 β - 内酰胺酶高度稳定，对肠杆菌科细菌等革兰阴性杆菌具有强大抗菌作用，头孢他啶（ceftazidime）和头孢哌酮（ceftazidime）除肠杆菌科细菌外对铜绿假单胞菌亦具高度抗菌活性；注射品种有头孢噻肟（cefotaxime）、头孢曲松（ceftriaxone）、头孢他啶、头孢哌酮等，口服品种有头孢克肟（cefixime）和头孢泊肟酯（cefixime）等，口服品种对铜绿假单胞菌均无作用。

第四代头孢菌素抗菌谱和抗菌活性与第三代基本相仿，但对葡萄球菌属等革兰阳性球菌的作用增强，对 β - 内酰胺酶中染色体介导的 I 型酶稳定。常用者为头孢吡肟（cefepime）、头孢匹罗（cefpirome），它对肠杆菌科细菌作用与第三代头孢菌素大致相仿，其中对阴沟肠杆菌、产气肠杆菌、柠檬酸菌属等的部分菌株作用优于第三代头孢菌素，对铜绿假单胞菌的作用与头孢他啶相仿，对金变色葡萄球菌等的作用较第三代头孢菌素略强。

【药理作用】

（1）第一代头孢菌素主要作用于革兰阳性球菌，包括产青霉素酶葡萄球菌，对大肠埃希菌、奇异变形杆菌、某些沙门菌属、志贺菌属也有一定活性，对 β 内酰胺酶不稳定，对铜绿假单胞菌及其他假单胞菌属无作用。

（2）第二代头孢菌素对革兰阳性菌的作用与第一代品种相仿或略差，对革兰阴性杆菌的作用则较后者强。本组品种对假单胞菌属无作用。

（3）第三代头孢菌素对肠杆菌科细菌有强大活性，但不动杆菌属常耐药，枸橼酸杆菌属、肠杆菌属和沙雷菌属的部分菌株也可耐药。甲氧西林敏感葡萄球菌对第三代头孢菌素的敏感性较第一代差。

（4）第四代头孢菌素对革兰阳性球菌及产青霉素酶葡萄球菌的活性较第三代品种为强，但仍较第一代品种差；枸橼酸菌属、肠杆菌属、沙雷菌等对第四代常较敏感，本组品种大多对铜绿假单胞菌和其他假单胞菌属仍具良好作用。

耐甲氧西林葡萄球菌、肠球菌属对头孢菌素类均耐药，李斯特菌属通常耐药。

头孢菌素类的作用机制以及细菌的耐药机制均与青霉素类相同。

【临床应用】

（1）第一代头孢菌素：注射剂主要适用于甲氧西林敏感葡萄球菌、溶血性链球菌和肺炎链球菌所致的上、下呼吸道感染、皮肤软组织感染、尿路感染、败血症、心内膜炎等；亦可用于流感嗜血杆菌、奇异变形杆菌，大肠埃希菌敏感株所致的尿路感染以及肺炎等。头孢唑林常用于预防手术后切口感染。头孢拉定、头孢氨苄等口服剂的抗菌作用较头孢唑林为差，主要适用于治疗敏感菌所致的轻症病例。

（2）第二代头孢菌素：主要用于治疗甲氧西林敏感葡萄球菌、链球菌属、肺炎链球菌等革兰阳性球菌，以及流感嗜血杆菌、大肠埃希菌、奇异变形杆菌等中的敏感株所致的呼吸道感染、尿路感染、皮肤软组织感染、败血症、骨、关节感染和腹腔、盆腔感染。用于腹腔感染和盆腔感染时需与抗厌氧菌药合用。头孢呋辛尚可用于对磺胺药、青霉素或氨苄西林耐药的脑膜炎球菌、流感嗜血杆菌所致脑膜炎的治疗，也用于手术前预防用药。头孢克洛、头孢呋辛酯、头孢丙烯等口服剂，主要适用于上述感染中的轻症病例。头孢呋辛酯口服尚可用于淋病奈瑟球菌（包括产青霉素酶菌株）所致单纯性淋菌性尿道炎、宫颈炎、直肠肛门感染。

（3）第三代头孢菌素：适用于敏感肠杆菌科细菌等革兰阴性杆菌所致严重感染，如下呼吸道感染、败血症、腹腔感染、肾盂肾炎和复杂性尿路感染、盆腔炎性疾病、骨关节感染、复杂性皮肤软组织感染、中枢神经系统感染等。治疗腹腔、盆腔感染时需与抗厌氧菌药如甲硝唑合用。本类药物对化脓性链球菌、肺炎链球菌、甲氧西林敏感葡萄球菌所致的各种感染亦有效，但并非首选药。头孢他啶、头孢哌酮尚可用于铜绿假单胞菌所致的各种感染。

（4）第四代头孢菌素：适应证与第三代头孢菌素相同，尚可用于对第三代头孢菌素耐药而对其敏感的产气肠杆菌、阴沟肠杆菌、沙雷菌属等细菌感染，亦可用于中性粒细胞缺乏伴发热患者的经验治疗。

所有头孢菌素类对甲氧西林耐药葡萄球菌和肠球菌属抗菌作用均差，故不宜选用于治疗上述细菌所致感染。

【不良反应】

头孢菌素类毒性低，不良反应较少，常见者如皮疹、发热等变态反应，但较青霉素类少见，尤其是过敏性休克。肌肉注射可引起局部疼痛，常需与利多卡因混合注射。口服制剂常可引起胃肠道反应，偶可引起 ALT、AST 增高等。①第一代注射用头孢菌素有潜在肾毒性，应避免剂量过大，与其他肾毒性药物联合应用时需注意观察肾功能。②应用头孢哌酮、头孢孟多有时可引起低凝血酶原血症和双硫仑样反应，与其他抗凝血药、水杨酸制剂、非甾体抗炎镇痛剂等合用可增加出血的危险性。合用维生素 K_1 可防止出血，用药期间不能饮酒。③偶见二重感染和假膜性肠炎，腹泻亦可发生。④5%～10%的青霉素类过敏者采用头孢菌素类亦可发生变态反应，故此类患者宜避免用头孢菌素或慎用。

【注意事项】

（1）用药前必须详细询问患者先前有否对头孢菌素类、青霉素类或其他药物的过敏史。有青霉素类、其他β内酰胺类及其他药物过敏史的患者，有明确应用指征时应谨慎使用本类药物。在用药过程中一旦发生变态反应，须立即停药。如发生过敏性休克，须立即就地抢救并予以肾上腺素等相关治疗。

（2）本类药物多数主要经肾脏排泄，中度以上肾功能不全患者应根据肾功能适当调整剂量。中度以上肝功能减退时，头孢哌酮、头孢曲松可能需要调整剂量。

（3）氨基糖苷类和第一代头孢菌素注射剂合用可能加重前者的肾毒性，应注意监测肾功能。

三、单环 β - 内酰胺类

氨曲南（Aztreonam）

1. 其他名称　噻肟单酰胺菌素。

2. 药理作用　氨曲南对大多数需氧革兰阴性菌具有高度的抗菌活性，包括大肠埃希菌、克雷伯菌属的肺炎杆菌和奥克西托菌、产气杆菌、阴沟杆菌、变形杆菌属、沙雷菌属、枸橼酸菌属、志贺菌属等肠杆菌科细菌，以及流感嗜血杆菌、淋球菌、脑膜炎双球菌等。其对铜绿假单胞菌也具有良好的抗菌作用，对某些除铜绿假单胞菌以外的假单胞菌属和不动杆菌属的抗菌作用较差。对葡萄球菌属、链球菌属等需氧革兰阳性菌以及厌氧菌无抗菌活性。氨曲南通过与敏感需氧革兰阴性菌细胞膜上青霉素结合蛋白3（PBP3）高度亲和而抑制细胞壁的合成。与大多数 β - 内酰胺类抗生素不同的是它不诱导细菌产生 β - 内酰胺酶，同时对细菌产生的大多数 β - 内酰胺酶高度稳定。

3. 适应证　适用于治疗敏感需氧革兰阴性菌所致的各种感染，如尿路感染、下呼吸道感染、败血症、腹腔内感染、妇科感染、术后伤口及烧伤、溃疡等皮肤软组织感染等。

4. 用法用量　一般感染：3～4g/d，分2～3次给予。严重感染：一次2g，每天2～3次。无其他并发症的尿路感染：只需用1g，分1～2次给予。患败血症、其他全身严重感染或危及生命的感染应静脉给药，最大剂量每日8g。

（1）静脉滴注：每1g氨曲南至少用注射用水3ml溶解，再用适当输液（0.9%氯化钠注射液、5%或10%葡萄糖注射液或林格注射液）稀释，氨曲南浓度不得超过2%，滴注时间20～60min。

（2）静脉推注：每1g用注射用水6～10ml溶解，于3～5min内缓慢注入静脉。

（3）肌肉注射：每1g用注射用水或0.9%氯化钠注射液3～4ml溶解，深部肌肉注射。

（4）患者有短暂或持续肾功能减退时：宜根据肾功能情况酌情减量。对肌酐清除率10～30ml/min的肾功能损害者，首次用量1g或2g，以后用量减半；对肌酐清除率 <10ml/min，如依靠血液透析的肾功能严重衰竭者，首次用量0.5g、1g或2g，维持量为首次剂量的1/4，间隔时间为6h、8h或12h；对严重或危及生命的感染者，每次血液透析后，在原有的维持量上增加首次用量的1/8。

5. 不良反应　不良反应较少见，全身性不良反应发生率1.0%～1.3%或略低，包括消化道反应，常见为恶心、呕吐、腹泻，及皮肤变态反应。白细胞计数降低、血小板减少、难辨梭菌腹泻、胃肠出血、剥脱性皮炎、低血压、一过性心电图变化、肝胆系统损害、中枢神经系统反应及肌肉疼痛等较罕见。

6. 禁忌　对氨曲南有过敏史者禁用。

7. 注意事项　具体如下。

（1）过敏体质及对其他 β - 内酰胺类抗生素（如青霉素、头孢菌素）有变态反应者慎用。

（2）可与氯霉素磷酸酯、硫酸庆大霉素、硫酸妥布霉素、头孢唑林钠、氨苄西林钠联合使用，但和萘夫西林、头孢拉定、甲硝唑有配伍禁忌。

（3）FDA对本药的妊娠安全性分级为 B 级。

8. 药物相互作用　与氨基糖苷类（硫酸庆大霉素、硫酸妥布霉素、阿米卡星）联用，对铜绿假单胞菌、不动杆菌、大肠埃希菌、沙雷杆菌等起协同抗菌作用。

9. 规格　注射剂：0.5g。

四、碳青霉烯类抗生素

目前在国内应用的碳青霉烯类抗生素有亚胺培南/西司他丁、美罗培南和帕尼培南/倍他米隆。碳青霉烯类抗生素对各种革兰阳性球菌、革兰阴性杆菌（包括铜绿假单胞菌）和多数厌氧菌具强大抗菌活性，对多数 β 内酰胺酶高度稳定，但对甲氧西林耐药葡萄球菌和嗜麦芽窄食单胞菌等抗菌作用差。

主要用于多重耐药但对本类药物敏感的需氧革兰阴性杆菌所致严重感染，包括由肺炎克雷伯菌、大肠埃希菌、阴沟肠杆菌、枸橼酸菌属、黏质沙雷菌等肠杆菌科细菌、铜绿假单胞菌、不动杆菌属等细菌所致败血症、下呼吸道感染、肾盂肾炎和复杂性尿路感染、腹腔感染、盆腔感染等；用于铜绿假单胞菌所致感染时，需注意在疗程中某些菌株可出现耐药。

本类药物不宜用于治疗轻症感染，更不可作为预防用药。原有癫痫等中枢神经系统疾病患者避免应用本类药物。中枢神经系统感染的患者有指征应用美罗培南或帕尼培南时，仍需严密观察抽搐等严重不良反应。肾功能不全者及老年患者应用本类药物时应根据肾功能减退程度减量用药。

（一）厄他培南（Ertapenem）

1. 药理作用　厄他培南为碳青霉烯类抗生素，具有极强的抗菌活性，对革兰阴性菌、革兰阳性菌及厌氧菌都有极强的杀菌作用。与西司他丁的配合极大地提高了其生物活性和生物利用度，是目前较为理想的抗菌药。同时西司他丁的加入不仅能够提高厄他培南的药效，又可提高机体免疫力快速修复已被破坏的免疫系统，中和毒素和排出毒素。

2. 适应证　本品适用于治疗成人由下述细菌的敏感菌株引起的下列中至重度感染。

（1）继发性腹腔感染：由大肠埃希菌、梭状芽泡杆菌、迟缓真杆菌、消化链球菌属、脆弱拟杆菌、吉氏拟杆菌、卵形拟杆菌、多形拟杆菌或单形拟杆菌引起者。

（2）复杂性皮肤及附属器官感染：由金黄色葡萄球菌（仅指对甲氧西林敏感菌株）、化脓性链球菌、大肠埃希菌或消化链球菌属引起者。

（3）社区获得性肺炎：由肺炎链球菌（仅指对青霉素敏感的菌株，包括并发菌血症的病例）、流感嗜血杆菌（仅指β-内酰胺酶阴性菌株）或卡他莫拉球菌引起者。

（4）复杂性尿道感染：由大肠埃希菌或肺炎克雷白杆菌引起者，包括肾盂肾炎。

（5）急性盆腔感染：产后子宫内膜炎、流产感染和妇产科术后感染。

（6）菌血症。

3. 用法用量　静脉输注给药：常用剂量为每次1g，每日1次，最长可使用14d。肌肉注射给药，最长可使用7d。

4. 不良反应

（1）最常见的不良事件：腹泻、输药静脉的并发症、恶心和头痛。

（2）较少见不良反应：头痛、静脉炎、血栓性静脉炎、腹泻、恶心、呕吐。

（3）罕见不良反应：嗜睡、失眠、癫痫发作、精神错乱、低血压、呼吸、呼吸困难、口腔念珠菌病、便秘、反酸等。

5. 禁忌　对本药品中任何成分或对同类的其他药物过敏者禁用。

6. 注意事项

（1）开始本品治疗前，必须向患者仔细询问有关对青霉素、头孢菌素、其他β-内酰胺类抗生素以及其他变态原过敏的情况，并做皮试，如果发生对本品的变态反应，须立即停药。严重的变态反应需要立即进行急救处理。

（2）与其他抗生素一样，延长本品的使用时间可能会导致非敏感细菌的过量生长。如发生了二重感染，应采取适当的措施。

（3）肌肉注射本品时应谨慎，以避免误将药物注射到血管中。盐酸利多卡因是肌肉注射本品的稀释液。

（4）FDA对本药的妊娠安全性分级为B级。

7. 药物相互作用

（1）当厄他培南与丙磺舒同时给药时，丙磺舒与厄他培南竞争肾小管主动分泌，从而抑制后者的肾脏排泄。

（2）厄他培南对β-糖蛋白介导的地高辛或长春碱的转运没有抑制作用，并且厄他培南也不是β-糖蛋白介导转运的底物。对细胞色素6种主要P450（CYP）同工酶（1A2、2C9、2C19、2D6、2E1和3A4）介导的代谢没有抑制作用。

8. 规格　注射剂：1g。

（二）亚胺培南（Imipenem）

1. 药理作用　亚胺培南对革兰阳性、阴性的需氧和厌氧菌具有抗菌作用。抗菌谱包括链球菌、金黄色葡萄球菌、大肠杆菌、克雷白杆菌、不动杆菌部分菌株、流感嗜血杆菌、变形杆菌、沙雷杆菌、绿脓杆菌等。本品有较好的耐酶性能，与其他 β-内酰胺类药物间较少出现交叉耐药性。亚胺培南单独应用，受肾肽酶的影响而分解，在尿液中只能回吸收少量的原形药物。西拉司丁是肾肽酶抑制剂，保护亚胺培南在肾脏中不受破坏，因此在尿液中回吸收的原形药物可达70%。且西拉司丁能抑制亚胺培南进入肾小管上皮组织，因而减少亚胺培南的排泄并减轻药物的肾毒性。

2. 适应证　本品用于敏感菌所致的各种感染，特别适用于多种细菌联合感染和需氧菌及厌氧菌的混合感染，如腹膜炎、肝胆感染、腹腔内脓肿、阑尾炎、妇科感染、下呼吸道感染、皮肤软组织感染、尿路感染、骨关节感染以及败血症等。

3. 用法用量　静脉滴注或肌肉注射，一次 0.25~1.00g，一日 2~4 次。对中度感染一般可按一次 1g、一日 2 次给予。

对肾功能不全者应按肌酐清除率调整剂量：肌酐清除率为 31~70ml/min 的患者，每 6~8h 用 0.5g，每日最大剂量 1.5~2.0g；肌酐清除率为 21~30ml/min 者，每 8~12h 用 0.5g，每日最大剂量 1.0~1.5g；肌酐清除率 6~20ml/min 者，每 12h 用 0.25~0.50g，每日最大剂量 0.5~1.0g。肌酐清除率小于或等于 5ml/min 者，不能使用本品，除非患者在 48h 内进行血液透析。

4. 不良反应

（1）本品静脉使用时速度太快可引起血栓性静脉炎。肌肉注射时可引起局部疼痛、红斑、硬结等，宜注意改换注射部位。

（2）肝脏：可有氨基转移酶、血胆红素或碱性磷酸酶升高。

（3）肾脏：可有血肌酐和血尿素氮升高。但儿童用本药时常可发现红色尿，这是由于药物引起的变色，并非血尿。

（4）可有神经系统方面的症状，如肌痉挛、精神障碍等。

（5）本品可引起恶心、呕吐、腹泻等胃肠道症状，偶可引起假膜性肠炎。

（6）可有嗜酸性粒细胞增多、白细胞减少、中性粒细胞减少、血小板减少或增多、血红蛋白减少等，并可致抗人球蛋白（Coombs）试验阳性。

（7）本品也可致过敏反应，如皮肤瘙痒、皮疹、荨麻疹、药热等。

5. 禁忌　对本品过敏者及以往对 β-内酰胺类药物有过敏性休克史者禁用。

6. 注意事项

（1）静脉滴注可选用等渗氯化钠注射液、5%~10% 葡萄糖注射液作溶剂。每 0.5g 药物用 100ml 溶剂，制成 5mg/ml 液体，缓缓滴入。肌肉注射用 1% 利多卡因注射液作溶剂，以减轻疼痛。

（2）过敏体质者慎用。

（3）本品应在使用前溶解，用盐水溶解的药液只能在室温存放 10h，含葡萄糖的药液只能存放 4h。

（4）亚胺培南经常与西拉司丁制成复方制剂，增强亚胺培南的浓度和减少肾毒性。

（5）FDA 对本药的妊娠安全性分级为 B 级。

7. 药物相互作用　本品不可与含乳酸钠的溶液或其他碱性药液相配伍。

8. 规格　注射剂：0.25g；0.5g；1g（以亚胺培南计量，其中含有等量的西拉司丁钠）。

（三）帕尼培南-倍他米隆（Panipenem-Betamlpron）

1. 其他名称　倍克宁、康彼灵。

2. 药理作用　本品为帕尼培南和倍他米隆的复方制剂。帕尼培南为碳青霉烯类抗生素，其抗菌谱和作用性质类似美罗培南，具有对 β-内酰胺酶高度稳定性和酶抑制作用。倍他米隆无抗菌活性，作为有机阴离子转移抑制剂，通过抑制帕尼培南向肾皮质转移，从而减少帕尼培南在肾组织中的蓄积，降低其肾毒性。本品对葡萄球菌作用优于亚胺培南，对肠球菌、消化链球菌、枸橼酸菌属、克雷白菌属、大肠埃希菌、沙雷菌属、变形杆菌属、流感嗜血杆菌、脆弱拟杆菌作用与亚胺培南－西司他丁钠相似，对铜绿假单胞菌逊于亚胺培南。对军团菌、沙眼衣原体和肺炎衣原体无效。

3. 适应证 用于上述敏感菌引起的败血症、呼吸道感染、泌尿生殖系统感染、胆囊炎、肝脓肿、腹膜炎、眼球炎及中耳炎等。

4. 用法用量 静脉滴注，成人每日 1g，分 2 次用药，滴注时间 30min，最大剂量每日 2g，滴注时间 60min；小儿每日 30 ～ 60mg/kg，分 3 次用药，滴注时间 30min；重症及难治性感染每日 0.1g/kg，最大剂量每日不超过 2g。

5. 不良反应 偶有腹泻、嗳气、呕吐、皮疹，红细胞、血红蛋白和白细胞减少，嗜酸性细胞增多，Cr、BUN 上升，口腔炎，出血倾向等。

6. 禁忌 对本品过敏者及以往对 β－内酰胺类药物有过敏性休克史者禁用。

7. 注意事项

（1）用药前应做皮试过敏试验，阳性者禁用。

（2）用药后尿液呈茶色。

（3）帕尼培胺应与倍他米隆联合使用可降低肾毒性。

（4）新生儿、孕妇、老人、肾功能不全、过敏性疾病及营养不良患者慎用。

8. 药物相互作用 丙磺舒可延长帕尼培胺血清半衰期，提高其血药浓度。本品可促进丙戊酸代谢，降低丙戊酸血药浓度而导致癫痫发作，因此本品不宜与丙戊酸合用。

9. 规格 注射剂：0.25g；0.5g。

（四）美罗培南（Meropenem）

1. 其他名称 倍能、美平。

2. 药理作用 罗培南通过其共价键与参与细胞壁合成的青霉素结合蛋白（PBPs）结合，从而抑制细菌细胞壁的合成，起抗菌作用。美罗培南对革兰阳性菌、革兰阴性菌均敏感，尤其对革兰阴性菌有很强的抗菌活性。90% 以上的铜绿假单胞菌菌株对其高度敏感，最小抑菌浓度（MIC）＜4mg/L；全部嗜血菌（包括耐氨苄西林菌株）对其高度敏感，最小抑菌浓度（MIC）为 0.06 ～ 1.00mg/L；淋球菌对美罗培南也高度敏感，其活性强于亚胺培南 15 倍；表皮葡萄球菌、腐生葡萄球菌和其他凝固酶阴性葡萄球菌对美罗培南敏感；粪肠球菌的大多数菌株对美罗培南高度或中度敏感；美罗培南可抑制几乎全部的脆弱拟杆菌；厌氧菌如消化链球菌属、丙酸杆菌属、放线菌属等也对美罗培南敏感。

3. 适应证 临床上主要适用于敏感菌引起的下列感染。

（1）呼吸系统感染：如慢性支气管炎、肺炎、肺脓疡、脓胸等。

（2）腹内感染：如胆囊炎、胆管炎、肝脓疡、腹膜炎等。

（3）泌尿、生殖系统感染：如肾盂肾炎、复杂性膀胱炎、子宫附件炎、子宫内感染、盆腔炎、子宫结缔组织炎等。

（4）骨关节及皮肤软组织感染：如蜂窝组织炎、肛门周围脓肿、骨髓炎、关节炎、外伤创口感染、烧伤创面感染、手术切口感染、颌骨及颌骨周围蜂窝组织炎等。

（5）眼及耳鼻喉感染。

（6）其他严重感染：如脑膜炎、败血症等。

4. 用法用量

（1）成人常规剂量：每 8h 给药 0.5 ～ 1g。①脑膜炎：每 8h 给药 2g。②有发热特征的中性粒细胞减少症的癌症患者：每 8h 给药 1g。③并发腹内感染和敏感菌引起的腹膜炎：每 8h 给药 1g。④皮肤和软组织感染：每 8h 给药 0.5g。⑤尿路感染：一次 0.5g，一日 2 次。

（2）肾功能不全时剂量：肌酐清除率为 26 ～ 50ml/min 者，每 12h 给药 1g；肌酐清除率为 10 ～ 25ml/min 者，每 12h 给药 0.5g；肌酐清除率小于 10ml/min 者，每 24h 给药 0.5g。

（3）肝功能不全时剂量：轻度肝功不全患者不需调整剂量。

（4）透析时剂量：透析患者在血液透析时建议增加剂量。

（5）小儿剂量：按体重一次 10～20mg/kg，一日 3 次。

5. 不良反应

（1）变态反应：主要有皮疹、瘙痒、药热等变态反应；偶见过敏性休克。

（2）消化系统：主要有腹泻、恶心、呕吐、便秘等胃肠道症状。

（3）肝脏：偶见肝功异常、胆汁郁积型黄疸等。

（4）肾脏：偶见排尿困难和急性肾衰。

（5）中枢神经系统：偶见失眠、焦虑、意识模糊、眩晕、神经过敏、感觉异常、幻觉、抑郁、痉挛、意识障碍等中枢神经系统症状。国外有报道，用药后偶可诱发癫痫发作。

（6）血液系统：偶见胃肠道出血、鼻出血和腹腔积血等出血症状。

（7）注射给药时可致局部疼痛、红肿、硬结，严重者可致血栓性静脉炎。

6. 禁忌　对本品过敏者禁用。

7. 注意事项

（1）慎用：①对 β－内酰胺抗生素过敏患者。②严重肝、肾功能障碍者。③支气管哮喘、皮疹、荨麻疹等过敏体质患者。④癫痫、潜在神经疾患患者。

（2）药物对检验值或诊断的影响：少数患者用药后可出现丙氨酸氨基转移酶、门冬氨酸氨基转移酶升高。

（3）长期用药时应注意监测肝、肾功能和血常规。

（4）由于本品有广谱抗菌活性，因此在尚未确定致病菌前，本品可单独使用。

（5）本品与齐多夫定、昂丹司琼、多种维生素、多西环素、地西泮、葡萄糖酸钙和阿昔洛韦等药有配伍禁忌。

（6）本品用生理盐水或 5% 葡萄糖注射液溶解，不可用灭菌注射用水。

（7）FDA 对本药的妊娠安全性分级为 B 级。

8. 药物相互作用

（1）丙磺舒和本品联合用药可降低本品的血浆清除率，同时延长本品的半衰期。

（2）本品与伤寒活疫苗同用，可能会干扰伤寒活疫苗的免疫反应。

（3）有报道抗癫痫药与本品合用可使抗癫痫药的血浆浓度降低。

9. 规格　注射剂：0.5g；0.25g。

五、其他 β 内酰胺类

（一）头孢霉素类

国内用于临床者为头孢西丁（cefoxitin）和头孢美唑（cefmetazole），其抗菌谱和抗菌作用特点与头孢菌素类相仿，通常将其归入第二代头孢菌素类。头孢西丁具有以下特点：①对革兰阳性菌和奈瑟菌（脑膜炎奈瑟球菌、淋病奈瑟球菌）的作用较头孢噻吩差。②对多数 β 内酰胺酶稳定，对某些肠杆菌科细菌有良好作用，流感嗜血杆菌、军团菌属对本品敏感，肠杆菌属和铜绿假单胞菌均对之耐药。③多数厌氧菌包括脆弱拟杆菌对之敏感。头孢美唑对革兰阳性球菌和肠杆菌科细菌的作用较头孢西丁强，对脆弱拟杆菌的作用稍差，其余作用与头孢西丁相仿。头孢西丁与头孢美唑主要适用于厌氧菌和需氧菌混合感染，如盆腔炎、腹腔感染、肺脓肿等。

（二）氧头孢烯类

代表药物拉氧头孢（latamoxef），具有以下特点：①抗菌谱和抗菌作用与第三代头孢菌素相仿，尤其对革兰阴性菌的活性强。②对葡萄球菌属的活性较头孢噻肟差。③对多数 β 内酰胺酶稳定。④对各种厌氧菌和脆弱拟杆菌具较强抗菌活性。⑤适用证与第三代头孢菌素同。本品不宜用于铜绿假单胞菌感染，但可适用于需氧菌－厌氧菌混合感染。⑥不良反应与其他头孢菌素类相仿。偶见凝血酶原减少和出血症状，应合用维生素 K_1 防止出血。

（三）β内酰胺类/β内酰胺酶抑制剂

由于酶抑制剂可与细菌产生的 β 内酰胺酶结合并使之失去活性，因此保护了复方制剂中的 β 内酰胺类抗生素，使之免遭酶的水解而保持或增强其抗菌活性。目前，临床应用者有阿莫西林/克拉维酸、替卡西林/克拉维酸、氨苄西林/舒巴坦、头孢哌酮－舒巴坦和哌拉西林－三唑巴坦。

本类药物适用于因产 β 内酰胺酶而对 β 内酰胺类药物耐药的细菌感染，但不推荐用于对复方制剂中抗生素敏感的细菌感染和非产 β 内酰胺酶的耐药菌感染。

阿莫西林/克拉维酸适用于产 β 内酰胺酶的流感嗜血杆菌、卡他莫拉菌、大肠埃希菌等肠杆菌科细菌、甲氧西林敏感金黄色葡萄球菌所致鼻窦炎，中耳炎，下呼吸道感染，泌尿生殖系统感染，皮肤，软组织感染，骨、关节感染，腹腔感染，以及败血症等。重症感染者或不能口服者应用本药的注射剂，轻症感染或经静脉给药后病情好转的患者可予口服给药。

氨苄西林/舒巴坦静脉给药及其口服制剂舒他西林的适应证与阿莫西林/克拉维酸同。

头孢哌酮/舒巴坦、替卡西林/克拉维酸和哌拉西林/三唑巴坦仅供静脉使用，适用于产 β－内酰胺酶的大肠埃希菌、肺炎克雷伯菌等肠杆菌科细菌、铜绿假单胞菌和拟杆菌属等厌氧菌所致的各种严重感染。

【注意事项】

（1）应用阿莫西林/克拉维酸、替卡西林/克拉维酸、氨苄西林/舒巴坦和哌拉西林/三唑巴坦前必须详细询问药物过敏史并进行青霉素皮肤试验，对青霉素类药物过敏者或青霉素皮试阳性患者禁用。对以上合剂中任一成分有过敏史者禁用该合剂。

（2）有头孢菌素或舒巴坦过敏史者禁用头孢哌酮/舒巴坦。有青霉察类过敏史的患者确有应用头孢哌酮/舒巴坦的指征时，必须在严密观察下慎用，但有青霉素过敏性休克史的患者，不可选用头孢哌酮/舒巴坦。

（3）应用本类药物时如发生过敏反应，须立即停药；一旦发生过敏性休克，应就地抢救，并给予吸氧及注射肾上腺素、肾上腺皮质激素等抗休克治疗。

（4）中度以上肾功能不全患者使用本类药物时应根据肾功能减退程度调整剂量。

（5）本类药物不推荐用于新生儿和早产儿；哌拉西林/三唑巴也不推荐在儿童患者中应用。

（韩　旭）

第三节　大环内酯类

本类药物应用于临床者有 14 元环大环内酯类中的红霉素（erythromycin）、罗红霉素（rox‑ithromycin）、交沙霉素（josamycin）、克拉霉素（clarithromycin）；15 元环阿奇霉素（azithromy‑cin）；16 元环品种麦迪霉素（medecamycin）、乙酰螺旋霉素（acetylspiramycin）、柱晶白霉素（kitamycin）、罗他霉素（roditamycin）、乙酰麦迪霉素（acetylmedecamycin，米欧卡留素）等。其中阿奇霉素、克拉霉素、罗红霉素为新大环内酯类，其对流感嗜血杆菌、肺炎支原体或肺炎衣原体等的抗微生物活性增强、口服生物利用度提高、给药剂量减小、不良反应亦较少、临床适应证有所扩大。

【药理作用及作用机制】

本类药物以红霉素为代表，主要作用于需氧革兰阳性菌如葡萄球菌属、各组链球菌、肺炎链球菌、白喉棒状杆菌等均具良好抗菌活性，对肠球菌局亦有中度活性。某些革兰阴性菌如脑膜炎奈瑟球菌、淋病奈瑟球菌、流感嗜血杆菌、百日咳杆菌等均对本品敏感；本类药物对脆弱拟杆菌和梭杆菌以外的各种厌氧菌亦具相当作用。此外对军团菌、胎儿弯曲菌、某些螺旋体、肺炎支原体、立克次体属和衣原体同等亦有抑制作用。各种品种中仍以红霉素及其衍生物的抗菌作用为强。

作用机制主要是与核糖核蛋白体的 50s 亚单位相结合，抑制肽酰基转移酶，影响核糖核蛋白体的移位过程，妨碍肽链增长，抑制细菌蛋白质的合成，系抑菌剂。

【临床应用】

1. 红霉素（含琥乙红霉素、依托红霉素、乳糖酸红霉素）

（1）作为青霉素过敏患者的替代药物，用于以下感染：①β 溶血性链球菌、肺炎链球菌中的敏感菌株所致的上、下呼吸道感染。②敏感 β 溶血性链球菌引起的猩红热及蜂窝织炎。③白喉及白喉带菌者。④炭疽、破伤风、气性坏疽、放线菌病。⑤梅毒、李斯特菌病等。

（2）军团菌病。

（3）衣原体属、支原体属等所致的呼吸道及泌尿生殖系统感染。

（4）其他：口腔感染、空肠弯曲菌肠炎、百日咳等。

麦迪霉素、螺旋霉素、乙酰螺旋霉素及交沙霉素，主要用于革兰阳性菌所致呼吸道、皮肤软组织、眼耳鼻喉及口腔等感染的轻症患者。

2. 大环内酯类新品种　除上述适应证外，阿奇霉素可用于军团菌病，阿奇霉素、克拉霉素尚可用于流感嗜血杆菌、卡他莫拉菌所致的社区获得性呼吸道感染，与其他抗菌药物联合用于鸟分枝杆菌复合群感染的治疗及预防。克拉霉素与其他药物联合，可用于幽门螺杆菌感染。

【不良反应】

本类药物不良反应少而轻微。口服制剂常可引起胃肠道症状，有腹泻、恶心、呕吐、胃绞痛、口舌疼痛、胃纳减退等，发生率、反应与剂量大小有关。以红霉素较突出，可能与药物刺激胃肠道有关。静脉给药常可引起血栓性静脉炎，故红霉素静滴时药物浓度不宜超过 1mg/ml。红霉素酯化物可引起肝毒性和肝功能异常。变态反应有荨麻疹及药物热，表现为药物热、皮疹、嗜酸粒细胞增多等，发生率为 0.5% ~1.0%。红霉素醇化物可引起肝毒性和肝功能异常。

【注意事项】

禁用于对红霉素及其他大环内酯类过敏的患者。红霉素及克拉霉素禁止与特非那丁合用，以免引起心脏不良反应。肝功能损害患者如有指征应用时，需适当减量并定期复查肝功能。肝病患者和妊娠期患者不宜应用红霉素酯化物。妊娠期患者有明确指征用克拉霉素时，应充分权衡利弊，决定是否采用。哺乳期患者用药期间应暂停哺乳。乳糖酸红霉素粉针剂使用时必须首先以注射用水完全溶解，加入生理盐水或 5% 葡萄糖溶液中，药物浓度不宜超过 0.1%，缓慢静脉滴注。

（一）红霉素（Erythromycin）

1. 其他名称　新红康。

2. 药理作用　红霉素属大环内酯类抗生素，对葡萄球菌属、各组链球菌和革兰阳性杆菌均具抗菌活性。奈瑟菌属、流感嗜血杆菌、百日咳鲍特菌等也可对本品敏感。本品对除脆弱拟杆菌和梭杆菌属以外的各种厌氧菌亦具抗菌活性；对军团菌属、胎儿弯曲菌、某些螺旋体、肺炎支原体、立克次体属和衣原体属也有抑制作用。本品系抑菌剂，但在高浓度时对某些细菌也具杀菌作用。本品可透过细菌细胞膜，在接近供位（P 位）处与细菌核糖体的 50S 亚基可逆性结合，阻断了转移核糖核酸（t - RNA）结合至 P 位上，同时也阻断了多肽链自受位（A 位）至 P 位的位移，因而细菌蛋白质合成受抑制。红霉素仅对分裂活跃的细菌有效。

3. 适应证　具体如下。

（1）本品作为对青霉素过敏患者治疗下列感染的替代用药：溶血性链球菌、肺炎链球菌等所致的急性扁桃体炎、急性咽炎、鼻窦炎；溶血性链球菌所致的猩红热、蜂窝织炎；白喉及白喉带菌者；气性坏疽、炭疽、破伤风；放线菌病；梅毒；李斯特菌病等。

（2）军团菌病。

（3）肺炎支原体肺炎。

（4）肺炎衣原体肺炎。

（5）其他衣原体属、支原体属所致泌尿生殖系感染。

（6）沙眼衣原体结膜炎。

（7）淋球菌感染。

（8）厌氧菌所致口腔感染。

（9）空肠弯曲菌肠炎。

（10）百日咳。

（11）风湿热复发、感染性心内膜炎（风湿性心脏病、先天性心脏病、心脏瓣膜置换术后）、口腔及上呼吸道医疗操作时的预防用药（青霉素的替代用药）。

4. 用法用量　口服，成人一日 0.75 ~ 2.00g，分 3 ~ 4 次；儿童每日按体重 20 ~ 40mg/kg，分 3 ~ 4 次。治疗军团菌病，成人一次 0.5 ~ 1.00g，一日 4 次。用作风湿热复发的预防用药时，一次 0.25g，一日 2 次。用作感染性心内膜炎的预防用药时，术前 1h 口服 1g，术后 6h 再服用 0.5g。

5. 不良反应　如下所述。

（1）胃肠道反应多见，有腹泻、恶心、呕吐、中上腹痛、口舌疼痛、胃纳减退等，其发生率与剂量大小有关。

（2）肝毒性少见，患者可有乏力、恶心、呕吐、腹痛、发热及肝功能异常，偶见黄疸等。

（3）大剂量（大于等于 4g/d）应用时，尤其肝、肾疾病患者或老年患者，可能引起听力减退，主要与血药浓度过高（大于 12mg/L）有关，停药后大多可恢复。

（4）变态反应表现为药物热、皮疹、嗜酸性粒细胞增多等，发生率 0.5% ~ 1.0%。

（5）其他：偶有心律失常、口腔或阴道念珠菌感染。

6. 禁忌　对大环内酯类药物过敏者禁用。

7. 注意事项　如下所述。

（1）溶血性链球菌感染用本品治疗时，至少需持续 10d，以防止急性风湿热的发生。

（2）为获得较高血药浓度，红霉素需空腹（餐前 1h 或餐后 3h）与水同服。

（3）用药期间定期检查肝功能。肾功能减退患者一般无须减少用量。肝病患者和严重肾功能损害者红霉素的剂量应适当减少。

（4）患者对一种红霉素制剂过敏或不能耐受时，对其他红霉素制剂也能可过敏或不能耐受。

（5）对诊断的干扰：本品可干扰 Higerty 法的荧光测定，使尿儿茶酚胺的测定值出现假性增高。血清碱性磷酸酶、胆红素、丙氨酸氨基转移酶和门冬氨酸氨基转移酶的测定值均可能增高。

（6）因不同细菌对红霉素的敏感性存在一定差异，故应做药敏测定。

（7）FDA 对本药的妊娠安全性分级为 B 级。

8. 药物相互作用　如下所述。

（1）本品可抑制卡马西平和丙戊酸等抗癫痫药的代谢，导致后者的血药浓度增高而发生毒性反应。本品与阿芬太尼合用可抑制后者的代谢，延长其作用时间。本品与阿司咪唑或特非那定等抗组胺药合用可增加心脏毒性，与环孢素合用可使后者血药浓度增加而产生肾毒性。

（2）与氯霉素和林可酰胺类有拮抗作用，不推荐同用。

（3）本品为抑菌剂，可干扰青霉素的杀菌效能，故当需要快速杀菌作用如治疗脑膜炎时，两者不宜同用。

（4）长期服用华法林的患者应用本品时可导致凝血酶原时间延长，从而增加出血的危险性，老年患者尤应注意。两者必须同用时，华法林的剂量宜适当调整，并严密观察凝血酶原时间。

（5）除二羟丙茶碱外，本品与黄嘌呤类合用可使氨茶碱的肝清除减少，导致血清氨茶碱浓度升高和/或毒性反应增加。这一现象在合用 6d 后较易发生，氨茶碱清除的减少幅度与红霉素血清峰值成正比。因此在两者合用疗程中和疗程后，黄嘌呤类的剂量应予调整。

（6）与其他肝毒性药物合用可能增强肝毒性。

（7）大剂量红霉素与耳毒性药物合用，尤其在肾功能减退患者可能增加耳毒性。

（8）与洛伐他丁合用时可抑制其代谢而使血药浓度上升，可能引起横纹肌溶解，与咪达唑仑或三唑仑合用时可减少二者的清除而增强其作用。

9. 规格　片剂：0.125g（12.5 万 IU）；0.25g（25 万 IU）。

（二）罗红霉素（Roxithromycin）

1. 其他名称　罗希红霉素、罗迈新。

2. 药理作用　本品为半合成的 14 元环大环内酯类抗生素。抗菌谱与抗菌作用基本与红霉素相仿，对革兰阳性菌的作用较红霉素略差，对嗜肺军团菌的作用较红霉素强。对肺炎衣原体、肺炎支原体、溶脲支原体的抗微生物作用与红霉素相仿或略强。

3. 适应证　本品适用于化脓性链球菌引起的咽炎及扁桃体炎，敏感菌所致的鼻窦炎、中耳炎、急性支气管炎、慢性支气管炎急性发作，肺炎支原体或肺炎衣原体所致的肺炎，沙眼衣原体引起的尿道炎和宫颈炎，敏感细菌引起的皮肤软组织感染。

4. 用法用量　空腹口服，一般疗程为 5～12d。成人一次 150mg，一日 2 次；也可一次 300mg，一日 1 次。儿童一次按体重 2.5～5.0mg/kg，一日 2 次。

5. 不良反应　主要不良反应为腹痛、腹泻、恶心、呕吐等胃肠道反应，但发生率明显低于红霉素。偶见皮疹、皮肤瘙痒、头昏、头痛、肝功能异常（ALT 及 AST 升高）、外周血细胞下降等。

6. 禁忌　对本品、红霉素或其他大环内酯类药物过敏者禁用。

7. 注意事项　如下所述。

（1）肝功能不全者慎用。严重肝硬化者的半衰期可延长至正常水平 2 倍以上，如确实需要使用，则一次给药 150mg，一日 1 次。

（2）轻度肾功能不全者不需做剂量调整，严重肾功能不全者给药时间延长 1 倍（一次给药 150mg，一日 1 次）。

（3）本品与红霉素存在交叉耐药性。

（4）食物对本品的吸收有影响，进食后服药会减少吸收，与牛奶同服可增加吸收。

（5）服用本品后可影响驾驶及机械操作能力。

8. 药物相互作用　如下所述。

（1）不与麦角胺、双氢麦角胺、溴隐亭、特非那定、酮康唑及西沙必利配伍。

（2）对氨茶碱的代谢影响小，对卡马西平、华法林、雷尼替丁及其他制酸药基本无影响。

9. 规格　片剂：50mg；75mg；150mg。

（三）克拉霉素（Clarithromycin）

1. 其他名称　甲红霉素、甲氧基红霉素、克拉仙。

2. 药理作用　本品为大环内酯类抗生素，对革兰阳性菌如金黄色葡萄球菌、链球菌、肺炎球菌等，部分革兰阴性菌如流感嗜血杆菌、百日咳杆菌、淋病奈瑟菌、嗜肺军团菌，部分厌氧菌如脆弱拟杆菌、消化链球菌、痤疮丙酸杆菌等及支原体有抑制作用。本品特点为在体外的抗菌活性与红霉素相似，但在体内对部分细菌如金黄色葡萄球菌、链球菌、流感嗜血杆菌等的抗菌活性比红霉素强。本品与红霉素之间有交叉耐药性。本品的作用机制是通过阻碍细胞核蛋白 50S 亚基的联结，抑制蛋白合成而产生抑菌作用。

3. 适应证　适用于敏感菌所引起的下列感染。

（1）鼻咽感染：扁桃体炎、咽炎、鼻窦炎。

（2）下呼吸道感染：急性支气管炎、慢性支气管炎急性发作和肺炎。

（3）皮肤软组织感染：脓疱病、丹毒、毛囊炎、疖和伤口感染。

（4）急性中耳炎、肺炎支原体肺炎、沙眼衣原体引起的尿道炎及宫颈炎等。

（5）也用于军团菌感染，或与其他药物联合用于鸟分枝杆菌感染、幽门螺杆菌感染的治疗。

4. 用法用量　成人口服，常用量一次 250mg，每 12h 1 次；重症感染者一次 500mg，每 12h 1 次。根据感染的严重程度应连续服用 6～14d。

儿童口服，6 个月以上的儿童，按体重一次 7.5mg/kg，每 12h 1 次。或按以下方法给药：体重 8～11kg，一次 62.5mg，每 12h 1 次；体重 12～19kg，一次 125mg，每 12h 1 次；体重 20～29kg，一次

187.5mg，每12h 1次；体重 30～40kg，一次 250mg，每12h 1次。根据感染的严重程度应连续服用 5～10d。

5. 不良反应 具体如下。

（1）主要有口腔异味（3%），腹痛、腹泻、恶心、呕吐等胃肠道反应（2%～3%），头痛（2%），血清氨基转移酶短暂升高。

（2）可能发生变态反应，轻者为药疹、荨麻疹，重者为过敏及 Stevens – Johnson 综合征。

（3）偶见肝毒性、艰难梭菌引起的假膜性肠炎。

6. 禁忌 具体如下。

（1）对本品或大环内酯类药物过敏者禁用。

（2）某些心脏病（包括心律失常、心动过缓、QT 间期延长、缺血性心脏病、充血性心力衰竭等）患者禁用。

7. 注意事项 如下所述。

（1）肝功能损害、中度至严重肾功能损害者慎用。

（2）肾功能严重损害者（肌酐清除率小于 30ml/min）须做剂量调整。常用量为一次 250mg，一日 1次；重症感染者首剂 500mg，以后一次 250mg，一日 2次。

（3）本品与红霉素及其他大环内酯类药物之间有交叉过敏和交叉耐药性。

（4）与别的抗生素一样，可能会出现真菌或耐药细菌导致的严重感染，此时需要中止使用本品，同时采用适当的治疗。

（5）本品可空腹口服，也可与食物或牛奶同服，与食物同服不影响其吸收。

（6）血液或腹膜透析不能降低本品的血药浓度。

（7）FDA 对本药的妊娠安全性分级为 C 级。

8. 药物相互作用 如下所述。

（1）本品与地高辛合用会引起地高辛血药浓度升高，应进行血药浓度监测。

（2）HIV 感染的成年人同时口服本品和齐多夫定时，本品会干扰后者的吸收使其稳态血药浓度下降，应错开服用时间。

（3）与利托那韦合用本品代谢会明显被抑制，故本品每天剂量大于1g 时，不应与利托那韦合用。

（4）与氟康唑合用会增加本品血药浓度。

（5）其他注意事项参阅红霉素。

9. 规格 片剂：5mg；125mg。颗粒剂：2g；0.125g。

（四）阿奇霉素（Azitromycin）

1. 其他名称 阿奇红霉素、阿红霉素、氮甲红霉素。

2. 药理作用 阿奇霉素系通过阻碍细菌转肽过程，从而抑制细菌蛋白质的合成。本品的抗菌谱与红霉素相近，作用较强，对流感嗜血杆菌、淋球菌的作用比红霉素强 4 倍，对军团菌强 2 倍。对绝大多数革兰阴性菌的 MIC < 1μg/ml，对梭状芽孢杆菌的作用也比红霉素强。在应用于金黄色葡萄球菌感染中也比红霉素有效。此外，对弓形体、梅毒螺旋体也有良好的杀灭作用。

3. 适应证 本品适用于敏感细菌所引起的下列感染：中耳炎、鼻窦炎、咽炎、扁桃体炎等上呼吸道感染；支气管炎、肺炎等下呼吸道感染；皮肤和软组织感染；沙眼衣原体所致单纯性生殖器感染；非多重耐药淋球菌所致的单纯性生殖器感染（需排除梅素螺旋体的并发感染）。

4. 用法用量 如下所述。

（1）沙眼衣原体或敏感淋病奈瑟菌所致性传播疾病：仅需单次口服本品 1g。

（2）小儿咽炎、扁桃体炎：一日按体重 12mg/kg 顿服（一日最大剂量不超过 0.5g），连用 5d。

（3）其他感染：总剂量 1.5g，分 3 次服药，一日 1 次服用本品 0.5g。或总剂量相同，仍为 1.5g，首日服用 0.5g，然后第 2～5d 一日 1 次服用本品 0.25g。

5. 不良反应 患者对本品的耐受性良好，不良反应发生率较低，因不良反应而中断治疗者约

0.3%。不良反应中消化道反应占大多数，主要症状包括腹泻（稀便）、上腹部不适（疼痛或痉挛）、恶心、呕吐，偶见腹胀，一般为轻至中度。偶见氨基转移酶可逆性升高，发生率与其他大环内酯类抗生素及青霉素类相似。曾见一过性轻度中性粒细胞减少症。

6. 禁忌　对阿奇毒素或其他任何一种大环内酯类药物过敏者禁用。

7. 注意事项　如下所述。

（1）轻度肾功能不全患者（肌酐清除率>40ml/min）不需做剂量调整，但阿奇霉素在较严重肾功能不全患者中的使用尚无资料，给这些患者使用阿奇霉素时应慎重。

（2）由于肝胆系统是阿奇霉素排泄的主要途径，肝功能不全者慎用，严重肝病患者不应使用。用药期间定期检查肝功能。

（3）如同其他抗生素制剂一样，在本品疗程中，应对非敏感菌包括真菌所致的二重感染征象进行观察。

（4）用药期间如果发生变态反应（如血管神经性水肿、皮肤反应、Stevens – Johnson 综合征及毒性表皮坏死等），应立即停药，并采取适当措施。

（5）治疗期间，若患者出现腹泻症状，应考虑假膜性肠炎发生。如果诊断确立，应采取相应治疗措施，包括维持水及电解质平衡、补充蛋白质等。

（6）FDA 对本药的妊娠安全性分级为 B 级。

8. 药物相互作用　如下所述。

（1）不宜与含铝或镁的抗酸药同时服用，后者可降低本品血药峰浓度的 30%，但未见对总生物利用度的影响；必须合用时，本品应在服用上述药物前 1h 或服后 2h 给予。

（2）其他药物相互作用参阅红霉素。

9. 规格　片剂：0.125g（12.5 万 IU）；0.25g（25 万 IU）。混悬剂：2g；0.1g（10 万 IU）。注射剂：0.25g（25 万 IU）。

（邵　寅）

第四节　氨基糖苷类

临床常用的主要氨基糖苷类抗生素：①对肠杆菌科和葡萄球菌属细菌有良好抗菌作用，但对铜绿假单胞菌无作用者，如链霉素（streptomycin）、卡那霉素（streptomycin）、核糖霉素（ribostamycin）。其中链霉素对葡萄球菌等革兰阳性球菌作用差，但对结核分枝杆菌有强大作用。②对肠杆菌科细菌和铜绿假单胞菌等革兰阴性杆菌具强大抗菌活性，对葡萄球菌属亦有良好作用者，如庆大霉素（gentamicin）、妥布霉素（tobramycin）、奈替米星（netilmicin）、阿米卡星（amikacin）、异帕米星（isepamicin）、小诺米星（micronomicin）、依替米星（etilmicin）。③抗菌谱与卡那霉素相似，由于毒性较大，现仅供口服或局部应用者有新霉素（neomycin）与巴龙霉素（paromomycin），后者对阿米巴原虫和隐孢子虫有较好作用。此外尚有大观霉素（spectinomycin），用于单纯性淋病的治疗。

本类药物的共同特点：①水溶性好，性质稳定。②抗菌谱广，对葡萄球菌属、需氧革兰阴性杆菌均具良好抗菌活性，某些品种对结核分枝杆菌及其他分枝杆菌属亦有作用。③作用机制主要为抑制细菌核糖体的 30S 亚基，影响细菌合成蛋白质。④细菌不同品种之间有部分或完全性交叉耐药。⑤血清蛋白结合率低，大多低于 10%。⑥胃肠道吸收差，注射给药后大部分经肾以原形排出。⑦具有不同程度肾毒性和耳毒性，并可有对神经肌肉接头的阻滞作用。

【药理作用】

本类药物的抗菌谱广，对需氧革兰阴性杆菌有强大抗菌活性，如大肠埃希菌、克雷伯菌属、变形杆菌属等肠杆菌科细菌、嗜血杆菌属等，对葡萄球菌属亦有良好活性，但对淋病奈瑟球菌、脑膜炎奈瑟球菌等革兰阴性球菌的作用较差；对各组链球菌、肺炎链球菌的作用弱。结核分枝杆菌对链霉素较敏感，对卡那霉素和庆大霉素也有一定敏感性，但后者在治疗剂量时不能达有效浓度。除链霉素、新霉素、卡那霉素、巴龙霉素、核糖霉素外，其余品种对假单胞菌属、不动杆菌属等亦有良好作用。大观霉素主要对淋病奈瑟球菌有高度抗菌活性，对其余革兰阴性杆菌仅具中度作用，故临床上仅适用于治疗淋病奈瑟球菌感染。本类药物对肠球菌属作用差，对厌氧菌无作用。

20世纪80年代后期细菌对氨基糖苷类（尤其庆大霉素）的耐药菌逐年增多，耐药的主要机制：①细菌产生氨基糖苷类钝化酶（乙酰转移酶、磷酸转移酶和核苷转移酶）。②细菌细胞壁渗透性改变或细胞转运系统异常，使药物不能进入细胞内。③作用靶位改变，使药物进入菌体内不能与核糖体结合而发挥抗菌作用。

【临床应用】

（1）肠杆菌科细菌等敏感需氧革兰阴性杆菌所致严重全身感染。

（2）中、重度铜绿假单胞菌感染。治疗此类感染常需与具有抗铜绿假单胞菌作用的β内酰胺类或其他抗生素联合应用。

（3）严重葡萄球菌或肠球菌感染治疗的联合用药之一（非首选）。

（4）链霉素或庆大霉素亦可用于土拉菌病、鼠疫及布鲁菌病，后者的治疗需与其他药物联合应用。链霉素还可与其他抗结核病药联合用于结核病，与青霉素联合治疗草绿色链球菌心内膜炎。

（5）新霉素口服可用于结肠手术前准备，或局部用药。

（6）巴龙霉素可用于肠道隐孢子虫病。

（7）大观霉素仅适用于单纯性淋病。

【不良反应】

本类药物均具不同程度耳毒性（听神经与前庭神经损害）和肾毒性，偶可出现神经肌肉接头阻滞而引起呼吸停止，其他尚可引起 ALT、AST 增高、嗜酸粒细胞增多、中性粒细胞减少、发热、面部麻木、周围神经炎等。

【注意事项】

（1）对氨基糖苷类过敏的患者禁用。

（2）任何一种氨基糖苷类的任一品种均具肾毒性、耳毒性（耳蜗、前庭）和神经肌肉阻滞作用，因此用药期间应监测肾功能（尿常规、血尿素氮、血肌酐），严密观察患者听力及前庭功能，注意观察神经肌肉阻滞症状。一旦出现上述不良反应先兆时，须及时停药。需注意局部用药时亦有可能发生上述不良反应。

（3）宜选用葡萄糖溶液为溶媒，1次/d给药，但每次静脉滴注时间不应小于1h，以免神经肌肉阻滞作用的发生。

（4）氨基糖苷类抗生素对社区获得上、下呼吸道感染的主要病原菌肺炎链球菌、溶血性链球菌抗菌作用差，又有明显的耳、肾毒性，因此对门急诊中常见的上、下呼吸道细菌性感染不宜选用本类药物治疗。由于其毒性反应，本类药物也不宜用于单纯性上、下尿路感染初发病例的治疗。

（5）新生儿、婴幼儿、老年患者应尽量避免使用本类药物。临床有明确指征需应用时，则应进行血药浓度监测，根据监测结果调整给药方案。

（6）妊娠期患者应避免使用。哺乳期患者应避免使用或用药期间停止哺乳。

（7）本类药物不宜与其他肾毒性药物、耳毒性药物、神经肌肉阻滞剂或强利尿剂同用。与注射用第一代头孢菌素类合用时可能增加肾毒性。

（8）本类药物不可用于眼内或结膜下给药，因可能引起黄斑坏死。

（一）阿米卡星（Amikacin）

1. 其他名称　丁胺卡那霉素、阿米卡霉素。

2. 药理作用　本品是一种氨基糖苷类抗生素。本品对多数肠杆菌科细菌，如大肠埃希菌、克雷白菌属、肠杆菌属、变形杆菌属、志贺菌属、沙门菌属、枸橼酸杆菌属、沙雷菌属等均有良好作用，对铜绿假单胞菌及其他假单胞菌、不动杆菌属、产碱杆菌属等亦有良好作用；对脑膜炎奈瑟菌、淋病奈瑟菌、流感嗜血杆菌、耶尔森菌属、胎儿弯曲菌、结核杆菌及某些非结核分枝杆菌属亦具较好抗菌作用，其抗菌活性较庆大霉素略低。本品最突出的优点是对许多肠道革兰阴性杆菌所产生的氨基糖苷类钝化酶稳定，不会为此类酶钝化而失去抗菌活性。在目前所分离到的 12 种钝化酶中，本品仅可为 AAC（6'）所钝化，此外 AAD（4'）和 APH（3'）－Ⅲ偶可导致细菌对本品中度耐药。临床分离的肠杆菌科细菌中对庆大霉素、妥布霉素和奈替米星等氨基糖苷类耐药者60%～70%对本品仍敏感。近年来革兰阴性杆菌中对阿米卡星耐药菌株亦有增多。

革兰阳性球菌中本品除对葡萄球菌属中甲氧西林敏感株有良好抗菌作用外，肺炎链球菌、各组链球菌及肠球菌属对之大多耐药。本品对厌氧菌无效。

3. 适应证　临床主要用于对庆大霉素、卡那霉素耐药的革兰阴性杆菌如大肠杆菌、变形杆菌和铜绿假单胞菌引起的各种感染。

阿米卡星不宜用于单纯性尿路感染初治病例，除非致病菌对其他毒性较低的抗菌药均不敏感。

4. 用法用量　肌肉注射或静脉滴注。

成人无并发症的尿路感染，每 12h 0.2g；用于其他全身感染，按体重每 8h 5mg/kg，或每 12h 7.5mg/kg。成人每天不超过 1.5g，1 个疗程不超过 10 天。新生儿首剂按体重 10mg/kg，继以每 12h 7.5mg/kg。较大儿童用量与成人同。

5. 不良反应　本品的耳毒性和肾毒性与卡那霉素相近，故肾功能减退者、脱水者、老年患者及使用强效利尿剂的患者应慎用或减量。其他不良反应尚有恶心、呕吐、头痛、药物热、关节痛、贫血及肝功能异常等。个别患者可出现过敏性休克。

6. 禁忌　对本品或其他氨基糖苷类过敏者禁用。

7. 注意事项

（1）下列情况宜慎用：①失水：可使血药浓度增高，易产生毒性反应。②第八对脑神经损害：因本品可导致前庭神经和听神经损害。③重症肌无力或帕金森病患者：因本品可引起神经肌肉阻滞作用，导致骨骼肌软弱。④肾功能损害者：因本品具有肾毒性。

（2）对诊断的干扰：本品可使丙氨酸氨基转移酶、门冬氨酸氨基转移酶、血清胆红素浓度及乳酸脱氢酶浓度的测定值增高；血钙、镁、钾、钠浓度的测定值可能降低。

（3）氨基糖苷类与β－内酰胺类（头孢菌素类与青霉素类）混合时可导致相互失活。本品与上述抗生素联合应用时必须分瓶滴注。阿米卡星亦不宜与其他药物同瓶滴注。

（4）应给予患者足够的水分，以减少肾小管损害。

（5）本品干扰正常菌群，长期应用可导致非敏感菌过度生长。

（6）FDA 对本药的妊娠安全性分级为 C 级。

8. 药物相互作用

（1）与强利尿药（如呋塞米、依他尼酸等）联用可加强耳毒性。

（2）与其他有耳毒性的药物（如红霉素等）联合应用，耳毒性可能加强。

（3）与头孢菌素类联合应用，可致肾毒性加强。右旋糖酐可加强本类药物的肾毒性。

（4）与肌肉松弛药或具有此种作用的药物（如地西泮等）联合应用可致神经肌肉阻滞作用的加强。新斯的明或其他抗胆碱酯酶药均可拮抗神经肌肉阻滞作用。

（5）本类药物与碱性药（如碳酸氢钠、氨茶碱等）联合应用，抗菌效能可增强，但同时毒性也相应增强，必须慎重。

（6）对于铜绿假单菌感染常需与抗假单胞菌青霉素类联合应用。但不可同瓶滴注。

9. 规格　注射剂：2ml；100mg；2ml；200mg；2ml；500mg。

（二）庆大霉素（Gentamicin）

1. 药理作用　本品的作用机制是与细菌核糖体 30S 亚单位结合，抑制细菌蛋白质的合成。对各种革兰阴性细菌及革兰阳性细菌都有良好抗菌作用，对各种肠杆菌科细菌如大肠埃希菌、克雷白菌属、变形杆菌属、沙门菌属、志贺菌属、肠杆菌属、沙雷菌属及铜绿假单胞菌等有良好抗菌作用。奈瑟菌属和流感嗜血杆菌对本品中度敏感。对布鲁菌属、鼠疫杆菌、不动杆菌属、胎儿弯曲菌也有一定作用。对葡萄球菌属（包括金黄色葡萄球菌和凝固酶阴性葡萄球菌）中甲氧西林敏感菌株的80%有良好抗菌作用，但甲氧西林耐药株则对本品多数耐药。链球菌属均对本品耐药。本品与β-内酰胺类合用时，多数可获得协同抗菌作用。近年来革兰阴性杆菌对庆大霉素耐药株显著增多。

2. 适应证　适用于治疗敏感革兰阴性杆菌的感染，如败血症、下呼吸道感染、肠道感染、盆腔感染、腹腔感染、皮肤软组织感染、复杂性尿路感染。

治疗腹腔感染及盆腔感染时应与抗厌氧菌药物合用。

3. 用法用量　如下所述。

（1）肌肉注射或稀释后静脉滴注：一次剂量加入50～200ml的0.9%氯化钠注射液或5%葡萄糖注射液中，一日1次静脉滴注时加入的液体量应不少于300ml，使药液浓度不超过0.1%，该溶液应在30～60min内缓慢滴入，以免发生神经肌肉阻滞作用。

成人：一次80mg（8万IU），或按体重一次1.0～1.7mg/kg，每8h1次；或一次5mg/kg，每24h1次。1个疗程为7～14d。

小儿：一次2.5mg/kg，每12h1次；或一次1.7mg/kg，每8h1次。1个疗程为7～14d。期间应尽可能监测血药浓度，尤其新生儿或婴儿。

（2）鞘内及脑室内给药：注射时将药液稀释至不超过0.2%的浓度，抽入5ml或10ml的无菌针筒内，进行腰椎穿刺后先使相当量的脑脊液流入针筒内，再将全部药液于3～5min内缓缓注入。

成人：一次4～8mg，每2～3日1次。

小儿（3个月以上）：一次1～2mg，每2～3日1次。

（3）肾功能减退患者的用量：肾功能正常者每8h1次，一次的正常剂量为1.0～1.7mg/kg；肌酐清除率为10～50ml/min时，每12h1次，一次为正常剂量的30%～70%；肌酐清除率小于10ml/min时，每24～48h给予正常剂量的20%～30%。血液透析后可根据感染严重程度，成人按体重一次补给剂量1.0～1.7mg/kg，小儿（3个月以上）一次补给2.0～2.5mg/kg。

4. 不良反应　如下所述。

（1）用药过程中可能引起听力减退、耳鸣或耳部饱满感等耳毒性反应，影响前庭功能时可发生步履不稳、眩晕。也可能发生血尿、排尿次数显著减少或尿量减少、食欲减退、极度口渴等肾毒性反应。发生率较低者有因神经肌肉阻滞或肾毒性引起的呼吸困难、嗜睡、软弱无力等。偶有皮疹、恶心、呕吐、肝功能减退、白细胞减少、中性粒细胞减少、贫血、低血压等。

（2）少数患者停药后可发生听力减退、耳鸣或耳部饱满感等耳毒性症状，应引起注意。

（3）全身给药并发鞘内注射可能引起腿部抽搐、皮疹、发热和全身痉挛等。

5. 禁忌　对本品或其他氨基糖苷类过敏者禁用。

6. 注意事项　具体如下。

（1）本品有抑制呼吸作用，不得静脉推注。

（2）FDA对本药的妊娠安全性分级：眼部给药和耳部给药为C级，肠道外给药为D级；局部和皮肤外用为C级。

（3）其他注意事项参阅卡那霉素。

7. 药物相互作用　参阅卡那霉素。

8. 规格　注射液：1ml：20mg（2万IU）；1ml：4umg（4万IU）；2ml：8umg（8万IU）。片剂：40mg（4万IU）。颗粒：10mg（1万IU）；40mg（4万IU）。

（三）妥布霉素（Tobramycin）

1. 其他名称　硫酸妥布拉霉素。

2. 药理作用　对革兰阴性杆菌及一些阳性菌具良好的抗菌作用，大肠埃希菌、铜绿假单胞菌及金黄色葡萄球菌对本品的敏感率达80%～90%；本品对流感杆菌、肺炎杆菌、产气杆菌、变异变形杆菌、吲哚阳性变形杆菌、沙雷菌、痢疾杆菌、产碱杆菌等，也均具良好的抗菌作用。

3. 适应证　本品主要用于葡萄球菌和革兰阴性杆菌所致的泌尿系统感染，如肾盂肾炎、膀胱炎、附睾炎、盆腔炎、前列腺炎等；呼吸道感染，如肺炎、急慢性支气管炎等；皮肤软组织及骨、关节感染；腹腔感染；革兰阴性杆菌尤其是铜绿假单胞菌所致的败血症；以及革兰阴性杆菌所致脑膜炎、亚急性细菌性心内膜炎。本品可与青霉素类或头孢菌素类抗生素合用治疗混合性感染、免疫功能低下患者的感染及各种难治性感染。

4. 用法用量　静脉滴注，取本品 80mg 用 5% 葡萄糖注射液或生理盐水稀释至 50～100ml 后，在 20～60min 内滴完，间隔时间为 6～8h。

肾功能正常的患者用药量按体重一日 2～3mg/kg，分 2～4 次给药；严重感染患者为按体重一日 4～5mg/kg，临床症状改善后应降至按体重一日 3mg/kg。

婴儿和儿童用药量为按体重一日 3～5mg/kg。

肾功能障碍或老年患者，需减少首剂用药量或延长给药间隔。

5. 不良反应　不良反应主要是对第八对脑神经及肾脏有毒性，可有听力减退、头昏、眩晕、耳鸣等，以及蛋白尿、管型尿、血尿素氮和血肌酐升高等肾损伤症状。

6. 禁忌　对本品或其他氨基糖苷类过敏者禁用。

7. 注意事项　如下所述。

（1）使用本品时，应避免同时使用有神经毒性和肾毒性的其他抗生素，如氨基糖苷类和多肽类抗生素，同时亦不宜与利尿剂、神经肌肉阻滞剂同时使用。与第一代头孢菌素合用时要严密观察肾功能，特别要注意血钾的变化。

（2）用药期间应注意检查第 8 对脑神经及肾功能有无损害。

（3）在超剂量或出现毒性反应时，采用腹膜透析或血液透析，有助于药物排除。

（4）FDA 对本药的妊娠安全性分级：吸入和肠道外给药为 D 级，眼部给药为 B 级。

8. 药物相互作用　本品不宜与 β－内酰胺类药物同瓶静脉滴注，以免影响本品的抗菌活性。

9. 规格　注射剂：80mg：2ml。

（四）大观霉素（Spectinomycin）

1. 其他名称　奇霉素、壮观霉素、淋必治。

2. 药理作用　本品为链霉菌 Streptomyces Spectabilis 产生的氨基糖苷类抗生素。主要对淋病奈瑟菌有高度抗菌活性，对产生 β－内酰胺酶的淋病奈瑟菌也有良好的抗菌活性；对许多肠杆菌科细菌具中度抗菌活性。普罗威登菌和铜绿假单胞菌通常对本品耐药。对本品耐药的菌株往往对链霉素、庆大霉素、妥布霉素等仍敏感。本品对溶脲支原体有良好作用，对沙眼衣原体和梅毒螺旋体无活性。

3. 适应证　本品为淋病奈瑟菌所致尿道、宫颈和直肠感染的二线用药，主要用于对青霉素、四环素等耐药菌株引起的感染。由于多数淋病患者同时并发沙眼衣原体感染，因此应用本品治疗后应继以 7d 疗程的四环素或多西环素或红霉素治疗。

4. 用法用量　具体如下。

（1）成人：用于宫颈、直肠或尿道淋病奈瑟菌感染，单剂一次肌肉注射 2g；用于播散性淋病，一次肌内注射 2g，每 12h 1 次，共 3 日。一次最大剂量 4g，于左右两侧臀上外侧肌肉注射。

（2）小儿：新生儿禁用。小儿体重 45kg 以下者，按体重单剂一次肌肉注射 40mg/kg；45kg 以上者，单剂一次肌肉注射 2g。临用前，每 2g 本品加入 0.9% 苯甲醇注射液 3.2ml，振摇，使呈混悬液。

5. 不良反应　个别患者偶可出现注射部位疼痛、短暂眩晕、恶心、呕吐及失眠等；偶见发热、皮疹等过敏反应，血红蛋白、血细胞比容减少，肌酐清除率降低，以及碱性磷酸酶、尿素氮和血清氨基转移酶等升高，也有尿量减少的病例发生。

6. 禁忌　对本品和氨基糖苷类抗生素过敏者及肾病患者禁用。新生儿禁用。

7. 注意事项　具体如下。

（1）本品不得静脉给药，仅供肌肉注射。应在臀部肌肉外上方作深部肌肉注射，注射部位一次注射量不超过 2g（5ml）。

（2）本品与青霉素类无交叉过敏性。发生不良反应时，对严重变态反应者可给予肾上腺素、皮质激素及/或抗组胺药物、保持气道通畅、给氧等。

（3）由于本品的稀释液中含 0.9% 的苯甲醇，可能引起新生儿产生致命性喘息综合征，故新生儿禁用。

（4）小儿淋病患者对青霉素类或头孢菌素类过敏者可应用本品。

（5）FDA 对本药的妊娠安全性分级为 B 级。

8. 药物相互作用　如下所述。

（1）本品与碳酸锂合用，可使碳酸锂在个别患者身上出现毒性作用。

（2）碳酸氢钠、氨茶碱等碱性药物，可增强本药的抗菌活性。

9. 规格　注射剂：2g（200 万 IU）。

（五）奈替米星（Netilmicin）

1. 其他名称　乙基西梭霉素、奈替霉素。

2. 药理作用　抗菌作用与庆大霉素基本相似，本品的特点是对氨基苷乙酰转移酶 AAC（3）稳定。对肠杆菌科细菌如大肠埃希菌、克雷白菌属、肠杆菌属、变形杆菌属、志贺菌属、沙门菌属、枸橼酸杆菌属、沙雷菌属、铜绿假单胞菌、硝酸盐阴性杆菌等具良好抗菌作用。

3. 适应证　主要用于上述敏感菌所致呼吸道、消化道、泌尿生殖系、皮肤和软组织、骨和关节、腹腔、创伤等部位感染，也适用败血症。

4. 用法用量　肌肉注射或滴注：成人一日 3～4mg/kg，分 2 次给药；重症一日 4.0～6.5mg/kg，分 2～3 次给药。新生儿一日 4.0～6.5mg/kg，婴儿和儿童一日 5～8mg/kg，分 2～3 次给药。也可一日 4.5～6.0mg/kg，一次肌内注射。

5. 不良反应　吸入用药可有变态反应、哮喘。滴眼可有水肿、中毒性结膜炎、变态反应。本品可引起肾功能和听力损害，用药后患者可出现管型尿，血尿素氮和肌酐值升高等，但症状大都轻微而可逆。本品偶可引起头痛、视力模糊、瘙痒、恶心、呕吐、皮疹、血清转氨酶和碱性磷酸酶增高、嗜酸性粒细胞增高等。

6. 禁忌　对奈替米星或任何一种氨基糖苷类抗生素过敏或有严重反应者禁用。

7. 注意事项　具体如下。

（1）为避免或减少耳毒性、肾毒性反应的发生，治疗期间应定期检查尿常规、血尿素氮、血肌肝等，并应密切观察前庭功能及听力改变。

（2）疗程一般不宜超过 14d，以减少耳毒性、肾毒性的发生。

（3）本品注射给药时不宜与其他药物混合静脉滴注或肌肉注射。

（4）单纯性尿路感染、上呼吸道感染治疗中本品非首选药；败血症治疗中需联合具协同作用的药物；腹腔感染治疗时，宜加用甲硝唑等抗厌氧菌药物。

（5）FDA 对本药的妊娠安全性分级为 D 级。

8. 药物相互作用　避免与其他氨基糖苷类抗生素、万古霉素、多黏菌素、强利尿剂、神经肌肉接头阻滞剂等肾毒性和神经毒性药物同用。

9. 规格　注射剂：50mg；100mg；150mg。

（六）依替米星（Etimicin）

1. 其他名称　硫酸依替米星。

2. 药理作用　本品系半合成水溶性抗生素。具有广谱抗菌性质，抗菌谱类似奈替米星，对于一些常见的革兰阴性和阴性病原菌，本品的抗菌作用与奈替米星相当或略有差别。对一些耐庆大霉素的病原菌仍有较强作用。

3. 适应证　适用于对其敏感细菌的感染。

（1）呼吸道感染：急性支气管炎、慢性支气管炎急性发作、社区肺部感染等。

（2）肾脏和泌尿生殖系统感染：急性肾盂肾炎、膀胱炎、慢性肾盂肾炎或慢性膀胱炎急性发作等。

（3）皮肤软组织和其他感染：皮肤及软组织感染，外伤、创伤、手术、产后的感染，及其他敏感菌感染。

4. 用法用量　成人用量每日 200mg，一次加入 0.9% 氯化钠注射液或 5% 葡萄糖注射液 100ml 中，静脉滴注 1h，每日只用 1 次，连用 3~7d。

5. 不良反应　具体如下。

（1）本品系半合成氨基糖苷类抗生素，其不良反应为耳、肾的不良反应，发生率和严重程度与奈替米星相似。

（2）个别病例可见尿素氮、肌酐、丙氨酸氨基转移酶、门冬氨酸氨基转移酶、碱性磷酸酶等肝肾功能指标轻度升高，但停药后即恢复正常。

（3）本品的耳毒性和前庭毒性主要发生于肾功能不全的患者、剂量过大或过量的患者，表现为眩晕、耳鸣等，个别患者电测听力下降，程度均较轻。

（4）其他罕见的反应有恶心、皮疹、静脉炎、心悸、胸闷及皮肤瘙痒等。

6. 禁忌　对本品及其他氨基糖苷类抗生素过敏者禁用。

7. 注意事项　具体如下。

（1）肾功能受损的患者不宜使用本品。必要时应调整剂量，并应监测血清中硫酸依替米星的浓度。

（2）在使用本品治疗过程中应密切观察肾功能和第八对颅神经功能的变化，并尽可能进行血药浓度检测，尤其是已明确或怀疑有肾功能减退或衰竭患者、大面积烧伤患者、新生儿、早产儿、婴幼儿、老年患者，及休克、心力衰竭、腹腔积液、严重脱水患者，及肾功能在短期内有较大波动者。

（3）本品属氨基糖苷类抗生素，可能发生神经肌肉阻滞现象，因此对接受麻醉剂、琥珀胆碱、筒箭毒碱或大量输入枸橼酸抗凝剂的血液患者应特别注意，一旦出现神经肌肉阻滞现象应停用本品，静脉内给予钙盐进行治疗。

（4）FDA 对本药的妊娠安全性分级为 C 级。

8. 药物相互作用　本品应当避免与其他具有潜在耳毒性、肾毒性药物，如多黏菌素、其他氨基糖苷类等抗生素、强利尿酸及呋塞米（速尿）等联合使用，以免增加肾毒性和耳毒性。

9. 规格　注射剂：50mg（5 万 IU）；0.1g（10 万 IU）。

（七）异帕米星（Isepamicin）

1. 其他名称　异帕沙星、异帕霉素。

2. 药理作用　抗菌谱类似庆大霉素。对大肠埃希菌、枸橼酸杆菌、克雷白杆菌、肠杆菌、沙雷杆菌、变形杆菌、铜绿假单胞菌等有很强的抗菌作用。本品对氨基糖苷类抗生素修饰酶较其他同类药物稳定，因此，耐药菌少，与其他氨基糖苷类抗生素的交叉耐药性也小。本品的作用机制是与细菌核糖体 30S 亚单位结合，抑制细菌蛋白质的合成。

3. 适应证　本品主要适用于敏感菌所致的外伤或烧伤创口感染、肺炎、支气管炎、肾盂肾炎、膀胱炎、腹膜炎及败血症等。

4. 用法用量　肌肉注射或静脉滴注。静脉滴注，一日 1 次给药时，滴注时间不得少于 1h；一日 2 次给药时，滴注时间宜控制为 30~60min。成人一日 400mg，分 1~2 次给药。可根据患者年龄、体质和症状适当调整。

5. 不良反应　具体如下。

（1）常见听力减退、耳鸣或耳部饱满感（耳毒性），血尿、排尿次数显著减少或尿量减少、食欲减退、极度口渴（肾毒性），步履不稳、眩晕（耳毒性，影响前庭），恶心、呕吐。

（2）少见视力减退（视神经炎），呼吸困难、嗜睡、极度软弱无力（神经肌肉阻滞）、皮疹等变态反应，血常规变化，肝功能改变，消化道反应，注射部位疼痛、硬结等。

（3）极少见过敏性休克。

6. 禁忌　具体如下。

（1）对本品或其他氨基糖苷类及杆菌肽过敏者、本人或家族中有人因使用其他氨基糖苷类抗生素引起耳聋者禁用。

（2）肾衰竭者禁用。

7. 注意事项　具体如下。

（1）肾功能不全、肝功能异常、前庭功能或听力减退、失水、依靠静脉高营养维持生命的体质衰弱者，重症肌无力、帕金森病患者，及老年患者慎用。

（2）交叉过敏：对一种氨基糖苷类抗生素如链霉素、庆大霉素过敏的患者，可能对本品过敏。

（3）有条件时疗程中应监测血药浓度（本品血药峰浓度超过 35mg/L，谷浓度超过 10mg/L 时易出现毒性反应），并据此调整剂量，不能测定血药浓度时，应根据测得的肌酐清除率调整剂量，尤其对肾功能减退者、早产儿、新生儿、婴幼儿或老年患者，及休克、心力衰竭、腹腔积液或严重失水等患者。

（4）本品不能静脉注射，以免产生神经肌肉阻滞和呼吸抑制作用。

（5）长期应用本品可能导致耐药菌过度生长，引发二重感染。

（6）应给患者补充足够的水分，以减少肾小管损害。

（7）由于本品可进入脐带血和羊水中，可能引起胎儿的第八对脑神经损害，因此孕妇禁用。

（8）肾功能正常者用药后亦可能产生听力减退。老年患者有可能出现因维生素 K 缺乏而造成出血倾向。

8. 药物相互作用　参阅卡那霉素。

9. 规格　注射剂：2ml：200mg（20 万 IU）。

（八）西索米星（Sisomicin）

1. 其他名称　西梭霉素、西索霉素。

2. 药理作用　本品属氨基糖苷类抗生素。抗菌谱与庆大霉素相似。对金黄色葡萄球菌和大肠埃希菌、克雷白杆菌、变形杆菌、肠杆菌属、铜绿假单胞菌、痢疾杆菌等革兰阴性菌有效。对铜绿假单胞菌的抗菌作用较庆大霉素强，与妥布霉素相近。对沙雷杆菌的作用低于庆大霉素，但高于妥布霉素。

3. 适应证　本品适用于革兰阴性菌（包括铜绿假单胞菌）、葡萄球菌和其他敏感菌所致的下列感染：呼吸系统感染、泌尿生殖系统感染、胆管感染、皮肤和软组织感染、感染性腹泻及败血症等。本品用于上述严重感染时宜与青霉素或头孢菌素等联合应用。

4. 用法用量　肌内注射或静脉滴注。

（1）成人：轻度感染：一日 0.1g；重度感染：一日 0.15g。均分 2～3 次给药。

（2）小儿：按体重一日 2～3mg/kg，分 2～3 次给药。

1 个疗程均不超过 7～10d。有条件时应进行血药浓度监测。

5. 不良反应　如下所述。

（1）常见听力减退、耳鸣或耳部饱满感（耳毒性），血尿、蛋白尿、管型尿、排尿次数显著减少或尿量减少、食欲减退、极度口渴（肾毒性），步履不稳、眩晕（耳毒性，影响前庭），恶心、呕吐。

（2）少见视力减退（视神经炎），呼吸困难、嗜睡、极度软弱无力（神经肌肉阻滞），皮疹等变态反应，血常规变化，肝功能改变，消化道反应，注射部位疼痛、硬结、静脉炎等。

（3）极少见过敏性休克。

6. 禁忌　如下所述。

（1）对本品或其他氨基糖苷类及杆菌肽过敏者、本人或家族中有人因使用链霉素引起耳聋或其他耳聋者禁用。

（2）肾衰竭者禁用。

7. 注意事项　如下所述。

（1）肾功能不全、肝功能异常、前庭功能或听力减退、失水、重症肌无力或帕金森病患者及老年患者慎用。

（2）用药时间一般不宜超过 10d，若必须继续用药时，应对听觉器官和肾功能进行严密监护。

（3）交叉过敏：对一种氨基糖苷类抗生素如链霉素、庆大霉素过敏的患者，可能对本品过敏。

（4）有条件时在疗程中应监测血药浓度（本品血药峰浓度超过 10mg/L，谷浓度超过 2mg/L 时易出现毒性反应），并据此调整剂量，不能测定血药浓度时，应根据测得的肌酐清除率调整剂量，尤其对肾功能减退者、早产儿、新生儿、婴幼儿、老年人，及休克、心力衰竭、腹腔积液或严重失水等患者。

（5）本品不能静脉注射，以免产生神经肌肉阻滞和呼吸抑制作用。

（6）长期应用本品可能导致耐药菌过度生长。

（7）应给患者补充足够的水分，以减少肾小管损害。

8. 药物相互作用　参阅卡那霉素。

9. 规格　注射剂：75mg：1.5ml；100mg：2ml。

（张贵成）

第五节　四环素类

四环素类抗生素包括四环素（tetracycline）、金霉素（chlorteracycline）、土霉素（tetramycin）及半合成四环素类多西环素（doxycycline，强力霉素）、美他环素（metacycline，甲烯土霉素）和米诺环素（nunocycline，二甲胺四环素）。四环素类曾广泛应用于临床，由于常见病原菌对本类药物耐药性普遍升高及其不良反应多见，目前本类药物临床应用已受到很大限制。

【药理作用】

抗菌谱广，对许多革兰阳性和阴性球菌、革兰阴性杆菌和厌氧菌等均具良好抗菌作用。20 世纪 60 年代四环素曾是国内临床应用最普遍的抗生素，目前葡萄球菌属和肠杆菌科细菌对本类药物已大多耐药；但本类药物对嗜血杆菌属、淋病奈瑟球菌、脑膜炎奈瑟球菌、类鼻疽假单胞菌、耶尔森菌属、军团菌属、胎儿弯曲菌、布鲁菌、霍乱弧菌、立克次体、衣原体、支原体属和多种厌氧菌仍有良好作用。细菌对半合成四环素类较天然四环素类更为敏感。

作用机制为与细菌核糖体 30S 亚单位结合，抑制肽链增长和蛋白质合成。本类药物为速效抑菌剂。细菌对本类药物产生耐药性的机制主要是细菌细胞膜上存在着特殊外排系统，使细菌体内的四环素类药物向外泵出而不能发挥抗菌作用，此种耐药性主要通过耐药质粒传递；亦有的细菌可产生一种特殊的蛋白质，保护核糖体免受药物的作用。

【临床应用】

（1）四环素作为首选或选用药物可用于下列疾病的治疗：①立克次体病，包括流行性斑疹伤寒、地方性斑疹伤寒、洛矶山热、恙虫病、柯氏立克次体肺炎和 Q 热。②支原体感染如支原体肺炎、解脲脲原体所致的尿道炎等。③衣原体属感染，包括肺炎衣原体肺炎、鹦鹉热、性病淋巴肉芽肿及沙眼衣原体感染等。④回归热螺旋体所致的回归热。⑤布鲁菌病（需与氨基糖苷类联合应用）。⑥霍乱。⑦土拉热杆菌所致的兔热病。⑧耶尔森菌所致的鼠疫。

（2）四环素类亦可用于对青霉素类抗生素过敏的破伤风、气性坏疽、雅司、梅毒、淋病、非淋菌性尿道炎和钩端螺旋体病的治疗。

（3）也可用于炎症反应显著痤疮的治疗。

【不良反应】

（1）胃肠道症状如恶心、呕吐、上腹不适、腹胀、腹泻等，偶可引起胰腺炎、食管炎和食管溃疡的报道，多发生于服药后立即卧床的患者。

（2）可致肝毒性，通常为脂肪肝变性，妊娠期妇女、原有肾功能损害的患者易发生肝毒性，但肝毒性亦可发生于并无上述情况的患者。四环素所致胰腺炎也可与肝毒性同时发生，患者并不伴有原发肝病。

（3）变态反应：多为斑丘疹和红斑，少数患者可出现荨麻疹、血管神经性水肿、过敏性紫癜、心包炎以及系统性红斑狼疮皮疹加重，表皮剥脱性皮炎并不常见。偶有过敏性休克和哮喘发生。某些用四环素的患者日晒时会有光敏现象。所以，应建议患者服用本品期间不要直接暴露于阳光或紫外线下，一旦皮肤有红斑应立即停药。

（4）血液系统：偶可引起溶血性贫血、血小板减少、中性粒细胞减少和嗜酸粒细胞减少。

（5）中枢神经系统：偶可致良性颅内压增高，可表现为头痛、呕吐、视神盘水肿等。

（6）肾毒性：原有显著肾功能损害的患者可能发生氮质血症加重、高磷酸血症和酸中毒。

（7）二重感染：长期应用可发生耐药金黄色葡萄球菌、革兰阴性杆菌和真菌等引起的消化道、呼吸道和尿路感染，严重者可致败血症。

（8）四环素类的应用可使人体内正常菌群减少，导致 B 族维生素缺乏、真菌繁殖，出现口干、咽炎、口角炎、舌炎、舌苔色暗或变色等。

（9）由于四环素可与牙本质和牙釉质中的磷酸盐结合，因此服用四环素可致牙齿黄染，牙釉质发育不良及龋齿，并可导致骨发育不良。

【注意事项】

（1）禁用于对四环素类过敏的患者。

（2）牙齿发育期患者（胚胎期至 8 岁）接受四环素类可产生牙齿着色及牙釉质发育不良，故妊娠期和 8 岁以下患者不可使用该类药物。

（3）哺乳期患者应避免应用或用药期间暂停哺乳。

（4）四环素类可加重氮质血症，已有肾功能损害者应避免用四环素，但多西环素及米诺环素仍可谨慎应用。四环素类可致肝损害，原有肝病者不宜应用。

（一）多西环素（Doxycycline）

1. 其他名称　盐酸强力霉素、脱氧土霉素。

2. 药理作用　本品为广谱抑菌剂，高浓度时具杀菌作用。作用机制为药物能特异性与细菌核糖体 30S 亚基的 A 位置结合，抑制肽链的增长和影响细菌蛋白质的合成。许多立克次体属、支原体属、衣原体属、非典型分枝杆菌属、螺旋体也对本品敏感。本品对革兰阳性菌作用优于革兰阴性菌，但肠球菌属对其耐药。其他如放线菌属、炭疽杆菌、单核细胞增多性李斯特菌、梭状芽孢杆菌、奴卡菌属、弧菌、布鲁菌属、弯曲杆菌、耶尔森菌对本品敏感。本品对淋病奈瑟菌具一定抗菌活性，但耐青霉素的淋病奈瑟菌对多西环素也耐药。本品与四环素类抗生素不同品种之间存在交叉耐药。

3. 适应证　如下所述。

（1）本品作为选用药物之一可用于下列疾病：①立克次体病，如流行性斑疹伤寒、地方性斑疹伤寒、洛基山热、恙虫病和 Q 热。②支原体属感染。③衣原体属感染，包括鹦鹉热、性病、淋巴肉芽肿、非特异性尿道炎、输卵管炎、宫颈炎及沙眼。④回归热。⑤布鲁菌病。⑥霍乱。⑦兔热病。⑧鼠疫。⑨软下疳。治疗布鲁菌病和鼠疫时需与氨基糖苷类联合应用。

（2）本品可用于对青霉素类过敏患者的破伤风、气性坏疽、雅司、梅毒、淋病和钩端螺旋体病以及放线菌属、李斯特菌感染。

4. 用法用量　如下所述。

（1）抗菌及抗寄生虫感染：成人，第一日 100mg，每 12h 1 次，继以 100~200mg，一日 1 次，或 50~100mg，每 12h 1 次。

（2）淋病奈瑟菌性尿道炎和宫颈炎：一次 100mg，每 12h 1 次，共 7 日。

（3）非淋病奈瑟菌性尿道炎由沙眼衣原体或解脲支原体引起者，以及沙眼衣原体所致的单纯性尿道炎、宫颈炎或直肠感染，均为一次 100mg，一日 2 次，1 个疗程至少 7d。

（4）梅毒：一次 150mg，每 12h 1 次，1 个疗程至少 10d。8 岁以上小儿第一日按体重 2.2mg/kg，每 12h 1 次，继以按体重 2.2~4.4mg/kg，一日 1 次，或按体重 2.2mg/kg，每 12h 1 次。体重超过 45kg 的小儿用量同成人。

（5）预防恶性疟，每周 0.1g；预防钩端螺旋体病，每日 2 次，每次 0.1g。

5. 不良反应　如下所述。

（1）消化系统：本品口服可引起恶心、呕吐、腹痛、腹泻等胃肠道反应。偶有食管炎和食管溃疡的报道，多发生于服药后立即卧床的患者。

（2）肝毒性：脂肪肝患者和妊娠期妇女容易发生，亦可发生于并无上述情况的患者。偶可发生胰腺炎，本品所致胰腺炎也可与肝毒性同时发生，患者并不伴有原发肝病。

（3）过敏反应：多为斑丘疹和红斑，少数患者可有荨麻疹、血管神经性水肿、过敏性紫癜、心包炎以及系统性红斑狼疮皮损加重，表皮剥脱性皮炎并不常见。偶有过敏性休克和哮喘发生。某些用本品的患者日晒可有光敏现象。所以，建议患者服用本品期间不要直接暴露于阳光或紫外线下，一旦皮肤有红斑应立即停药。

（4）血液系统：偶可引起溶血性贫血、血小板减少、中性粒细胞减少和嗜酸性粒细胞减少。

（5）中枢神经系统：偶可致良性颅内压增高，可表现为头痛、呕吐、视神经盘水肿等，停药后可缓解。

（6）二重感染：长期应用本品可发生耐药金黄色葡萄球菌、革兰阴性菌和真菌等引起的消化道、呼吸道和尿路感染，严重者可致败血症。

（7）四环素类的应用：可使人体内正常菌群减少，并致维生素缺乏、真菌繁殖，出现口干、咽炎、口角炎和舌炎等。

6. 禁忌　有四环素类药物过敏史者禁用。

7. 注意事项　如下所述。

（1）应用本品时可能发生耐药菌的过度繁殖。一旦发生二重感染，应停用本品并予以相应治疗。

（2）治疗性病时，如怀疑同时并发梅毒螺旋体感染，用药前须行暗视野显微镜检查及血清学检查，后者每月1次，至少4次。

（3）长期用药时应定期随访检查血常规以及肝功能。

（4）肾功能减退患者可应用本品，不必调整剂量。应用本品时通常亦不引起血尿素氮的升高。

（5）本品可与食品、牛奶或含碳酸盐饮料同服。

（6）本品可透过胎盘屏障进入胎儿体内，沉积在牙齿和骨的钙质区内，引起胎儿牙齿变色、牙釉质再生不良及抑制胎儿骨骼生长。该类药物在动物实验中有致畸胎作用。因此孕妇不宜应用。本品可自乳汁分泌，乳汁中浓度较高，哺乳期妇女应用时应暂停哺乳。

（7）FDA对本药的妊娠安全性分级为D级。

8. 药物相互作用　如下所述。

（1）本品可抑制血浆凝血酶原的活性，所以接受抗凝治疗的患者需要调整抗凝药的剂量。

（2）巴比妥类、苯妥英钠或卡马西平与本品同用时，上述药物可由于诱导微粒体酶的活性致多西环素血药浓度降低，因此须调整多西环素的剂量。

（3）与碳酸氢钠、钡剂、氢氧化铝、镁盐制剂等含金属离子药物或食物同服，本品吸收减少。

9. 规格　注射剂：0.05g；0.1g。

（二）米诺环素（Minocycline）

1. 其他名称　二甲胺四环素、美满霉素。

2. 药理作用　本品为半合成四环素类广谱抗生素，具高效和长效性，在四环素类抗生素中，本品的抗菌作用最强。抗菌谱与四环素相近，对革兰阳性菌包括耐四环素的金黄色葡萄球菌、链球菌等和革兰阴性菌中的淋病奈瑟菌均有很强的作用；对革兰阴性杆菌的作用一般较弱；对沙眼衣原体和解脲支原体亦有较好的抑制作用。近年来由于滥用四环素类抗生素，大多数常见革兰阳性和阴性菌均对本品耐药。本品的作用机制是与核糖体30S亚基的A位置结合，阻止肽链的延长，从而抑制细菌或其他病原微生物的蛋白质合成。本品系抑菌药，但在高浓度时，也具有杀菌作用。

3. 适应证　适用于对本品敏感的病原体引起的下列感染：败血症、菌血症；浅表性化脓性感染：毛囊炎、脓皮症、扁桃体炎、泪囊炎、牙龈炎、外阴炎、创伤感染、手术后感染等；深部化脓性疾病：

乳腺炎、淋巴管（结）炎、颌下腺炎、骨髓炎、骨炎；急慢性支气管炎、喘息型支气管炎、支气管扩张、支气管肺炎、细菌性肺炎、肺部化脓症；痢疾、肠炎、感染性食物中毒、胆管炎、胆囊炎；腹膜炎；肾盂肾炎、尿道炎、膀胱炎、前列腺炎、附睾炎、宫内感染、淋病；中耳炎、副鼻窦炎、颌下腺炎；梅毒。

4. 用法用量　口服。成人首次剂量为 0.2g，以后每 12h 服用本品 0.1g，或每 6h 服用 50mg。

5. 不良反应　如下所述。

（1）菌群失调：本品引起菌群失调较为多见。常可见到由于白色念珠菌和其他耐药菌所引起的二重感染，亦可发生难辨梭菌性假膜性肠炎。

（2）消化道反应：食欲缺乏、恶心、呕吐、腹痛、腹泻、口腔炎、舌炎、肛门周围炎等；偶可发生食管溃疡。

（3）肝损害：偶见恶心、呕吐、黄疸、脂肪肝、血清氨基转移酶升高、呕血和便血等，严重者可昏迷而死亡。

（4）肾损害：可加重肾功能不全者的肾损害，导致血尿素氮和肌酐值升高。

（5）影响牙齿和骨发育：本品可沉积于牙齿和骨中，造成牙齿黄染，并影响胎儿、新生儿和婴幼儿骨骼的正常发育。

（6）过敏反应：主要表现为皮疹、荨麻疹、药物热、光敏性皮炎和哮喘等。罕见全身性红斑狼疮，若出现，应立即停药并做适当处理。

（7）可见眩晕、耳鸣、共济失调伴恶心、呕吐等前庭功能紊乱（呈剂量依赖性，女性比男性多见），常发生于最初几次应用时，一般停药 24 ~ 48h 后可恢复。

（8）血液系统：偶有溶血性贫血、血小板减少、中性粒细胞减少、嗜酸性粒细胞增多等。

（9）维生素缺乏症：偶有维生素 K 缺乏症状（低凝血酶原症、出血倾向等）、B 族维生素缺乏症状（舌炎、口腔炎、食欲不振、神经炎等）等。

（10）颅内压升高：偶见呕吐、头痛、复视、视神经盘水肿、前囟膨隆等颅内压升高症状，应立即停药。

（11）休克：偶有休克现象发生，须注意观察，如发现有不适感、口内异常感、哮喘、便意、耳鸣等症状时，应立即停药，并做适当处理。

（12）皮肤：斑丘疹、红斑样皮疹等；偶见剥脱性皮炎、混合性药疹、多形性红斑和 Stevens – Johnson 综合征。长期服用本品，偶有指甲、皮肤、黏膜处色素沉着现象发生。

（13）其他：偶有头晕、倦怠感等。长期服用本品，可使甲状腺变为棕黑色，甲状腺功能异常少见。罕见听力受损。

6. 禁忌　如下所述。

（1）对本品及其他四环素类过敏者禁用。

（2）由于本品可引起牙齿永久性变色，牙釉质发育不良，并抑制骨骼的发育生长，故 8 岁以下小儿禁用。

7. 注意事项　如下所述。

（1）肝肾功能不全者、食道通过障碍者、老年人、口服吸收不良或不能进食者及全身状态恶化患者（因易引发维生素 K 缺乏症）慎用。

（2）由于具有前庭毒性，本品已不作为脑膜炎奈瑟菌带菌者和脑膜炎奈瑟菌感染的治疗药物。

（3）对本品过敏者有可能对其他四环素类也过敏。

（4）由于可致头晕、倦怠等，汽车驾驶员、从事危险性较大的机器操作及高空作业者应避免服用本品。

（5）本品滞留于食道并崩解时，会引起食道溃疡，故应多饮水，尤其临睡前服用时。

（6）急性淋病奈瑟菌性尿道炎患者疑有初期或二期梅毒时，通常应进行暗视野检查，疑有其他类型梅毒时，每月应进行血清学检查，并至少进行 4 个月。

（7）严重肾功能不全患者的剂量应低于常用剂量，如需长期治疗，应监测血药浓度。

（8）用药期间应定期检查肝、肾功能。

（9）本品较易引起光敏性皮炎，故用药后应避免日晒。

（10）对实验室检查指标的干扰：①测定尿邻苯二酚胺（Hingerty 法）浓度时，由于本品对荧光的干扰，可能使测定结果偏高。②可能使碱性磷酸酶、血清淀粉酶、血清胆红素、血清氨基转移酶（AST、ALT）的测定值升高。

（11）本品可与食品、牛奶或含碳酸盐饮料同服。

（12）FDA 对本药的妊娠安全性分级为 D 级。

8. 药物相互作用　如下所述。

（1）由于本品能降低凝血酶原的活性，故本品与抗凝血药合用时，应降低抗凝血药的剂量。

（2）由于制酸药（如碳酸氢钠）可使本品的吸收减少、活性降低，故本品与制酸药应避免同时服用。

（3）本品与含铝、钙、镁、铁离子的药物合用时，可形成不溶性络合物，使本品的吸收减少。

（4）降血脂药物考来烯胺或考来替泊与本品合用时，可能影响本品的吸收。

（5）由于巴比妥类、苯妥英钠或卡马西平可诱导微粒体酶的活性致使本品血药浓度降低，故合用时须调整本品的剂量。

（6）全麻药甲氧氟烷与本品合用可导致致命性的肾毒性。

（7）由于本品能干扰青霉素的杀菌活性，所以应避免本品与青霉素类合用。

（8）本品与强利尿药（如呋塞米等）合用可加重肾损害。

（9）本品与其他肝毒性药物（如抗肿瘤化疗药物）合用可加重肝损害。

（10）本品与口服避孕药合用，能降低口服避孕药的效果。

9. 规格　注射剂：50mg（5 万 IU）；100mg（10 万 IU）。

（三）替加环素（Tigecycline）

1. 其他名称　Tygacil。

2. 药理作用　替加环素的作用机制与四环素类抗生素相似，都是通过与细菌 30S 核糖体结合，使得氨基酸无法结合成肽链，最终起到阻断细菌蛋白质合成，限制细菌生长的作用。但替加环素与核糖体的结合能力是其他四环素类药物的 5 倍，说明本品抗细菌耐药性的能力优于其他四环素类药物。替加环素的抗菌谱包括革兰阳性菌、革兰阴性菌和厌氧菌。体外实验和临床试验显示，替加环素对部分需氧革兰阴性菌（如弗氏枸橼酸杆菌、阴沟肠杆菌、大肠埃希菌、产酸克雷白菌和肺炎克雷白菌、鲍曼不动杆菌、嗜水气单胞菌、克氏枸橼酸杆菌、产气肠杆菌、出血败血性巴斯德菌、黏质沙雷菌和嗜麦芽寡养单胞菌等）敏感。铜绿假单胞菌对替加环素耐药。

3. 适应证　本品适用于 18 岁以上患者在下列情况下由特定细菌的敏感菌株所致感染的治疗：①复杂性皮肤软组织感染：大肠埃希菌、粪肠球菌（仅限于万古霉素敏感菌株）、金黄色葡萄球菌（甲氧西林敏感及耐药菌株）、无乳链球菌、咽峡炎链球菌族（包括咽峡炎链球菌、中间型链球菌和 S. constellatus）、化脓性链球菌和脆弱拟杆菌等所致者。②复杂性腹腔内感染：弗劳地柠檬酸杆菌、阴沟肠杆菌、大肠埃希菌、产酸克雷白菌、肺炎克雷白菌、粪肠球菌（仅限于万古霉素敏感菌株）、金黄色葡萄球菌（仅限于甲氧西林敏感菌株）、咽峡炎链球菌族（包括咽峡炎链球菌、中间型链球菌和 S. constellatus）、脆弱拟杆菌、多形拟杆菌、单形拟杆菌、普通拟杆菌、产气荚膜梭菌和微小消化链球菌等所致者。

为了分离、鉴定病原菌并明确其对替加环素的敏感性，应该留取合适标本进行细菌学检测。在尚未获知这些试验结果之前，可采用本品作为经验性单药治疗。

为了减少耐药细菌的出现并维持本品及其他抗菌药物的有效性，本品应该仅用于治疗确诊或高度怀疑细菌所致的感染。一旦获知培养及药敏试验结果，应该据结果选择或调整抗菌药物治疗。缺乏此类资料时，可根据当地流行病学和敏感性模式选用经验性治疗药物。

4. 用法用量　具体如下。

（1）替加环素的推荐给药方案为首剂 100mg，然后每 12h 50mg。替加环素的静脉输注时间应该每 12h 给药一次，每次 30～60min。本品治疗复杂性皮肤软组织感染或复杂性腹腔内感染的推荐疗程为 5～14 天。治疗疗程应该根据感染的严重程度及部位、患者的临床表现和细菌学进展情况而定。本品无须根据年龄、性别或种族调整剂量。

（2）药品配制与处理：每瓶本品采用 5.3ml 0.9% 氯化钠注射液或 5% 葡萄糖注射液溶解，轻晃药瓶直至药物溶解。溶解后的替加环素溶液浓度为 10mg/ml（注意：每瓶超量 6%，因此 5ml 溶液相当于 50mg 药物）。立刻从药瓶中抽取 5ml 溶液加入含 100ml 液体的静脉输液瓶中（100mg 剂量溶解 2 瓶，50mg 剂量溶解 1 瓶）。静脉输液瓶中药物的最大浓度为 1mg/ml。溶解后的溶液呈黄色或橙色，颜色变化的溶液应丢弃不用。注射用药物在给药之前应该肉眼检查是否存在颗粒物和变色（如绿色或黑色）。本品可以在注射溶液瓶中室温保存 6h，或 2～8℃冷藏 24h。本品应该经专用输液管线或 Y 形管线静脉给药。如果同一输液管线继续用于输注多种药物，应该在输注本品前后应用 0.9% 氯化钠注射液或 5% 葡萄糖注射液冲洗管线。经此普通管线给药应该采用与替加环素及其他任何药物相容的注射溶液。

5. 不良反应　主要不良反应包括：活化部分凝血活酶时间延长（aPPT），凝血酶原时间延长（PT）；胆红素血症，血尿素氮升高；头晕；静脉炎；恶心、呕吐、腹泻；厌食、腹痛、消化不良；皮肤瘙痒、皮疹等。

6. 禁忌　禁用于已知对替加环素过敏的患者。

7. 注意事项　具体如下。

（1）甘氨酰环素类抗菌药物在结构上与四环素类抗菌药物相似，可能存在相似的不良事件。因此，四环素类抗菌药物过敏的患者应慎用替加环素。

（2）妊娠妇女应用本品时可导致胎儿受到伤害。如果患者在应用替加环素期间妊娠，应该告知患者其对胎儿的潜在危害。动物实验研究结果提示，替加环素可透过胎盘在胎儿组织中被发现。替加环素可致胎鼠和胎兔体重减轻（并发相应的骨化延迟）、家兔死胎。

（3）在牙齿形成期间（妊娠后半期、婴儿期以及 8 岁以下儿童期）使用本品可导致牙齿永久性变色（黄色、灰色、棕色）。研究结果显示，大鼠应刚本品后出现骨骼变色。因此，此时不可使用本品，除非其他药物无效或禁忌使用。

（4）几乎所有抗菌药物使用过程中均有假膜性结肠炎报道，严重程度从轻度到危及生命。因此，应用任何抗菌药物后出现腹泻的患者均应考虑此诊断。

（5）替加环素可引起头晕，这会对驾车、操纵机器造成影响。

（6）肝功能损伤患者用药：轻至中度肝功能损伤（Child. Pugh 分级 A 和 B 级）患者无须调整剂量。重度肝功能损伤（Chilci Pugh 分级 C 级）患者应该慎用本品，治疗过程中应监测其治疗反应。

8. 规格　注射剂：50mg。

（辛小芳）

第七章

抗病毒药物

人类传染病约 75% 是由病毒引起的，其中严重危害人类健康者有流感、艾滋病、病毒性脊髓灰质炎、乙型脑炎、肝炎、麻疹、非典型肺炎、天花、狂犬病等。医学史上曾成功地用疫苗接种的方法预防严重危害人类健康的流行性病毒感染性疾病如天花、麻疹、脊髓灰质炎等。目前临床所用的抗病毒化学药物大多毒性较大，且临床疗效有待提高；生物制剂如疫苗、免疫球蛋白、一些细胞因子如干扰素和干扰素诱导剂等在病毒感染性疾病的治疗与预防方面仍然占有极其重要的位置。

第一节　抗病毒药概述

一、病毒简介

病毒无完整细胞结构，属于非细胞型微生物，仅由单链或双链核酸（RNA 或 DNA）的核心和外面的蛋白外壳（衣壳，capsid）组成，有些病毒具有脂蛋白包膜。病毒体（virion）指完整成熟的病毒颗粒，是其独立存在的形式，具有典型的形态结构和感染性。病毒核酸携带有病毒的全部遗传信息。病毒蛋白质分为结构蛋白和非结构蛋白。结构蛋白指参与病毒体结构构成的蛋白质，包括病毒的衣壳蛋白、包膜蛋白和基质蛋白，它们一般具有良好的抗原性。非结构蛋白是指由病毒基因组编码，但不参与病毒体的结构构成的蛋白或多肽，例如蛋白水解酶、DNA 多聚酶、核苷激酶和逆转录酶等，它们可存在于病毒体，也可以仅存在于宿主细胞中。

病毒体微小，可通过滤菌器。人类目前发现的病毒有 4 000 多种，各种病毒有很大差异，分类有多种。可按病毒大小、形态结构特点、核酸类型、所致疾病、宿主细胞类型等进行分类。

病毒没有自己的代谢系统，只能寄生于其他细胞内，利用宿主细胞的酶进行代谢、复制。病毒的增殖不是二分裂，而是以其基因组（DNA 或 RNA）为模板，通过转录和/或逆转录、翻译等复杂的生化过程，复制 DNA 或 RNA，合成蛋白质，通过组装产生更多的病毒颗粒。病毒体从吸附穿透侵入宿主细胞内到最后从宿主细胞释放出更多的病毒体主要经历以下过程：①吸附、穿透侵入易感细胞。②脱壳。③合成核酸多聚酶。④合成核酸。⑤合成蛋白质及翻译后修饰。⑥各部分组装成病毒颗粒。⑦从宿主细胞释放出更多的病毒体。

二、抗病毒药的作用机制和分类

理论上讲病毒复制周期中的每个环节都可以成为药物作用的靶点，目前临床疗效较好的抗病毒药的靶点大多为嘌呤或嘧啶代谢、逆转录酶、蛋白酶和神经酰胺酶等。但由于病毒的寄生特点，干扰病毒复制，抑制或杀伤病毒的药物常影响人体细胞的复制机制，或通过其他机制损伤人体细胞而产生毒性。研究选择性抗病毒药仍是目前人类所面临的一大挑战。

抗病毒药的分类方法有多种。①按病毒种类分类：广谱抗病毒药、抗 RNA 病毒药和抗 DNA 病毒药。②按病毒所致疾病分类：抗疱疹病毒药、抗艾滋病病毒药、抗流感病毒药、抗肝炎病毒药等。③按药物来源和化学结构与性质分类：化学合成药物、生物制剂。④按作用机制或靶点分类：阻止吸附穿透药（抗体）、干扰脱壳药（金刚烷胺）、抑制核酸合成药（嘌呤或嘧啶核苷类似药、逆转录酶抑制药）、抑制蛋白质合成药（干酪素）、干扰蛋白质合成后修饰药（蛋白酶抑制药）、干扰组装药（干扰素、金刚烷胺）、抑制病毒释放药（神经酰胺酶抑制药）等。

（裴晓燕）

第二节　广谱抗病毒药

广谱抗病毒药主要有嘌呤或嘧啶核苷类似药和生物制剂类药物。化学结构上属于此类的抗病毒药有利巴韦林、大部分抗疱疹病毒药（阿昔洛韦、伐昔洛韦、阿糖腺苷、碘苷等）、主要用于抗艾滋病病毒的核苷类逆转录酶抑制药、主要用于治疗慢性病毒性肝炎的拉米夫定、泛昔洛韦和喷昔洛韦等。生物制剂有干扰素、胸腺肽 α_1、转移因子等。

一、利巴韦林（ribavirin，三氮唑核苷）

（一）药理作用

又名病毒唑（virazole），是人工合成的鸟嘌呤类似物，为广谱抗病毒药，对多种 RNA 和 DNA 病毒有抑制作用。对呼吸道合胞病毒、流行性出血热病毒、甲型肝炎病毒、麻疹病毒、乙型脑炎病毒、腺病毒、带状疱疹病毒和各种流感病毒均有抑制作用。最小抗病毒浓度为 $0.05 \sim 2.50 \mu g/ml$。本药在细胞内先后磷酸化为一磷酸利巴韦林、二磷酸利巴韦林和三磷酸利巴韦林，其中三磷酸利巴韦林为其细胞内主要形式，占 80%，其细胞内 $t_{1/2} < 2h$，其抗病毒机制尚未完全明了，其中一磷酸利巴韦林竞争性抑制一磷酸肌苷脱氢酶，进而干扰三磷酸鸟苷的合成；三磷酸利巴韦林竞争性抑制病毒 RNA 聚合酶，阻碍 mRNA 的转录过程。此外，利巴韦林在细胞内可能有多个作用靶点，其相互间可表现出协同抗病毒作用。

（二）体内过程

不同给药途径、不同剂型、不同剂量、不同给药间隔，其药物代谢动力学各参数有很大差异。血药浓度可达 $0.2 \mu g/ml$（气雾剂吸入）$\sim 17.6 \mu g/ml$（静脉注射）。V_d 约为 $10L/kg$。单次用药其血浆 $t_{1/2}$ 为 $30 \sim 40h$，多次给药达稳态血药浓度的 $t_{1/2}$ 可达 $200 \sim 300h$。

（三）临床应用

①口服用于甲型肝炎、单纯疱疹、麻疹、呼吸道病毒感染。②气雾剂喷雾用于呼吸道病毒引起的鼻炎、咽炎等。③感染早期静脉滴注治疗流感、副流感病毒性肺炎、小儿腺病毒肺炎、拉萨热和病毒性出血热等。④滴鼻治疗甲、乙型流感。⑤乳膏剂治疗带状疱疹和生殖器疱疹。⑥滴眼剂治疗流行性结膜炎、单纯疱疹病毒性角膜炎等。

（四）不良反应

少数用药者可出现腹泻、乏力、白细胞减少、可逆性贫血等。动物实验表明本药有致畸作用，孕妇忌用。

（五）用法用量

口服 $0.8 \sim 1g/d$，分 $3 \sim 4$ 次服用。肌肉注射或静脉滴注 $10 \sim 15mg/（kg \cdot d）$，分 2 次。缓慢静脉滴注用于早期出血热，$1g/d$，加入输液 $500 \sim 1\,000ml$ 中静脉滴注，连续应用 $3 \sim 5d$。滴鼻用于防治流感，用 0.5% 溶液（以等渗氯化钠溶液配制），每小时 1 次。滴眼治疗疱疹感染，浓度 0.1%，1 日数次。

二、干扰素（interferons，IFNs）

干扰素为一类强有力的细胞因子，它们性质为蛋白质，具有抗病毒、免疫调节和抗增生作用。目前已被证明有抗病毒作用的 IFNs 有三种，即 IFNα、IFNβ 和 IFNγ。几乎所有细胞均能在病毒感染及多种其他刺激下产生 IFNα 和 IFNβ，而 IFNγ 的产生仅限于 T 淋巴细胞和自然杀伤细胞。IFNα 和 IFNβ 具有抗病毒和抗增生作用，可刺激淋巴细胞、自然杀伤细胞和巨噬细胞的细胞毒作用。IFNγ的抗病毒和抗增生作用较弱，但免疫调节作用较强。IFNs为广谱抗病毒药，它们可抑制绝大多数动物病毒，RNA病毒对IFNs较为敏感，而DNA病毒敏感性较低。IFNs对病毒穿透细胞膜过程、脱壳、mRNA合成、蛋白翻译后修饰、病毒颗粒组装和释放均可产生抑制作用。对不同病毒，IFNs的主要作用环节有所不同，不同病毒对IFNs的敏感性差异较大。IFNs与细胞内特异性受体结合，进而影响相关基因，导致抗病毒蛋白的合成。已知IFNs诱导的酶有三种。①蛋白激酶：导致延长因子2磷酸化，抑制病毒肽链启动。②寡腺苷酸合成酶：激活RNA酶，降解病毒mRNA。③磷酸二酯酶：降解tRNA末端核苷，抑制病毒肽链延长。IFNs通过抗病毒作用和免疫调节作用而发挥抗病毒感染效应。目前临床所用的IFNs有重组型、自然型和蛋白改性（长效）型。临床用于多种病毒感染性疾病，如慢性肝炎、单纯疱疹病毒性角膜炎、带状疱疹等，另外还广泛用于肿瘤治疗。

三、胸腺肽 α_1 （Thymosin α_1）

胸腺肽 α_1 为一组免疫活性肽，可诱导T细胞分化成熟，并调节其功能。临床用于慢性肝炎、艾滋病、其他病毒性感染和肿瘤的治疗或辅助治疗。

四、转移因子 （transfer factor）

转移因子是从健康人白细胞提取出的一种核苷肽，无抗原性。可以将供体细胞的免疫信息转移给未致敏的受体细胞，从而使受体细胞获得供体样的特异性和非特异性细胞免疫功能，其作用可以持续6个月。本药还可起到佐剂作用。临床用于先天性和获得性免疫缺陷病、病毒感染、霉菌感染和肿瘤等的辅助治疗。

（陈银华）

第三节　抗人免疫缺陷病毒药

人免疫缺陷病毒（HIV）属于逆转录病毒。目前发现可引起人类患获得性免疫缺陷综合征（AIDS，简称艾滋病）的病毒有HIV-1和HIV-2两种。目前所知，HIV复制周期中起着重要作用的酶主要有逆转录酶、蛋白酶、整合酶等。这些酶都是研究开发和筛选抗HIV新药的靶点，而目前体外筛选抗HIV药物的靶酶主要是HIV逆转录酶和HIV蛋白酶。HIV逆转录酶为多功能酶蛋白，其功能有三：①催化以HIV RNA为模板负链合成DNA。②降解RNA-DNA杂交链中的RNA模板。③催化以负链DNA为模板合成正链DNA，即病毒前DNA。然后病毒前DNA掺入宿主细胞染色体中。因此，抑制逆转录酶可抑制HIV早期复制过程。HIV蛋白酶具有催化HIV蛋白前体裂解为成熟蛋白质（包括逆转录酶、蛋白酶、整合酶和结构蛋白质）的作用。因此，HIV蛋白酶对HIV的感染性是至关重要的。抑制HIV蛋白酶导致病毒停留在不成熟无感染性的病毒颗粒状态。目前已批准临床用于抗HIV的药物有三类：核苷类逆转录酶抑制药、非核苷类逆转录酶抑制药和HIV病毒蛋白酶抑制药。

一、核苷类逆转录酶抑制药

核苷酸或核苷类逆转录酶抑制药（nucleoside reverse transcriptase inhibitors，NRTls）为嘧啶或嘌呤类似物。此类药物一般须先在宿主细胞浆内的某些激酶的作用下发生磷酸化而形成活性药物——三磷酸核苷类似物。继而活性药物作为酶的底物竞争（与相应的核苷酸）性抑制病毒逆转录酶，或者掺入病毒DNA链中，终止病毒DNA链的延长。在逆转录酶的作用下NRTls可被掺入病毒DNA链中，由于NRTI缺乏 $3'$ 羟基，结果DNA链无法延长。由于逆转录过程是病毒复制的早期关键环节，因而NRTls对防止高危和易感细胞的感染效果较突出。齐多夫定（ZDV）为本类第一个（1987年）被美国FDA批准上市的药物，2000年又批准了5个核苷类逆转录酶抑制药，它们分别是地丹诺辛（didanosine，DDI，双脱氧肌苷）、拉米夫定、司他夫定（stavudine）、扎西他滨（zalcitabine，双脱氧胞苷）和阿巴卡韦

（abacavir）。属于的此类药物还有替诺福韦（tenofovir）和恩曲他滨（emtricitabine）。此类药物中 ZDV 和司他夫定在活化细胞内的抗 HIV 作用较强，而拉米夫定、DDI 和扎西他滨在静止细胞中抗病毒作用较强，因而 ZDV（或司他夫定）+ DDI（或拉米夫定）联合用药可起到协同抗 HIV 作用。

齐多夫定（zidovudine，ZDV）

1. 药理作用　又称叠氮胸苷（azidothymidine，AZT），为胸苷类似物，对多种逆转录病毒有抑制作用。ZDV 进入宿主细胞内，在宿主细胞胸苷激酶的作用下生成一磷酸 ZDV，进而在胸苷激酶作用下生成二磷酸 ZDV，最后在核苷二磷酸激酶的作用下生成三磷酸 ZDV。三磷酸 ZDV 具有两方面的作用：①竞争性抑制三磷酸胸苷掺入病毒 DNA 链。②终止 DNA 链延长。因此，ZDV 抑制 HIV 逆转录过程，使病毒复制受阻而产生抗病毒作用。ZDV 在细胞内抑制 HIV – 1 和 HIV – 2 复制的 IC_{50}（抑制病毒生长 50% 的药物浓度）分别为 $0.013\mu g/ml$ 和 $0.015\mu g/ml$。对人骨髓细胞和人淋巴细胞生长的 IC_{50} 分别为 $0.5\mu g/ml$ 和 $5\mu g/ml$；对其他人细胞生长的 IC_{50} 大多大于 $50\mu g/ml$。胸苷激酶是细胞周期中 DNA 合成期的特异酶，因此，ZDV 在活化细胞内的抗 HIV 作用强于在静止细胞内。病毒可通过逆转录酶密码子突变而产生抗药性。

2. 体内过程　口服吸收率为 65%，成人口服 200mg，血药峰值浓度为 $0.63 \sim 1.47\mu g/ml$，达峰时间为 $0.5 \sim 1.5h$。体内分布广泛，V_d 为 $1.6L/kg$。ZDV 主要在肝脏代谢，约 18% 的原形药物和约 74% 的代谢物经尿排出，血浆 $t_{1/2}$ 约为 1h。三磷酸 ZDV 在细胞内的 $t_{1/2}$ 为 3h。

3. 临床应用　ZDV 为治疗 HIV 感染的首选药，可减轻或缓解 AIDS 相关症状，减缓疾病进展，延长 AIDS 患者生存期。为增强疗效、防止或延缓耐药性产生，临床上须与其他抗 HIV 药合用。ZDV 还可用于预防母子传播和预防接触后传染。

4. 不良反应　可引起骨髓抑制，表现为白细胞或红细胞减少、贫血，发生率与用药剂量和疗程有关，多发生在连续用药 6 ~ 8 周。其骨髓抑制作用可能与一磷酸 ZDV 竞争性抑制细胞胸苷激酶有关。ZDV 还有一定骨骼肌和心肌毒性，表现为肌痛、肌无力、心电图异常，停药可恢复。其他不良反应有恶心、头痛、发热、疲乏等。因此，使用本药时应定期查血象和心电图。

5. 药物相互作用　美沙酮、氟康唑、丙戊酸、苯妥英钠等可增高 ZDV 血药浓度；氟胞嘧啶、更昔洛韦、氨苯砜、抗癌药物可增强 ZDV 对骨髓的抑制，故应尽量避免与其他有骨髓抑制作用的药物合用。

6. 用法用量　成人常用量每次 200mg，每隔 4h 给药一次。有贫血的患者可按每次 100mg 用药。

二、非核苷类逆转录酶抑制药

非核苷类逆转录酶抑制药（non – nucleoside reverse transcriptase inhibitors，NNRTls）有奈韦拉平、地拉夫定（delavirdine）和依法韦仑（efavirenz）。它们为人工合成化合物，其化学结构迥然不同。它们与 HIV – 1 逆转录酶结合，但结合点在活性区域以外的一个疏水的位置上，通过改变该酶构象而抑制其活性。本类药物的作用机制相似，有关毒性作用和耐药性产生方面也相近，大多数药物尚在临床试验观察阶段。本类药物的特点有：①不需要磷酸化。②仅对 HIV – 1 有效，对 HIV – 2 无效。③均被细胞色素 P450 代谢，对肝药酶有抑制作用，易引起药物相互作用。④病毒对本类药物易产生耐药性，并且本类药物间有交叉耐药现象。

奈韦拉平（nevirapine）

1. 药理作用　特异性抑制 HIV – 1 逆转录酶，对 HIV – 2 逆转录酶和动物细胞 DNA 聚合酶无抑制作用。体外抑制 HIV – 1 复制的 IC50 为 $0.002 \sim 0.270\mu g/ml$。极易产生耐药毒株，但与 ZDV 无交叉耐药现象。

2. 体内过程　口服吸收率 >90%，口服单剂 200mg，血药浓度 4h 达峰值，为 (2.0 ± 0.4) $\mu g/ml$。V_d 为 $1.21L/kg$。经肝代谢，可诱导肝 P450 酶（CYP3A4）。代谢物主要经肾排出，单次和多次给药的 $t_{1/2}$ 分别为 45h 和 25 ~ 30h。

3. 临床应用　常与其他抗逆转录病毒药物联合用于治疗 HIV – 1 成人和儿童患者。最近一项研究表明，用奈韦拉平、ZDV 和 DDI 三药合用治疗 HIV - 1 成年患者，52% 的患者血浆 HIV - 1 RNA 低于每毫升 400 个拷贝。

4. 不良反应　最常见的有药疹（发生率 >16%）、发热、疲劳、头痛、失眠和恶心等。用药后患者肝转氨酶增高发生率约为 14%。

5. 药物相互作用　本药可显著性降低血浆乙炔基雌二醇和炔诺酮水平，也可降低 HIV 蛋白酶抑制药的浓度。

6. 用法用量　成人患者在最初 14 天，每日 1 片（200mg）。然后每日 2 次，每次 200mg，并同时使用至少两种的其他抗逆转录病毒药物。

三、HIV 蛋白酶抑制药

HIV 蛋白酶抑制药通过竞争性抑制病毒天冬氨酰蛋白酶，而阻滞病毒蛋白质的裂解，使其结构蛋白质和酶蛋白质无法进行翻译后修饰。此类药物有沙奎那韦（saquinavir）、利托那韦（ritonavir）、奈非那韦（nelfinavir）、茚地那韦（indinavir）、安泼那韦（amprenavir）、洛匹那韦（lopinavir）等。它们的共同特点：①选择性抑制 HIV 蛋白酶，对 HIV - 1 病毒复制均有很强的抑制作用，单药治疗 4 ~ 12 周可使患者血浆 HIV - 1 RNA 水平下降 100 ~ 1 000 倍。前 4 药选择性抑制 HIV - 1 蛋白酶，后两者对 HIV - 1 和 HIV - 2 蛋白酶均有抑制作用。它们对人细胞蛋白酶的亲和力很弱。②干扰病毒复制的晚期，与 NRTI 合用可产生协同作用。③病毒易产生耐药性，但比 NNRTls 慢。④均被细胞色素 P450（CYP3A4 或 CYP3A）代谢。它们大多可抑制肝药酶，其中利托那韦的肝药酶抑制作用最强。利托那韦、奈非那韦和安泼那韦还有中度的肝药酶诱导作用。因此，本类药物可使很多药物的血药浓度明显增高或降低，因而易引起明显而复杂的药物相互作用。⑤不良反应有身体脂肪重新分布（出现水牛背、躯干肥胖、面部和外周萎缩）、胰岛素抵抗、高血脂、恶心，呕吐、腹泻和感觉异常等。

四、AIDS 治疗的有关问题

1. 及时治疗　一般认为开始治疗时间为血浆 HIV RNA 大于等于每毫升 2 万个拷贝，或血浆 CD4 细胞小于等于每毫升 350 个。

2. 联合用药　临床研究表明，大多抗 HIV 药物单用时效果不佳，病毒易产生耐药性。目前很多抗 HIV 药物的临床研究是在多个抗 HIV 药物合用的情况下进行的。要尽可能彻底地、长时间地抑制病毒复制而又避免不良反应和延缓耐药性产生，必须治疗一开始就采用多个药物同时联合用药。1995 年以后先后提出了所谓"鸡尾酒疗法（cocktail therapy）"和"高效抗逆转录靶点疗法（HARRT）"，目前强调至少 3 个抗 HIV 药物合用治疗 AIDS。逆转录酶抑制药和蛋白酶抑制药分别干扰 HIV 复制的早期和晚期，因此，两类药物合用可双重干扰 HIV 复制而产生协同作用；由于 ZDV 和司他夫定等在活化细胞内的抗 HIV 活性强，而地丹诺辛、扎西他滨和拉米夫定等在静止细胞内的抗 HIV 活性较强，此两类合用也可产生协同作用。临床联合用药常采用：活化细胞内作用强的 NRTI + 在静止细胞内活性强的 NRTI + 蛋白酶抑制药。抗 HIV 疗效较好的联合用药方案为：ZDV（或司他夫定）+ 地丹诺辛（或拉米夫定或扎西他滨）+ 茚地那韦（或奈非那韦、或沙奎那韦、或利托那韦）。

3. 监控血液 HIV RNA 水平，确保疗效　抗 HIV 药可抑制 HIV 复制增殖，延缓艾滋病进展，提高患者生活质量，延长生存期，但最终挽救不了患者生命。抗 HIV 药物的临床疗效是以血浆 HIV RNA 受抑制的程度和持续时间来衡量的。开始治疗后 2 ~ 4 周测量血浆 HIV RNA 水平，然后每 3 ~ 4 月测量一次，通过动态监测确保血浆 HIV RNA 有理想的下降。

4. 坚持持续治疗　许多 AIDS 患者难以坚持多药物合用疗法，不能严格坚持这种治疗是治疗失败和死亡的主要原因。

（杨　念）

第四节 抗流感病毒药

一、金刚烷胺（amantadine）和金刚乙胺（rimantadine）

（一）抗病毒作用

金刚烷胺和金刚乙胺的抗病毒机制可能有两方面：①作用于具有离子通道作用的 M2 蛋白而影响病毒脱壳和复制。②也可通过影响血凝素（hemagglutinin）而干扰病毒组装。此两药仅对亚洲甲型流感病毒有效，金刚烷胺抗病毒浓度为 $0.03 \sim 1.00 \mu g/ml$，金刚乙胺的抗病毒作用比金刚烷胺强 $4 \sim 10$ 倍。

（二）体内过程

此两药口服均易吸收，体内分布广泛。金刚烷胺和金刚乙胺常规口服量血药浓度在 $0.3 \sim 0.8 \mu g/ml$。金刚烷胺绝大部分以原形从尿中排出，血浆 $t_{1/2}$ 为 $12 \sim 18h$，老年人和肾功能低下者血浆 $t_{1/2}$ 延长。金刚乙胺代谢物 $60\% \sim 90\%$ 从尿中排出，血浆 $t_{1/2}$ 为 $24 \sim 36h$。

（三）临床应用

此两药仅用于亚洲甲型流感病毒感染的预防和治疗。预防有效率为 $70\% \sim 90\%$；发病 48h 内治疗用药可改善症状，缩短病程 $1 \sim 2d$，并可加速患者功能恢复。另外，金刚烷胺还用于震颤麻痹症。

（四）不良反应

两药的不良反应一般有轻微胃肠症状（食欲下降、恶心）和中枢神经症状（如神经过敏、注意力不集中、头昏）。金刚乙胺不良反应较轻。大剂量或金刚烷胺血药浓度为 $1.0 \sim 5.0 \mu g/ml$ 时可引起严重的神经毒性作用，可出现精神错乱、幻觉、癫痫发作甚至昏迷和心律失常。在老年人，抗组胺药、向神经药物或抗胆碱药可增强金刚烷胺引起神经毒性的可能性。有研究表明，金刚烷胺对大鼠有胎毒作用和致畸作用，孕妇和哺乳期妇女慎用。

（五）用法用量

金刚烷胺：抗震颤麻痹，成人每次口服 100mg，每日 $1 \sim 2$ 次，每日最大量为 400mg。肾功能障碍者应减量。抗病毒：成人每日口服用药 1 次，每次 200mg。肾功能障碍者，应减少剂量。

金刚乙胺：成人及 10 岁以上儿童每日口服 200mg，可 1 次或分 2 次给药。

二、扎那米韦（zanamivir）

（一）抗病毒作用

为治疗流感病毒 A 和流感病毒 B 感染的新药，体外实验表明，扎那米韦对金刚烷胺和金刚乙胺耐药病毒仍有抑制作用。其抗病毒机制为抑制病毒神经酰胺酶（neuraminidase），该酶裂解末端唾液酸残基，破坏病毒血凝素可识别的受体。神经酰胺酶所引发的这种酶反应是病毒从感染细胞释放关键过程。因而扎那米韦抑制病毒从感染细胞的释放，从而阻止病毒在呼吸道扩散。本药对流感病毒 A 和流感病毒 B 的神经酰胺酶有很强的选择性抑制作用，在 $0.2 \sim 3.0 ng/ml$ 即可竞争性抑制该酶，但在高于此浓度的 106 倍时才可影响其他病原体和哺乳类细胞的该酶。

（二）体内过程

口服吸收率低（约5%），故口服无效。临床一般采用鼻内用药或干粉吸入用药。干粉吸入滞留在口咽部和下呼吸道的量分别约为 80% 和 15%。吸入用药的吸收率 <20%，吸入 10mg 后血浆药物浓度为 $35 \sim 100 ng/ml$。约 90% 的代谢物从尿中排出体外。口吸入和静脉注射的 $t_{1/2}$ 分别为 $2.5 \sim 5.0h$ 和 1.7h。

（三）临床应用

该药用于流感的治疗和预防。越早使用疗效越好。早期治疗可降低疾病的严重性，可使流感感染病程缩短 1 ~ 3d；可使下呼吸道并发症发生危险性降低 40%。

（四）不良反应

局部使用一般患者耐受良好。曾有报道，扎那米韦可引起喘鸣、支气管痉挛，患有哮喘或气道慢性阻塞性疾病的患者可出现肺功能状态恶化。临床前研究未发现本药有致突变、致畸和致癌作用。

（五）用法用量

本品可用于成年患者和 12 岁以上的青少年患者，每日两次，间隔约 12h。每次 10mg，分两次吸入，连用 5d。

三、奥塞米韦（oseltamivir）

该药与扎那米韦的作用、作用机制和临床应用相似。

（王永杰）

第五节 抗疱疹病毒药

一、阿昔洛韦（acyclovir）

（一）药理作用

阿昔洛韦又名无环鸟苷，是人工合成的无环鸟苷类似物，抗病毒谱较窄，为抗 DNA 病毒药，对 RNA 病毒无效。对 Ⅰ 型和 Ⅱ 型单纯疱疹病毒作用最强；对带状疱疹病毒作用较弱。体外实验表明，0.02 ~ 2.20μg/ml 对单纯疱疹病毒有效；0.8 ~ 4.4μg/ml 对带状疱疹病毒有效；50μg/ml 对无感染哺乳类细胞的生长一般无影响。

阿昔洛韦经过三步磷酸化形成三磷酸无环鸟苷。阿昔洛韦首先在疱疹病毒专有的胸苷激酶作用下被摄入被感染细胞内，并转化为一磷酸型；然后分别由宿主细胞的一磷酸鸟苷激酶和磷酸酶转化为二磷酸型和三磷酸型。三磷酸无环鸟苷从以下两个方面干扰 DNA 合成：①三磷酸无环鸟苷与三磷酸脱氧鸟苷（dGTP）竞争病毒 DNA 多聚酶，抑制病毒 DNA 复制。②三磷酸无环鸟苷掺入病毒 DNA 链中，使 DNA 延长终止，生成无功能 DNA。由于阿昔洛韦的初始活化需要疱疹病毒专有的胸苷激酶；疱疹病毒胸苷激酶与阿昔洛韦的亲和力比哺乳类细胞胸苷激酶的亲和力大 200 倍；因此，三磷酸阿昔洛韦仅在疱疹病毒感染的宿主细胞内浓集（感染细胞内比正常细胞高 40 ~ 100 倍），表现出对感染细胞有选择性。

单纯疱疹病毒和带状疱疹病毒对阿昔洛韦易产生耐药性，其机制可能与疱疹病毒胸苷激酶或/和 DNA 多聚酶发生变化有关。一旦发现耐药性应及时更换药物。

（二）体内过程

阿昔洛韦口服吸收少，生物利用度约为 10% ~ 30%。口服 200mg 后血浆峰值浓度平均为 0.4 ~ 0.8μg/ml。60% ~ 90% 以原形从尿液排出。血浆 $t_{1/2}$ 一般为 1.5 ~ 6.0h，平均 2.5h；无尿患者的血浆 $t_{1/2}$ 可达 20h。全身体液分布广泛，大多组织和体液可达相当于血浆浓度的 50% ~ 100%。

（三）临床应用

该药主要用于单纯疱疹病毒引起的生殖器感染、皮肤黏膜感染、角膜炎及疱疹病毒脑炎和带状疱疹。

（四）不良反应

不良反应较少。局部使用可引起黏膜刺激和短暂的灼痛感。口服偶见胃肠反应、药疹、头痛等，肾功能不全和神经毒性极少见。临床研究未发现本药有致畸作用。

（五）用法用量

①生殖器疱疹初治和免疫缺陷者皮肤黏膜单纯疱疹：成人一次口服 0.2g，一日 5 次，共 10d；或一

次 0.4g，一日 3 次，共 5d。②带状疱疹：成人常用量一次 0.8g，一日 5 次，共 7~10d。③水痘：2 岁以上儿童每次 20mg/kg，一日 4 次，共 5d。40kg 以上儿童和成人常用量为一次 0.8g，一日 4 次，共 5d。肾功能不全患者应调整剂量。

二、伐昔洛韦（valaciclovir）

伐昔洛韦为阿昔洛韦的前体药物，在体内水解成阿昔洛韦而发挥作用，因此二者作用及适应证均相同。更昔洛韦与阿昔洛韦活性相似，用于治疗巨细胞病毒性视网膜炎。与阿昔洛韦相类似的药物还有泛昔洛韦和喷昔洛韦。

三、泛昔洛韦（famciclovir）和喷昔洛韦（penciclovir）

泛昔洛韦和喷昔洛韦是人工合成的无环鸟苷类似物，前者是后者的前体药物。它们主要用于治疗疱疹病毒感染。研究表明，泛昔洛韦可降低慢性乙型肝炎患者的乙型肝炎病毒 DNA 和转氨酶水平，其疗效不如拉米夫定，且对拉米夫定耐药者无效。

四、西多福韦（cidofovir）

西多福韦为胞嘧啶核苷酸类似物，它被细胞内酶代谢为二磷酸型而竞争性抑制三磷酸脱氧胞苷（dCTP）；并可作为病毒 DNA 多聚酶的底物，而抑制病毒 DNA 合成。人细胞 DNA 多聚酶对本药的敏感性远低于巨细胞病毒和单纯疱疹病毒 DNA 多聚酶。二磷酸西多福韦在细胞内的 $t_{1/2}$ 较长，其磷酸胆碱代谢物（可转化为二磷酸西多福韦）的 $t_{1/2}$ 更长，可达 87h。因此，用药间隔可很长，甚至单次用药即对单纯疱疹病毒、水痘等痘病毒感染有效。局部应用可引起局部疼痛、烧灼感、瘙痒甚至溃疡。静脉用药可引起肾毒性。临床前研究表明，本药具有致突变、生殖腺毒性、胎毒性和致畸作用；大鼠实验表明本药可引起癌症。

五、膦甲酸（foscarnet）

本药为无机焦磷酸盐类似物，对疱疹病毒有抑制作用。80~300μmol/L 对巨细胞病毒和其他疱疹病毒（包括耐更昔洛韦的巨细胞病毒和耐阿昔洛韦的单纯疱疹病毒和带状疱疹病毒）有效；500~1 000μmol/L 时可抑制未感染人细胞的 DNA 合成和细胞增殖。本药可逆性、非竞争性阻断病毒 DNA 多聚酶的焦磷酸结合点，抑制焦磷酸从三磷酸脱氧核苷上裂解出来，而抑制病毒的核酸合成。本药口服生物利用度低，体内药物 80% 从尿液中以原形排出体外，血液透析可有效消除本药。临床采用静脉给药用于治疗巨细胞病毒引起的视网膜炎等感染；也可用于耐阿昔洛韦的单纯疱疹病毒和带状疱疹病毒感染。

主要不良反应：①肾毒性：一半用药者可出现血清肌酐增加，但停药后大多数可恢复。应用时避免大剂量、给药速度过快、脱水、肾功不良等危险因素；足量的盐水可降低发生肾毒性的危险性。②低血钙：可出现感觉异常、心律失常、手足抽搐等。③中枢系统症状；头痛（发生率约1/4）、震颤、幻觉、易激动等。此外，局部使用可引起局部刺激症状、溃疡；口服可引起胃肠道症状。

六、碘苷（idoxuridine）

本药又名疱疹净，是一种脱氧碘化尿嘧啶核苷。本药抑制 DNA 复制，因此，选择抑制 DNA 病毒增殖，而对 RNA 病毒无效。临床用于单纯疱疹病毒引起的急性疱疹性角膜炎，对浅层上皮角膜炎效果好，对更深层的基质感染无效。全身应用毒性大，限于短期局部使用。长期用药可影响角膜正常代谢。点眼可致局部痛痒、眼睑过敏、睫毛脱落和角膜损伤等。

七、阿糖腺苷（vidarabine）

本药为人工合成的嘌呤核苷类衍生物，在细胞内转变为具有活性的三磷酸阿糖腺苷，抑制病毒的

DNA 多聚酶而干扰 DNA 合成。临床静脉滴注用于治疗单纯疱疹病毒性脑炎，局部外用予疱疹病毒性角膜炎。其静脉滴注用途现大多已被静滴阿昔洛韦所取代。阿糖腺苷的不良反应有眩晕、恶心、呕吐、腹泻、腹痛，偶见骨髓抑制、白细胞和血小板较少等。有致畸作用，孕妇忌用。

（张新茹）

第六节　抗乙型肝炎病毒药

肝炎病毒有很多种类，较常见有甲、乙、丙型肝炎病毒。其中乙型肝炎病毒（HBV）对人类健康危害最大，在我国 HBV 感染者和携带者高达 1.2 亿人，其中慢性乙型肝炎患者约有 3 000 万。临床用于抗乙型肝炎病毒药物有拉米夫定、阿德福韦、IFNα、胸腺肽 α_1、利巴韦林，此外还有鸟苷类似物恩替卡韦（entecavir）、胞嘧啶类似物恩曲他滨和腺苷类似物替诺福韦等。

一、拉米夫定（lamivudine）

（一）药理作用

拉米夫定为胞嘧啶类似物，经过被动扩散进入细胞内，在细胞内酶（脱氧胞啶激酶、脱氧胞啶一磷酸激酶、二磷酸核苷激酶）的作用下转化为三磷酸拉米夫定，进而竞争性抑制 HBV DNA 多聚酶，并引起 DNA 链延长反应终止。三磷酸拉米夫定在感染细胞内 $t_{1/2}$ 为 17～19h，提示一次用药细胞内有效浓度可维持近 1d。HBV 对本药可产生耐药性，耐拉米夫定者仍可对阿德福韦敏感。与阿德福韦和喷昔洛韦联合用药时拉米夫定对 HBV 的作用增强。此外，拉米夫定还可抑制 HIV 逆转录酶。本药对人类 α 和 δDNA 多聚酶亲和力很低，对 β 型中等，对 γ 型较高。

（二）体内过程

口服吸收快，在成人口服吸收率为 80%，用药后 0.5～1.5h 达血浆峰值浓度，口服 100mg 的血浆 Cmax 约为 1.5μg/ml。体内分布广泛，约 70% 的药物以原形经尿排出，血浆 $t_{1/2}$ 约为 9h。

（三）临床应用和疗效

临床主要用于乙型肝炎和 AIDS。有研究表明服用本药治疗乙型肝炎（100～300mg/d，3～12 个月）可降低 HBV DNA 水平，患者生化指标趋于正常，肝脏病变有所好转，有效率可达 60% 左右，而安慰剂对照组有效率约为 30%。

（四）不良反应

拉米夫定不良反应轻而少，据报道大于推荐剂量可引起头痛、恶心、失眠、疲劳和胃肠反应。

（五）药物相互作用

甲氧苄啶抑制拉米夫定经肾小管分泌排出。拉米夫定可与大多数核苷类似物产生协同抗病毒作用，但抑制胞嘧啶类似物扎西他滨在细胞内的磷酸化，而对抗其作用。

（六）用法用量

成人口服 0.1g/d，每日一次。12 岁以下儿童 3mg/kg，每日一次。

二、阿德福韦（adefovir）

阿德福韦为一磷酸腺苷类似物，其市场上的阿德福韦二匹伏酯（adefovir dipivoxil）为其二酯型前体药物。细胞培养实验表明，阿德福韦 0.2～1.2μmol/L 即可抑制 HBV，且对耐拉米夫定者仍有效；与拉米夫定等抗 HBV 药物有协同抗病毒作用。阿德福韦二匹伏酯进入细胞内并去酯化为阿德福韦，在细胞内进一步转化为其二磷酸型，而竞争性抑制病毒 DNA 多聚酶和逆转录酶。其二磷酸型在细胞内的 $t_{1/2}$ 为 5～18h，因此，可一日用药一次。连续用药 3 年治疗 HBV 患者时，其耐药发生率约为 4%。阿德福韦主要通过肾小球滤过和肾小管分泌排出体外，口服本药后 24h 内 30%～45% 从尿中以原形排出体外，

其血浆消除 $t_{1/2}$ 为 5.0～7.5h。临床研究表明，阿德福韦治疗 48 周，HBV DNA 水平可下降一百多倍，且有一半患者表现出肝脏组织学改善和转氨酶恢复正常。对拉米夫定用药者继续采用阿德福韦治疗，其 HBV DNA 水平可进一步下降。阿德福韦较大剂量时具有肾毒性，用药后可出现肾小管功能异常、氮质血症、低磷血症、酸中毒、蛋白尿、糖尿等；临床治疗 HBV 所用剂量为 10mg/kg，采用此剂量时肾毒性很轻，可出现头痛、腹部不适、腹泻、无力等。

（王冬雪）

第八章

抗肿瘤常用药物

第一节　烷化剂

烷化剂属于细胞毒类药物，又称生物烷化剂（biological alkylating agent），在体内能形成碳正离子或其他具有活泼的亲电性基团的化合物，进而与细胞中的生物大分子（DNA、RNA、酶）中含有丰富电子的基团（如氨基、巯基、羟基、羧基、磷酸基等）发生共价结合，使其丧失活性或使 DNA 分子发生断裂，导致肿瘤细胞死亡，抗肿瘤活性强。但是这类药物在抑制增生活跃的肿瘤细胞的同时，对增生较快的正常细胞例如骨髓细胞、肠上皮细胞等也同样产生抑制，有较严重的不良反应，例如恶心、呕吐、骨髓抑制、脱发等，临床上多采用合并用药。烷化剂按化学结构可分为：氮芥类、乙烯亚胺类、甲烷磺酸酯类、亚硝基脲类、其他类等。

一、氮芥

【英文名称】chlormethine，HN_2

【制剂】注射剂：5mg；10mg。

【药理作用】本品为最早应用于临床的氮芥类药物。氮芥具有化学性很活泼的烷化基团，在中性或碱性条件下，分子中的一个氯乙基环化，释出氯离子，生成乙撑亚胺离子，后者在一定条件下生成正碳离子，该离子具有高度活泼性，能进行强烈的亲电子反应，与细胞的主要生物学成分如氨基、巯基、羟基、羧基、磷酸基、咪唑基，尤其是与鸟嘌呤第七位氮原子等发生烷化作用，由于氮芥的双臂可与两个鸟嘌呤的第七位氮原子起反应，因此产生 DNA 的双链间的交叉联结或 DNA 的同一链内不同碱基间的交叉联结。因此使细胞组成发生变化，抑制细胞分裂，而引起细胞死亡。具有较强的细胞毒作用，毒性较大。属于细胞周期非特异性药物，但在 M 期和 G_1 期最敏感。

【适应证】常用于治疗霍奇金病和非霍奇金淋巴瘤，也用于治疗恶性体腔积液和上腔静脉综合征及肺癌、头颈部癌等实体瘤。对急性白血病无效。

【用法用量】因本品有明显的局部刺激作用，易引起组织坏死，仅供动脉、静脉及腔内给药。

（1）静脉注射（iv）：每次 5~10mg，每周 1~2 次，总量 30~60mg，疗程间隔为 2~4 周，每次用生理盐水 10ml 溶解，刺入正在输注 5% 葡萄糖液的输液皮管中慢速推注，注入后应继续输液一定时间，以减轻对静脉的刺激。

（2）动脉注射：每次 5~10mg，每日或隔日 1 次，用生理盐水溶解。腔内注射：每次 10~20mg，溶于 20~40ml 生理盐水中，在抽液后注入胸腔或腹腔内，注入后 5min 内应多次变换体位，使药液在腔内分布均匀，每 5~7d 1 次，4~5 次为 1 个疗程。

（3）腹主动脉下半身阻断给药：每次 0.2mg/kg，每周 2~3 次，总量 60mg 为 1 个疗程。方法：用腹带加上纱布团及血压计气囊加压阻断腹主动脉后，由上肢静脉快速注入药物，10~15min 后解除腹带。

【注意事项】

（1）本药注射勿漏于血管外，一旦漏出血管外应立即局部皮下注射 0.25% 硫代硫酸钠或生理盐水及冷敷 6~12h。注射 1% 普鲁卡因注射液。

（2）用药期间应每周查白细胞、血小板 1~2 次。

（3）氮芥溶解后极不稳定，使用时需新鲜配制，溶入 10ml 生理盐水后立即静脉冲入。

【不良反应】

（1）局部反应：氮芥对局部组织有较强刺激作用，反复注射的静脉可引起静脉炎和栓塞性静脉炎，药液漏于血管外可引起局部肿胀、疼痛，甚至组织坏死、溃疡。

（2）胃肠反应：食欲减退、恶心、呕吐或腹泻，其中呕吐较突出，可应用昂丹司琼或甲氧氯普胺及地塞米松止吐。

（3）骨髓抑制：是氮芥的剂量限制性毒性反应，可引起明显白细胞、血小板减少，最低值出现在用药后 7~15d，2~3 周可恢复。

（4）其他：可有头晕、乏力、脱发、闭经、不育等。

【禁忌证】①对本品过敏者禁用。②孕妇禁用。

【药物的相互作用】尚不明确。

二、苯丁酸氮芥

【英文名称】chlorambucil

【制剂】片剂或纸型片剂：每片 2mg。

【药理作用】本品属氮芥类衍生物，具有双功能烷化剂作用，可形成不稳定的乙撑亚胺而发挥其细胞毒性作用，干扰 DNA 和 RNA 的功能。在常规剂量下，其毒性较其他任何氮芥类药物小。对增殖状态的细胞敏感，特别对 G_1 期与 M 期的作用最强，属细胞周期非特异性药物。对淋巴细胞有一定的选择性控制作用。

【适应证】主要用于慢性淋巴细胞白血病，也可用于恶性淋巴瘤、卵巢癌、多发性骨髓瘤及巨球蛋白血症的治疗。

【用法用量】每日 0.1~0.2mg/kg（6~10mg 或 4~8mg/m²），每日 1 次或分 3~4 次口服，连用 3~6 周，1 个疗程总量可达 300~500mg。

【注意事项】本品给药时间较长，疗效及毒性多在治疗 3 周以后出现，故应密切观察血常规变化，并注意蓄积毒性。

【不良反应】

（1）骨髓抑制：属中等程度，主要表现为白细胞减少，对血小板影响较轻，但大剂量连续用药时可出现全血常规下降。

（2）胃肠道反应：较轻，多为食欲减退、恶心，偶见呕吐。

（3）生殖系统反应：长期应用本品可致精子缺乏或持久不育、月经紊乱或停经。

（4）其他少见的不良反应尚包括中枢神经系统毒性、皮疹、脱发、肝损害及发热等，长期或高剂量应用可导致间质性肺炎。

【禁忌证】

（1）凡有严重骨髓抑制、感染者禁用，有痛风病史、泌尿道结石者慎用。

（2）对本品过敏者禁用。

（3）本品有致突变、致畸胎作用，可造成胎儿死亡或先天畸形，故早孕妇女禁用。

【药物的相互作用】尚不明确。

三、环磷酰胺

【英文名称】cyclophosphamide，CTX

【制剂】片剂：50mg。注射剂：100mg；200mg。

【药理作用】本品在体外无活性，进入体内被肝脏或肿瘤内存在的过量的磷酰胺酶或磷酸酶水解，变为活化作用型的磷酰胺氮芥而起作用。其作用机制与氮芥相似，与 DNA 发生交叉联结，抑制 DNA 的合成，也可干扰 RNA 的功能，属细胞周期非特异性药物。本品抗瘤谱广，对多种肿瘤有抑制作用。

【适应证】本品为目前广泛应用的抗癌药物，对恶性淋巴瘤、急性或慢性淋巴细胞白血病、多发性骨髓瘤有较好的疗效，对乳腺癌、睾丸肿瘤、卵巢癌、肺癌、头颈部鳞癌、鼻咽癌、神经母细胞瘤、横纹肌肉瘤及骨肉瘤均有一定的疗效。

【用法用量】成人常用量：单药静脉注射按体表面积每次 $500 \sim 1\,000 \text{mg/m}^2$，加生理盐水 20 ~ 30ml，静脉冲入，每周 1 次，连用两次，休息 1 ~ 2 周重复。联合用药 $500 \sim 600 \text{mg/m}^2$。儿童常用量：静脉注射每次 10 ~ 15mg/kg，加生理盐水 20ml 稀释后缓慢注射，每周 1 次，连用 2 次，休息 1 ~ 2 周重复。也可肌肉注射。

【注意事项】本品的代谢产物对尿路有刺激性，应用时应鼓励患者多饮水，大剂量应用时应水化、利尿，同时给予尿路保护剂美司钠。近年研究显示，提高药物剂量强度，能明显增加疗效，当大剂量用药时，除应密切观察骨髓功能外，尤其要注意非血液学毒性如心肌炎、中毒性肝炎及肺纤维化等。当肝、肾功能损害、骨髓转移或既往曾接受多程化、放疗时，环磷酰胺的剂量应减少至治疗量的 1/3 ~ 1/2。由于本品需在肝内活化，因此腔内给药无直接作用。环磷酰胺水溶液仅能稳定 2 ~ 3h，最好现配现用。

【不良反应】

（1）骨髓抑制：白细胞减少较血小板减少为常见，最低值在用药后 1 ~ 2 周，多在 2 ~ 3 周后恢复。对肝功能有影响。

（2）胃肠道反应：包括食欲减退、恶心及呕吐，一般停药 1 ~ 3d 即可消失。

（3）泌尿道反应：当大剂量环磷酰胺静脉滴注，而缺乏有效预防措施时，可致出血性膀胱炎，表现为膀胱刺激症状、少尿、血尿及蛋白尿，系其代谢产物丙烯醛刺激膀胱所致，但环磷酰胺常规剂量应用时，其发生率较低。

（4）其他反应：尚包括脱发、口腔炎、中毒性肝炎、皮肤色素沉着、月经紊乱、无精子或精子减少及肺纤维化等。

【禁忌证】①凡有骨髓抑制、感染、肝肾功能损害者禁用或慎用。②对本品过敏者禁用。③妊娠及哺乳期妇女禁用。

【药物的相互作用】环磷酰胺可使血清中假胆碱酯酶减少，使血清尿酸水平增高，因此，与抗痛风药如别嘌醇、秋水仙碱、丙磺舒等同用时，应调整抗痛风药物的剂量。此外也加强了琥珀胆碱的神经肌肉阻滞作用，可使呼吸暂停延长。环磷酰胺可抑制胆碱酯酶活性，因而延长可卡因的作用并增加毒性。大剂量巴比妥类、皮质激素类药物可影响环磷酰胺的代谢，同时应用可增加环磷酰胺的急性毒性。

四、异环磷酰胺

【英文名称】ifosfamide，IFO

【制剂】注射剂：0.5g；1.0g；2.0g。

【药理作用】本品在体外无抗癌活性，进入体内被肝脏或肿瘤内存在的磷酰胺酶或磷酸酶水解，变为活化作用型的磷酰胺氮芥而起作用。其作用机制为与 DNA 发生交叉联结，抑制 DNA 的合成，也可干扰 RNA 的功能，属细胞周期非特异性药物。本品抗瘤谱广，对多种肿瘤有抑制作用。

【适应证】适用于睾丸癌、卵巢癌、乳腺癌、肉瘤、恶性淋巴瘤和肺癌等。

【用法用量】单药治疗：静脉注射按体表面积每次 $1.2 \sim 2.5 \text{g/m}^2$，连续 5d 为 1 个疗程。联合用药：静脉注射按体表面积每次 $1.2 \sim 2.0 \text{g/m}^2$，连续 5d 为 1 个疗程。每一疗程间隙 3 ~ 4 周。共 $500 \sim 600 \text{mg/m}^2$。

【注意事项】

（1）本品的代谢产物对尿路有刺激性，应用时应鼓励患者多饮水，大剂量应用时应水化、利尿，同时给予尿路保护剂美司钠。

（2）低白蛋白血症、肝肾功能不全、骨髓抑制及育龄期妇女慎用。

（3）本品水溶液不稳定，须现配现用。

（4）用药期间应定期检查白细胞、血小板和肝、肾功能测定。

【不良反应】

（1）骨髓抑制：白细胞减少较血小板减少为常见，最低值在用药后1~2周，多在2~3周后恢复。对肝功能有影响。胃肠道反应，包括食欲减退、恶心及呕吐，一般停药1~3d即可消失。

（2）泌尿道反应：可致出血性膀胱炎，表现为排尿困难、尿频和尿痛，可在给药后几小时或几周内出现，通常在停药后几天内消失。

（3）中枢神经系统毒性：与剂量有关，通常表现为焦虑不安、神情慌乱、幻觉和乏力等。少见晕厥、癫痫样发作甚至昏迷。

（4）少见的有一过性无症状肝、肾功能异常；若高剂量用药可因肾毒性产生代谢性酸中毒。罕见心脏和肺毒性。

（5）其他反应尚包括脱发、恶心和呕吐等。注射部位可产生静脉炎。

（6）长期用药可产生免疫抑制、垂体功能低下、不育症和继发性肿瘤。

【禁忌证】严重骨髓抑制患者、对本品过敏者、妊娠及哺乳期妇女禁用。

【药物的相互作用】

（1）先前应用顺铂患者，可加重异环磷酰胺的骨髓抑制、神经毒性和肾毒性。

（2）同时使用抗凝血药物，可能导致出血危险。

（3）同时使用降血糖药，可增强降血糖作用。

（4）与其他细胞毒药物联合应用时，应酌情减量。

五、卡莫司汀

【英文名称】carmustine，BCNU

【制剂】注射剂：125mg。

【药理作用】本品及其代谢物可通过烷化作用与核酸交链，亦有可能因改变蛋白而产生抗癌作用。在体内能与DNA聚合酶作用，对增殖期细胞各期都有作用，对兔子及小鼠有致畸性。

【适应证】因能够通过血－脑脊液屏障，故对脑瘤（恶性胶质细胞瘤、脑干胶质瘤、成神经管细胞瘤、星形胶质细胞瘤、室管膜瘤）、脑转移瘤和脑膜白血病有效，对恶性淋巴瘤、多发性骨髓瘤也有效，与其他药物合用对恶性黑色素瘤有效。

【用法用量】静脉注射按体表面积100mg/m²，每日一次，连用2~3d；或200mg/m²，用一次，每6~8周重复。溶入5%葡萄糖或生理盐水150ml中快速滴注。

【注意事项】

（1）老年人易有肾功能减退，可影响排泄，应慎用。

（2）对诊断的干扰：本品可引起肝、肾功能异常。

（3）下列情况慎用：骨髓抑制、感染、肝肾功能异常、接受过放射治疗或抗癌药治疗的患者。

（4）用药期间应注意检查血常规、血小板、肝肾功能、肺功能。

（5）本品可抑制身体免疫机制，使疫苗接种不能激发自身抗体产生。化疗结束后3个月内不宜接种活疫苗。

（6）预防感染，注意口腔卫生。

【不良反应】

（1）一次静脉注射后，骨髓抑制经常发生在用药后4~6周，白细胞最低值见于5~6周，在6~7周逐渐恢复。但多次用药，可延迟至10~12周恢复。一次静脉注射后，血小板最低值见于4~5周，在6~7周内恢复，血小板下降常比白细胞严重。

（2）静脉注射部位可产生血栓性静脉炎。

（3）大剂量可产生脑脊髓病。

（4）长期治疗可产生肺间质或肺纤维化。有时甚至 1 ~ 2 个疗程后即出现肺并发症，部分患者不能恢复。

（5）此外可产生恶心、呕吐等消化道反应；用药后 2h 即可出现，常持续 4 ~ 6h。对肝肾均有影响，肝脏损害常可恢复，肾脏毒性可见氮质血症，功能减退，肾脏缩小。

（6）本品有继发白血病的报道。

（7）亦有致畸胎的可能性。本品可抑制睾丸或卵子功能，引起闭经或精子缺乏。

【禁忌证】既往对本药过敏的患者、妊娠及哺乳期妇女禁用。

【药物的相互作用】以本品组成联合化疗方案时，应避免合用有严重降低白细胞、血小板作用或产生严重胃肠反应的抗癌药。

六、司莫司汀

【英文名称】semustine，me – CCNU

【制剂】胶囊：10mg；50mg。

【药理作用】本品为细胞周期非特异性药物，对处于 G_1 ~ S 期边界或 S 早期的细胞最敏感，对 G_2 期也有抑制作用。本品进入体内后其分子从氨甲酰胺键处断裂为两部分，一为氯乙胺部分，将氯解离形成乙烯碳正离子，发挥烃化作用，使 DNA 链断裂，RNA 及蛋白质受到烃化，这与抗肿瘤作用有关；另一部分为氨甲酰基部分变为异氰酸酯，或再转化为氨甲酸，以发挥氨甲酰化作用，主要与蛋白质特别是其中的赖氨酸末端的氨基等反应，这主要与骨髓毒性作用有关，氨甲酰化还破坏一些酶蛋白使 DNA 被破坏后难以修复，这有助于抗癌作用。本品与其他烷化剂并无交叉耐药性。

【适应证】本品脂溶性强，可通过血 – 脑脊液屏障，进入脑脊液，常用于脑原发肿瘤及转移瘤。与其他药物合用可治疗恶性淋巴瘤、胃癌、大肠癌、黑色素瘤。

【用法用量】口服 100 ~ 200mg/m^2，顿服，每 6 ~ 8 周一次，睡前与止吐剂、安眠药同服。

【注意事项】

（1）骨髓抑制、感染、肝肾功能不全者慎用。

（2）用药期间应密切注意血常规、血尿素氮、尿酸、肌酐清除率、血胆红素、转氨酶的变化、肺功能。老年人易有肾功能减退，可影响排泄，应慎用。

（3）本品可抑制身体免疫机制，使疫苗接种不能激发身体抗体产生。

（4）用药结束后 3 个月内不宜接种活疫苗。预防感染，注意口腔卫生。

【不良反应】

（1）骨髓抑制，呈延迟性反应，有累积毒性。

（2）白细胞或血小板减少最低点出现在 4 ~ 6 周，一般持续 5 ~ 10d，个别可持续数周，一般 6 ~ 8 周可恢复。

（3）服药后可有胃肠道反应；因与较高浓度药物接触，可影响肝、肾功能。

（4）乏力，轻度脱发，偶见全身皮疹。

（5）可抑制睾丸与卵巢功能，引起闭经及精子缺乏。

【禁忌证】①对本药过敏的患者。②孕妇及哺乳期妇女应禁用。

【药物的相互作用】选用本品进行化疗时应避免同时联合其他对骨髓抑制较强的药物。

七、洛莫司汀

【英文名称】lomustine，CCNU

【制剂】胶囊剂：40mg；50mg；100mg。

【药理作用】本品与 BCNU 同属氯乙胺基亚硝脲类抗肿瘤药物，进入体内后，其分子从氨甲酰胺键处断裂为两部分，一部分为氯乙胺，将氯解离，形成乙烯正碳离子（$CH_2 = CH^+$），发挥烷化作用，使

DNA 断裂，抑制核酸及蛋白质合成；另一部分为氨甲酰基部分再转化为异氰酸酯，或转化为氨甲酸，发挥氨甲酰化作用，与蛋白质尤其是其中的赖氨酸末端氨基相作用，这一作用主要与骨髓抑制有关，但氨甲酰化作用还可破坏一些酶蛋白而起抗肿瘤作用。本品为细胞周期非特异性药物，可作用于增殖细胞各期和非增殖细胞，处于 $G_1 \rightarrow S$ 期边界或 S 期的细胞对之最敏感，对 G_2 期抑制作用强于 BCNU。本品与一般烷化剂无交叉耐药，与 VCR、PCB 及抗代谢剂亦无交叉耐药，但与 BCNU 呈交叉耐药。

本品脂溶性高，能迅速穿过胃肠黏膜及血－脑脊液屏障。口服后 30min 内即可完全吸收，3h 可产生血浆代谢产物的高峰；注射后 10min 即可达到有效的血浆水平，其代谢完全而迅速，在血浆、脑脊液及尿中测不到药物原形。代谢产物环己基的血浆半衰期为 5h，氯乙基为 72h。本品在体内分布较广，以肝肾较多，脑脊液浓度为血浆浓度的 50%～55%，可经胆汁排入肠道，形成肠肝循环，故药效持久。口服 48h 内有 60% 以代谢物形式从尿中排泄，但 4d 排泄量小于 75%，粪中排出少于 5%，从呼吸道排出约 10%。

【适应证】常用于脑部原发肿瘤（如成胶质细胞瘤）及继发性肿瘤；治疗实体瘤，如联合用药治疗胃癌、直肠癌及支气管肺癌、恶性淋巴瘤等。

【用法用量】$100～130mg/m^2$，顿服，每 6～8 周一次，3 次为 1 个疗程。

【注意事项】

（1）因可引起突变和畸变，孕妇及哺乳期妇女应禁用。

（2）对诊断的干扰：本品可引起肝功能一时性异常。

（3）下列情况慎用：骨髓抑制、感染、肾功能不全、经过放射治疗或抗癌药治疗的患者或有白细胞低下史者。

（4）用药期间应注意随访检查血常规及血小板、血尿素氮、血尿酸、肌酐清除率、血胆红素、丙氨酸氨基转移酶等。

（5）患者宜睡前与止吐药、安眠药共服，用药当天不能饮酒。

（6）治疗前和治疗中应检查肺功能。

【不良反应】

（1）口服后 6h 内可发生恶心、呕吐，可持续 2～3d，预先用镇静药或甲氧氯普胺并空腹服药可减轻。

（2）少数患者发生胃肠道出血及肝功能损害。

（3）骨髓抑制，服药后 3～5 周可见血小板减少，白细胞降低可在服药后第 1 周及第 4 周先后出现两次，第 6～8 周才恢复；但骨髓抑制有累积性。

（4）偶见全身性皮疹，有致畸胎的可能，亦可能抑制睾丸或卵巢功能，引起闭经或精子缺乏。

【禁忌证】有肝功能损害、白细胞低于 $4 \times 10^9/L$、血小板低于 $80 \times 10^9/L$ 者禁用。并发感染时应先治疗感染。

【药物的相互作用】以本品组成联合化疗方案时，应避免合用有严重降低白细胞和血小板的抗癌药。

八、六甲蜜胺

【英文名称】altretamine，HMM

【制剂】片剂：50mg；100mg。

【药理作用】本品为嘧啶类抗代谢药物，主要抑制二氢叶酸还原酶，干扰叶酸代谢，选择性抑制 DNA、RNA 和蛋白质的合成。为周期特异性药，与烷化剂无交叉耐药。体内需经肝脏微粒体 P_{450} 单氧化酶活化后，发挥细胞毒效应，口服血浆 T_{max} 2～3h，血浆 $t_{1/2}$ 为 13h，主要代谢物经尿排出。

【适应证】本品用于卵巢癌、小细胞肺癌（SCLC）、恶性淋巴瘤、子宫内膜癌的联合化疗，对卵巢癌及 SCLC 疗效尤佳。

【用法用量】口服，按体重每日 10～16mg/kg，分四次服用，21d 为 1 个疗程或每日 6～8mg/kg，

90d 为 1 个疗程。联合方案中，推荐总量为按体表面积 150 ~ 200mg/m²，连用 14d，耐受好。饭后 1 ~ 1.5h 或睡前服用能减少胃肠道反应。

【注意事项】用药期间应定期查血常规及肝功能。严重骨髓抑制和神经毒性患者忌用。

【不良反应】

（1）严重恶心、呕吐为剂量限制性毒性，骨髓抑制轻至中度，以白细胞降低为著，多发生于治疗 1 周后，3 ~ 4 周达最低点。

（2）中枢或周围神经毒性作用出现于长期服用后，为剂量限制性毒性，停药 4 ~ 5 个月可减轻或消失。

（3）偶有脱发、膀胱炎、皮疹、瘙痒、体重减轻等。

【禁忌证】对本品过敏者禁用。

【药物的相互作用】与单胺氧化酶抑制剂、抗抑郁药合用可导致严重的直立性低血压，应慎用。与甲氧氯普胺合用可致肌张力障碍。与维生素 B₆ 同时使用，可能减轻周围神经毒性。

九、白消安

【英文名称】busulfan，BUS

【制剂】片剂：0.5mg；2mg。

【药理作用】属双甲基磺酸酯类的双功能烷化剂，为细胞周期非特异性药物。进入人体内磺酸酯基团的环状结构打开，通过与细胞的 DNA 内鸟嘌呤起烷化作用而破坏 DNA 的结构与功能。本品的细胞毒作用几乎完全表现在对造血功能的抑制，主要表现在对粒细胞生成的明显抑制作用。其次是血小板和红细胞的抑制，对淋巴细胞的抑制很弱。易经胃肠道吸收，口服吸收良好。吸收后很快自血浆消失，反复给药可逐渐在体内蓄积。在体内水解后，其水解物经环化作用变为 4 - 羟呋喃等中间代谢产物。主要代谢在肝内进行。t₁/₂ 为 2 ~ 3h，主要经肾脏以代谢产物排出。

【适应证】主要适用于慢性粒细胞白血病的慢性期，对 Ph 染色体阴性患者效果不佳。也可用于治疗原发性血小板增多症、真性红细胞增多症等慢性骨髓增殖性疾病。

【用法用量】成人常用量：慢性粒细胞白血病，每日总量 4 ~ 6mg/m²，每日一次。如白细胞计数下降至 2×10¹⁰/L 则需酌情停药。或给维持量每日或隔日 1 ~ 2mg，以维持白细胞计数在 1×10¹⁰/L 左右。

【注意事项】

（1）慢粒白血病患者治疗时有大量细胞破坏，血及尿中尿酸水平可明显升高，严重时可产生尿酸肾病。

（2）对有骨髓抑制、感染、有细胞毒药物或放疗史的患者也应慎用。

（3）治疗前及治疗中应严密观察血常规及肝、肾功能的变化，及时调整剂量，特别注意检查血尿素氮、内生肌酐清除率、胆红素、丙氨酸转移酶、ALT（SGPT）及血清尿酸。

（4）服药应根据患者对药物的反应、骨髓抑制程度、个体差异而调整剂量。

（5）嘱患者多摄入液体并碱化尿液或服用别嘌醇以防止高尿酸血症及尿酸性肾病的产生。

（6）发现粒细胞或血小板迅速大幅度下降时应立即停药或减量以防止出现严重骨髓抑制。

【不良反应】

（1）可产生骨髓抑制。常见为粒细胞减少，血小板减少。严重者需及时停药。

（2）长期服用或用药过大可致肺纤维化，可有皮肤色素沉着，高尿酸血症及性功能减退，男性乳房女性化，睾丸萎缩，女性月经不调等。

（3）白内障、多型红斑皮疹、结节性多动脉炎为罕见不良反应。

（4）曾有个别报道使用高剂量后出现癫痫发作；心内膜纤维化，并由此出现相应症状；以及少见的肝静脉闭锁。

【禁忌证】①对本品过敏者禁用。②本品有致突变、致畸胎作用，可造成胎儿死亡或先天畸形，故早孕妇女禁用。

【药物的相互作用】因为服用本品可增加血及尿中尿酸水平，故对有痛风病史的患者或服用本品后尿酸增高的患者可用抗痛风药物。

十、塞替派

【英文名称】thiotepa，TSPA

【制剂】注射剂：10mg。

【药理作用】为细胞周期非特异性药物，在生理条件下，形成不稳定的亚乙基亚胺基，具有较强的细胞毒作用。塞替派是多功能烷化剂，能抑制核酸的合成，与 DNA 发生交叉联结，干扰 DNA 和 RNA 的功能，改变 DNA 的功能，故也可引起突变。体外试验显示可引起染色体畸变，在小鼠的研究中可清楚看到有致癌性，但对人尚不十分清楚。近年来证明本品对垂体促卵泡激素含量有影响。本品不宜从消化道吸收，注射后广泛分布在各组织内。1~4h 后血浆浓度下降 90%，24~48h 大部分药物通过肾脏排出。注射药物后血浆蛋白结合率为 10%，主要和清蛋白、脂蛋白结合，对清蛋白亲和力最大，$t_{1/2}$ 约 3h。尚无资料说明药物能否通过胎盘屏障。

【适应证】主要用于乳腺癌、卵巢癌、癌性体腔积液的腔内注射以及膀胱癌的局部灌注等，也可用于胃肠道肿瘤等。

【用法用量】静脉或肌肉注射（单一用药）：一次 10mg（0.2mg/kg）每日一次，连续 5d 后改为每周 3 次，1 个疗程总量 300mg。胸腹腔或心包腔内注射：一次 10~30mg，每周 1~2 次。膀胱腔内灌注：每次排空尿液后将导尿管插入膀胱内向腔内注入 60mg，溶于生理盐水 60ml，每周 1~2 次，10 次为 1 个疗程。动脉注射：每次 10~20mg，用法同静脉。

【注意事项】

（1）妊娠初期的 3 个月应避免使用此药，因其有致突变或致畸胎作用，可增加胎儿死亡及先天性畸形。

（2）下列情况应慎用或减量使用：骨髓抑制、肝功能损害、感染、肾功能损害、肿瘤细胞浸润骨髓、有泌尿系结石史和痛风病史。

（3）用药期间每周都要定期检查外周血常规，白细胞与血小板及肝、肾功能。停药后 3 周内应继续进行相应检查，已防止出现持续的严重骨髓抑制。

（4）肝、肾功能较差时，本品应用较低的剂量。

（5）在白血病、淋巴瘤患者中为防止尿酸性肾病或高尿酸血症，可给予大量补液/或给予别嘌醇。

（6）尽量减少与其他烷化剂联合使用，或同时接受放疗。

【不良反应】

（1）骨髓抑制是最常见的剂量限制毒性，多在用药后 1~6 周发生，停药后大多数可恢复。有些病例在疗程结束时开始下降，少数病例抑制时间较长。

（2）可有食欲减退、恶心及呕吐等胃肠反应。

（3）个别报道用此药后再接受手术麻醉时，用琥珀酰胆碱后出现呼吸暂停。少见过敏，个别有发热及皮疹。

（4）有少量报道有出血性膀胱炎，注射部位疼痛，头痛、头晕，闭经，影响精子形成。

【禁忌证】对本药过敏者禁用，有严重肝、肾功能损害，严重骨髓抑制者禁用。

【药物的相互作用】

（1）塞替派可增加血尿酸水平，为了控制高尿酸血症可给予别嘌醇。

（2）与放疗同时应用时，应适当调整剂量。

（3）与琥珀胆碱同时应用可使呼吸暂停延长，在接受塞替派治疗的患者，应用琥珀胆碱前必须测定血中假胆碱酯酶水平。

（4）与尿激酶同时应用可增加塞替派治疗膀胱癌的疗效，尿激酶为纤维蛋白溶酶原的活化剂，可增加药物在肿瘤组织中的浓度。

（危　佳）

第二节　抗代谢药

抗代谢类药物是能干扰细胞正常代谢过程的药物，其中多数作用于核酸合成。分三类：叶酸类抗代谢类药物、嘌呤类抗代谢类药物和嘧啶类抗代谢类药物。抗代谢类药物属于细胞周期特异性药物，主要抑制细胞 DNA 的合成，对 S 期细胞最敏感。有时也可抑制 RNA 与蛋白质的合成，故对 G_1 期或 G_2 期细胞也有一定作用。

一、甲氨蝶呤

【英文名称】methotrexate，MTX

【制剂】片剂：2.5mg；注射剂：0.1g，5mg。

【药理作用】四氢叶酸是在体内合成嘌呤核苷酸和嘧啶脱氧核苷酸的重要辅酶，本品作为一种叶酸还原酶抑制剂，主要抑制二氢叶酸还原酶而使二氢叶酸不能还原成有生理活性的四氢叶酸，从而使嘌呤核苷酸和嘧啶核苷酸的生物合成过程中一碳基团的转移作用受阻，导致 DNA 的生物合成受到抑制。此外，本品也有对胸腺核苷酸合成酶的抑制作用，但抑制 RNA 与蛋白质合成的作用则较弱，本品主要作用于细胞周期的 S 期，属细胞周期特异性药物，对 G_1/S 期的细胞也有延缓作用，对 G_1 期细胞的作用较弱。用量小于 $30mg/m^2$ 时，口服吸收良好，1～5h 血药浓度达最高峰。肌内注射后达峰时间为 0.5～1.0h。血浆蛋白结合率约为 50%，本品透过血－脑脊液屏障的量甚微，但鞘内注射后则有相当量可达全身循环。部分经肝细胞代谢转化为谷氨酸盐，另有部分通过胃肠道细菌代谢。主要经肾（40%～90%）排泄，大多以原形药排出体外；小于 10% 的药物通过胆汁排泄。少量甲氨蝶呤及其代谢产物可以结合型形式贮存于肾脏和肝脏等组织中长达数月，在有胸腔或腹腔积液情况下，本品的清除速度明显减缓。清除率个体差别极大，老年患者更甚。

【适应证】

（1）各型急性白血病，特别是急性淋巴细胞白血病、恶性淋巴瘤、非霍奇金淋巴瘤和蕈样肉芽肿、多发性骨髓病。

（2）头颈部癌、肺癌、各种软组织肉瘤、银屑病。

（3）乳腺癌、卵巢癌、宫颈癌、恶性葡萄胎、绒毛膜上皮癌、睾丸癌。

【用法用量】

（1）一般剂量为 7.5mg，1～2 次/周，口服或 5～10mg 肌肉注射，1 次/周，持续给予 3～6 个月或更长，可收到较好的临床效果。

（2）本品用注射用水 2ml 溶解，可供静脉、肌肉、动脉、鞘内注射。

（3）用于急性白血病：肌内注射或静脉注射，每次 10～30mg，每周 1～2 次；儿童每日 20～30mg/m²，每周一次，或视骨髓情况而定。

（4）用于绒毛膜上皮癌或恶性葡萄胎：每日 10～20mg，亦可溶于 5% 或 10% 的葡萄糖注射液500ml 中静脉滴注，一日 1 次，5～10 次为 1 个疗程，总量 80～100mg。

（5）用于脑膜白血病：鞘内注射甲氨蝶呤每次一般 6mg/m²，成人常用为 5～12mg，最大不大于12mg，一日 1 次，5d 为 1 个疗程。用于预防脑膜白血病时，每日 10～15mg，一日 1 次，每隔 6～8 周一次。

（6）用于实体瘤：①静脉一般每次 20mg/m²。②亦可介入治疗。③高剂量并叶酸治疗某些肿瘤，方案根据肿瘤由医师判定，如骨肉瘤等。

（7）治疗风湿免疫性疾病：①用于类风湿关节炎每周一次 10～15mg。②脊柱关节病累及大关节者每周 10 ~ 15mg，顿服，持续应用 3 ~ 6 个月或更长。③治疗系统性红斑狼疮每周 0.3mg/kg（最大剂量≤20mg/周）。

【注意事项】

（1）本品的致突变性、致畸性和致癌性较烷化剂为轻，但长期服用后，有潜在的导致继发性肿瘤的危险。

（2）对生殖功能的影响，虽较烷化剂类抗癌药也为小，但亦可导致闭经和精子减少或缺乏，尤其是在长期应用较大剂量后，但一般不严重，有时呈不可逆性。

（3）全身极度衰竭、恶病质或并发感染及心、肺、肝、肾功能不全时，禁用本品。周围血常规如白细胞低于 $3.5 \times 10^9/L$ 或血小板低于 $5 \times 10^{10}/L$ 时不宜用。

【不良反应】

（1）胃肠道反应，包括口腔炎、口唇溃疡、咽喉炎、恶心、呕吐、腹痛、腹泻、消化道出血。食欲减退常见，偶见假膜性或出血性肠炎等。

（2）肝功能损害，包括黄疸、丙氨酸氨基转移酶、碱性磷酸酶，γ - 谷氨酰转肽酶等增高，长期口服可导致肝细胞坏死、脂肪肝、纤维化甚至肝硬化。

（3）大剂量应用时，由于本品和其代谢产物沉积在肾小管而致高尿酸血症肾病，此时可出现血尿、蛋白尿、少尿、氮质血症甚或尿毒症。

（4）长期用药可引起咳嗽、气短、肺炎或肺纤维化。

（5）骨髓抑制：主要为白细胞和血小板减少，长期口服小剂量可导致明显骨髓抑制，贫血和血小板下降而伴皮肤或内脏出血。

（6）脱发、皮肤发红、瘙痒或皮疹。

（7）白细胞低下时可并发感染。

【禁忌证】①对本品过敏者禁用。②本品有致突变、致畸胎作用，故孕妇、哺乳妇禁用。

【药物的相互作用】

（1）乙醇和其他对肝脏有损害作用，如与本品同用，可增加肝脏的毒性。

（2）由于用本品后可引起血液中尿酸的水平增多，对于痛风或高尿酸血症患者应相应增加别嘌醇等药剂量。

（3）本品可增加抗血凝作用，甚至引起肝脏凝血因子的缺少和/或血小板减少症，因此与其他抗凝药同用宜谨慎。

（4）与保泰松和磺胺类药物同用后，因与蛋白质结合的竞争，可能会引起本品血清浓度的增高而导致毒性反应的出现。

（5）口服卡那霉素可增加口服本品的吸收，而口服新霉素钠可减少其吸收。

（6）与弱有机酸和水杨酸盐等同用，可抑制本品的肾排泄而导致血清药浓度增高，继而毒性增加，应酌情减少用量。

（7）氨苯蝶啶、乙胺嘧啶等药物均有抗叶酸作用，如与本品同用可增加其不良反应。

（8）先用或同用时，与氟尿嘧啶有拮抗作用，如先用本品，4 ~ 6h 后再用氟尿嘧啶则可产生协同作用。本品与门冬酰胺酶合用也可导致减效，如用门冬酰胺酶者 10d 后用本品，或于本品用药后 24h 内给门冬酰胺酶，则可增效而减少对胃肠道和骨髓的不良反应。有报道如在用本品前 24h 或 10min 后用阿糖胞苷，可增加本品的抗癌活性。本品与放疗或其他骨髓抑制药同用时宜谨慎。

二、氟尿嘧啶

【英文名称】fluorouracil，5 - Fu

【制剂】片剂：50mg。注射剂：0.125g；0.25g。缓释植入剂：0.1g。软膏：20mg；100mg。

【药理作用】在体内先转变为 5 - 氟 - 2 - 脱氧尿嘧啶核苷酸，后者抑制胸腺嘧啶核苷酸合成酶，阻断脱氧尿嘧啶核苷酸转变为脱氧胸腺嘧啶核苷酸，从而抑制 DNA 的生物合成。此外，还能掺入 RNA，通过阻止尿嘧啶和乳清酸掺入 RNA 而达到抑制 RNA 合成的作用。本品为细胞周期特异性药,主要抑制 S 期瘤细胞。本品主要经肝脏分解代谢,大部分降解为二氧化碳经呼吸道排出体外,约 15% 在给药 1h 内经肾以原型药排出体外。大剂量用药能透过血 – 脑脊液屏障,静脉注射后于半小时内到达脑脊液中,并可维持 3h,$t_{1/2\alpha}$ 为 10 ~ 20min,$t_{1/2\beta}$ 为 20h。

【适应证】为恶性葡萄胎、绒毛膜上皮癌的主要化疗药物。亦用于乳腺癌、消化道肿瘤(包括原发性和转移性肝癌和胰腺癌)、卵巢癌和原发性支气管肺癌的辅助化疗和姑息治疗。

【用法用量】

1)成人常用量,一日 0.15 ~ 0.30g,分 3 ~ 4 次服。疗程总量 10 ~ 15g。

2)外用,一日 1 ~ 2 次涂患处。

3)氟尿嘧啶作静脉注射或静脉滴注所用剂量相差甚大。单药静脉注射剂量一般为按体重一日 10 ~ 20mg/kg,连用 5 ~ 10d,每疗程 5 ~ 7g(甚至 10g)。若为静脉滴注,通常按体表面积一日 300 ~ 500mg/m^2,连用 3 ~ 5d,每次静脉滴注时间不得少于 6 ~ 8h;静脉滴注时可用输液泵连续给药维持 24 小时。用于原发性或转移性肝癌,多采用动脉插管注药。腹腔内注射按体表面积一次 500 ~ 600mg/m^2。每周 1 次,2 ~ 4 次为 1 个疗程。

4)缓释植入剂

(1)术中使用:①手术野散布:手术野散布是在手术基本结束,腹腔冲洗完毕,即将关腹前将植入用缓释氟尿嘧啶(中人氟安)药粒散布于手术野内,尽量做到均匀,或者以肿瘤原在部位为中心逐渐递减散布。这种方法的优点是较为简单,耗时短,不需要特别的人工或仪器设计。推荐剂量:500 ~ 1 200mg。②定点穿刺给药:手术中定点穿刺是根据肿瘤的部位、肿瘤可能侵犯和转移的途径进行穿刺预埋植入用缓释氟尿嘧啶,起到杀灭残留肿瘤细胞的作用,预防复发转移。CT 引导穿刺给药:使用方法和注意事项基本与超声引导穿刺给药相似。给药过程:CT 确定肿瘤位置和大小。计算用药剂量、植药点位置和数目。CT 引导植药针穿刺、植药、取出等。内镜引导下给药:某些腔道,可在内镜下,通过特殊的穿刺装置给药,也可利用人造管腔支架上的携药囊装药,经内镜放置于肿瘤狭窄部位。胸、腹腔直接穿刺给药:胸、腹腔癌性积液患者或不愿接受全身化疗的患者,可直接将植入用缓释氟尿嘧啶经皮穿刺进入胸、腹腔。剂量可比术中给药更大些。直视下经皮穿刺给药:对于体表肿瘤可以在直视下经皮穿刺给药到瘤体或瘤周,根据肿瘤的大小确定给药剂量,为使治疗更精确、更有效,可在治疗前用肿瘤治疗计划系统(TPS)进行计划和治疗设计,两个植药点间的距离不低于 3cm,植药点距体表不低于 1.5cm。单点剂量不超过 150mg。

(2)与其他治疗方法配合使用:与常规化疗配合使用。与放射粒子^{125}I、^{103}Pd 配合使用。与微波刀、超声聚焦刀、氩氦刀等配合使用。先用微波刀(或超声聚焦刀等)杀死肿瘤主体,再于瘤体边缘(或肿瘤残余部位)植入化疗粒子。

【注意事项】①肝肾功能不良、感染(如水痘患者)、心脏病慎用。②用药期间应定期检查血常规。③用药期间出现毒性反应,立即停药。

【不良反应】①接触性皮炎、皮肤红肿、糜烂、炎症后色素沉着、刺激、疼痛、光过敏、瘙痒、瘢痕、皮疹、溃疡、甲床变黑(可恢复)。②白细胞减少是最经常发生的血液学不良反应。

【禁忌证】①对本品过敏者禁用。②本品有致突变、致畸胎作用,故孕妇禁用。

【药物的相互作用】本品与甲酰四氢叶酸或顺铂合用,其抗肿瘤疗效明显提高。本品与甲氨蝶呤亦存在相互作用。氟尿嘧啶用药在先,甲氨蝶呤用药在后则产生抵抗;反之,先用甲氨蝶呤,4 ~ 6h 后再用氟尿嘧啶则产生抗肿瘤协同作用。

三、替加氟

【英文名称】ftorafur,UFT

【制剂】片剂:50mg。注射剂:0.2g;0.5g。

【药理作用】本品为氟尿嘧啶的衍生物,在体内经肝脏活化逐渐转变为氟尿嘧啶而起抗肿瘤作用。

能干扰和阻断 DNA、RNA 及蛋白质合成，主要作用于 S 期，是抗嘧啶类的细胞周期特异性药物，其作用机制、疗效及抗瘤谱与氟尿嘧啶相似，但作用持久，吸收良好，毒性较低。化疗指数为氟尿嘧啶的 2 倍，毒性仅为氟尿嘧啶的 1/7 ~ 1/4。慢性毒性实验中未见到严重的骨髓抑制，对免疫的影响较轻微。口服吸收良好，给药后 2 小时作用达最高峰，持续时间较长，为 12 ~ 20 小时。血浆 $t_{1/2}$ 为 5 小时，静脉注射后均匀地分布于肝、肾、小肠、脾和脑，以肝、肾中的浓度为最高。由于本品具有较高的脂溶性，可通过血－脑脊液屏障，在脑脊液中浓度比氟尿嘧啶高。本品经肝脏代谢，主要由尿和呼吸道排出，给药后 24h 内由尿中以原形排出 23%，由呼吸道以 CO_2 形式排出 55%。静脉注射后，均匀分布于肝、肾、小肠、脾和脑，而以肝、肾浓度较高，且可通过血－脑脊液屏障，脑脊液中浓度比氟尿嘧啶高，血 $t_{1/2}$ 5h，24h 后尿排出原形 23%，55% 经肺呼吸排出。

【适应证】主要治疗消化道肿瘤，对胃癌、结肠癌、直肠癌有一定疗效。也可用于治疗乳腺癌、支气管肺癌和肝癌等。还可用于膀胱癌、前列腺癌、肾癌等。

【用法用量】口服：每日 800 ~ 1 200mg，分 3 ~ 4 次服用，总量 30 ~ 50g 为 1 个疗程。注射剂：单药成人一日剂量 800 ~ 1 000mg 或按体重一次 15 ~ 20mg/kg，溶于 5% 葡萄糖注射液或 0.9% 氯化钠注射液 500ml 中，一日 1 次静脉滴注，总量 20 ~ 40g 为 1 个疗程。

【注意事项】

（1）用药期间定期检查白细胞、血小板计数，若出现骨髓抑制，轻者对症处理，重者需减量，必要时停药。一般停药 2 ~ 3 周即可恢复。

（2）轻度胃肠道反应可不必停药，给予对症处理，严重者需减量或停药，餐后服用可以减轻胃肠道反应。

（3）有肝、肾功能障碍的患者使用时应慎重，酌情减量。

【不良反应】

（1）轻度骨髓抑制表现为白细胞和血小板减少。

（2）轻度胃肠道反应以食欲减退、恶心为主，个别患者可出现呕吐、腹泻和腹痛，停药后可消失。

（3）其他反应有乏力、寒战、发热、头痛、眩晕、运动失调、皮肤瘙痒、色素沉着、黏膜炎及注射部位血管疼痛等。

【禁忌证】①孕妇及哺乳期妇女禁用。②对本品过敏者禁用。

【药物的相互作用】替加氟呈碱性且含碳酸盐，避免与含钙、镁离子及酸性较强的药物合用。本品注射液禁与酸性药物配伍。

四、阿糖胞苷

【英文名称】cytarabine，Ara－C

【制剂】注射剂：0.1g；0.5g。

【药理作用】本品为主要作用于细胞 S 增殖期的嘧啶类抗代谢药物，通过抑制细胞 DNA 的合成干扰细胞的增殖。阿糖胞苷进入人体后经激酶磷酸化后转为阿糖胞苷三磷酸及阿糖胞苷二磷酸，前者能强有力地抑制 DNA 聚合酶的合成，后者能抑制二磷酸胞苷转变为二磷酸脱氧胞苷，从而抑制细胞 DNA 聚合及合成。本品为细胞周期特异性药物，对处于 S 增殖期细胞的作用最为敏感，对抑制 RNA 及蛋白质合成的作用较弱。可静脉、皮下、肌肉或鞘内注射而吸收。静脉注射后能广泛分布于体液、组织及细胞内，静脉滴注后约有中等量的药物可透过血－脑脊液屏障，其浓度约为血浆中浓度的 40%。本品在肝、肾等组织内代谢，在血及组织中很容易被胞嘧啶脱氨酶迅速脱氨而形成无活性的尿嘧啶阿糖苷。在脑脊液内，由于脱氨酶含量较低，故其脱氨作用较缓慢。静脉给药时，$t_{1/2\alpha}$ 为 10 ~ 15min，$t_{1/2\beta}$ 2.0 ~ 2.5h；鞘内给药时，$t_{1/2}$ 可延至 11h。在 24h 内约 10% 以阿糖胞苷、70% ~ 90% 以尿嘧啶阿糖苷为主的无活性物质形式从肾脏排泄。

【适应证】适用于急性白血病的诱导缓解期及维持巩固期。对急性非淋巴细胞白血病效果较好，对慢性粒细胞白血病的急变期，恶性淋巴瘤也有效。

【用法用量】

(1) 成人常用量：①诱导缓解：静脉注射或滴注一次按体重 2mg/kg（或 1~3mg/kg），一日 1 次，连用 10~14d，如无明显不良反应，剂量可增大至一次按体重 4~6mg/kg。②维持：完全缓解后改用维持治疗量，一次按体重 1mg/kg，一日 1~2 次，皮下注射，连用 7~10d。

(2) 中剂量阿糖胞苷：中剂量是指阿糖胞苷的剂量为一次按体表面积 0.5~1.0g/m² 的方案，一般需静脉滴注 1~3h，一日两次，以 2~6d 为 1 个疗程；大剂量阿糖胞苷的剂量为按体表面积为 1~3g/m² 的方案，静脉滴注及疗程同中剂量方案。由于阿糖胞苷的不良反应随剂量增大而加重，有时反而限制了其疗效，故现多偏向用中剂量方案。中剂量或大剂量阿糖胞苷主要用于治疗难治性或复发性急性白血病，亦可用于急性白血病的缓解后，延长其缓解期。由于不良反应较多，故疗程中必须由有丰富经验的医师指导，并要有充分及时的支持疗法保证方可进行。

(3) 小剂量阿糖胞苷：剂量为一次按体表面积 10mg/m²，皮下注射，一日两次，以 14~21d 为 1 个疗程，如不缓解而患者情况容许，可于 2~3 周重复 1 个疗程。本方案主要用于治疗原始细胞增多或骨髓增生异常综合征患者，亦可治疗低增生性急性白血病、老年性急性淋巴细胞白血病等。

(4) 鞘内注射：阿糖胞苷为鞘内注射防治脑膜白血病的第二线药物，剂量为一次 25~75mg，联用地塞米松 5mg，用 2ml 0.9% 氯化钠注射液溶解，鞘内注射，每周 1~2 次，至脑脊液正常。如为预防性则每 4~8 周一次。使用本品时，应适当增加患者液体的摄入量，使尿液保持碱性，必要时同用别嘌醇以防止血清尿酸增高及尿酸性肾病的形成；快速静脉注射虽引起较严重的恶心、呕吐反应，但对骨髓的抑制较轻，患者亦能耐受较大剂量的阿糖胞苷。

【注意事项】

(1) 使用本品时可引起 ALT（SGPT）（血清丙氨酸氨基转移酶）、血及尿中尿酸的增高。

(2) 下列情况应慎用：骨髓抑制、白细胞及血小板显著减低者、肝肾功能不全、有胆管疾患者、有痛风病史、尿酸盐肾结石病史、近期接受过细胞毒药物或放射治疗。

(3) 用药期间应定期检查：血常规、红细胞和血小板计数、骨髓涂片以及肝、肾功能。

【不良反应】

(1) 造血系统：主要是骨髓抑制，白细胞及血小板减少，严重者可发生再生障碍性贫血或巨幼细胞性贫血。

(2) 白血病、淋巴瘤患者治疗初期可发生高尿酸血症，严重者可发生尿酸性肾病。

(3) 较少见的有口腔炎、食管炎、肝功能异常、发热反应及血栓性静脉炎。阿糖胞苷综合征多出现于用药后 6~12h，有骨痛或肌痛、咽痛、发热、全身不适、皮疹、眼睛发红等表现。

【禁忌证】 ①对本品过敏者禁用。②孕妇、哺乳妇禁用。

【药物的相互作用】 四氢尿苷可抑制脱氨酶，延长阿糖胞苷血浆半衰期，提高血中浓度，起增效作用。本品可使细胞部分同步化，继续应用柔红霉素、多柔比星、环磷酰胺及亚硝脲类药物可以增效。本品不应与氟尿嘧啶并用。

五、卡培他滨

【英文名称】 capecitabine

【制剂】 片剂：0.15g；0.5g。

【药理作用】 卡培他滨是一种对肿瘤细胞有选择性活性的口服细胞毒类制剂，其本身无细胞毒性，但可转化为具有细胞毒性的氟尿嘧啶，其结构通过肿瘤相关性血管因子胸腺嘧啶磷酸化酶在肿瘤所在部位进行转化，从而最大限度地降低了氟尿嘧啶对人体正常细胞的损害。

【适应证】 适用于紫杉醇和包括有蒽环类抗生素化疗方案治疗无效的晚期原发性或转移性乳腺癌的进一步治疗。

【用法用量】 每日 2 500mg/m²，连用两周，休息一周。每日总剂量分早晚两次于饭后半小时用水吞服。如病情继续恶化或产生不能耐受的毒性时应停止治疗。

【注意事项】需限制剂量的毒性包括：腹泻、腹痛、恶心、胃炎及手足综合征。近半数接受本品治疗者会诱发腹泻，对发生脱水的严重腹泻者应严密监测并给予补液治疗。每日腹泻4～6次或有夜间腹泻者为2级腹泻，每日腹泻7～9次或大便失禁和吸收障碍者为3级腹泻，每日腹泻10次以上或者有肉眼血便和需静脉补液者为4级腹泻。如发生2级、3级或4级腹泻，则应停用本品，直到腹泻停止或腹泻次数减少到1级时再恢复使用。3级或4级腹泻后再使用本品时应减少用量。几乎近一半使用本品的患者发生手足综合征，但多为1～2级，3级综合征者不多见。多数不良反应可以消失，但需要暂时停止用药或减少用量，无需长期停止治疗。

【不良反应】卡培他滨的不良反应较少，以下情况可能与之有关。

（1）消化系统：卡培他滨最常见的不良反应为可逆性胃肠道反应，如腹泻、恶心、呕吐、腹痛、胃炎等。严重的（3～4级）不良反应相对少见。

（2）皮肤：在几乎一半使用卡培他滨的患者中发生手足综合征：表现为麻木、感觉迟钝、感觉异常、麻刺感、无痛感或疼痛感，皮肤肿胀或红斑，脱屑、水疱或严重的疼痛。皮炎和脱发较常见，但严重者很少见。

（3）一般不良反应：常有疲乏但严重者极少见。其他常见的不良反应为黏膜炎、发热、虚弱、嗜睡等，但均不严重。

（4）神经系统：头痛、感觉异常、味觉障碍、眩晕、失眠等较常见，但严重者少见。

（5）心血管系统：下肢水肿较轻且不常见。尚未见其他心血管系统不良反应作用。

（6）血液系统：中性粒细胞减少，少见且不严重，贫血极少见也不严重。

（7）其他：畏食及脱水常见，但重者极少见。

【禁忌证】有卡培他滨严重不良反应或对氟尿嘧啶（卡培他滨的代谢产物）有过敏史者禁用，孕妇、哺乳妇禁用。

【药物的相互作用】

（1）卡培他滨与大量药物合用，如抗组胺药、NSAIDs、吗啡、对乙酰氨基酚、阿司匹林、止吐药、H_2受体拮抗剂等，未见具有临床意义的不良反应。

（2）蛋白结合：卡培他滨与血清蛋白结合率较低（64%），通过置换与能和蛋白紧密结合的药物发生相互作用的可能性尚无法预测。

（3）与细胞色素P_{450}酶间的相互作用：在体外实验中，未发现卡培他滨对人类肝微粒体P_{450}酶产生影响。

六、吉西他滨

【英文名称】gemcitabine. dFdC

【制剂】注射剂：0.2g；1g。

【药理作用】盐酸吉西他滨为核苷同系物，属细胞周期特异性抗肿瘤药。主要杀伤处于S期（DNA合成）的细胞，同时也阻断细胞增殖由G_1期向S期过渡的进程。本品在细胞内由核苷激酶代谢成有活性的二磷酸核苷（dFdCDP）和三磷酸核苷（dFdCTP），其细胞毒活性来源于这两种核苷抑制DNA合成的联合作用。二磷酸吉西他滨可抑制核糖核苷酸还原酶，而该酶催化DNA合成过程中生成三磷酸脱氧核苷的化学反应，从而导致脱氧核苷酸（包括dCTP）的浓度降低。三磷酸吉西他滨可与dCTP竞争性结合到DNA上，而细胞中dCTP浓度的降低（由其二磷酸盐的作用而产生）可促进三磷酸吉西他滨与DNA的结合，结果一个核苷酸掺入到合成过程中的DNA链上，从而阻止DNA的进一步合成。另外DNA聚合酶并不能够清除吉西他滨核苷酸和修复合成过程中的该DNA链。

【适应证】非小细胞肺癌、胰腺癌、膀胱癌、乳腺癌及其他实体肿瘤。

【用法用量】推荐成人使用吉西他滨剂量为1 000mg/m²，静脉滴注30min，每周一次，连续3周。随后休息1周，每4周重复一次，依据患者的毒性反应相应减少剂量。配制方法：每瓶（含吉西他滨200mg）至少注入0.9%氯化钠注射液5ml（含吉西他滨浓度≤40mg/ml），振摇使溶解。给药时所需药量可用 0.9%氯化钠注射液进一步稀释，配制好的吉西他滨溶液应贮存在室温下并在 24h 内使用。吉西他滨溶液不得冷藏，以防结晶析出。65 岁以上的高龄患者也能很好耐受，尽管年龄对吉西他滨的清除率和半衰期有影响，但并没有证据表明高龄患者需要调整剂量。未研究过儿童使用吉西他滨。

【注意事项】已证明滴注药物时间延长和增加用药频率可增大药物的毒性。

（1）吉西他滨可抑制骨髓，表现为白细胞和血小板减少及贫血。然而，由于骨髓抑制时间短，通常并不影响以后的用药剂量。

（2）高敏反应：曾报道极个别患者发生过敏反应。注意：一般情况，接受吉西他滨治疗的患者需密切观察，包括实验室监测，在出现药物毒性反应时，应能够及时处理。

（3）使用吉西他滨的患者应定期检查肝、肾功能，包括氨基转移酶和血清肌酐。

（4）对驾驶和操作机器能力的影响：据报道，吉西他滨可引起轻至中度的困倦。患者在此期间必须禁止驾驶和操作机器，直到经鉴定已不再倦怠。

【不良反应】

（1）血液系统：由于吉西他滨具有骨髓抑制作用，因此应用吉西他滨后可出现贫血、白细胞降低和血小板减少、骨髓抑制，常常为轻到中度，多为中性粒细胞减少，血小板减少也比较常见。

（2）消化系统：约 2/3 的患者发生肝脏氨基转移酶的异常，但多为轻度，非进行性损害，无需停药。肝功能受损的患者使用吉西他滨应特别谨慎。据报道约 1/3 的患者出现恶心和呕吐反应，20%的患者需药物治疗，并且宜用抗呕吐药物控制。

（3）肾脏：近一半的患者用药后可出现轻度蛋白尿和血尿，但极少伴有临床症状和血清肌酐与尿素氮的变化。然而报道有部分病例出现不明原因的肾衰竭。因此对于已有肾功能损害的患者使用吉西他滨应特别谨慎。

（4）过敏：约 25%的患者可有皮疹，10%的患者可出现瘙痒，通常皮疹轻度，非剂量限制性毒性，局部治疗有效。极少报道有脱皮、水疱和溃疡。

（5）滴注吉西他滨过程中，不到 1%的患者可发生支气管痉挛，痉挛一般为轻度且持续短暂。但可能需要胃肠道外的给药治疗。已知对本药高度敏感的患者应严禁使用。有报道约 10%的患者在用药后数小时内发生呼吸困难，这种呼吸困难常常持续短暂，症状轻，几乎很少需要调整剂量，大多无需特殊治疗，其发病机制不清，与吉西他滨的关系也不清楚。

（6）其他：大约 20%的患者有类似于流感的表现，大多症状较轻，短暂且为非剂量限制性。仅 1.5%的患者表现较重，发热、头痛、背痛、寒战、肌痛、乏力和畏食是最常见的症状。咳嗽、鼻炎、不适、出汗和失眠也有发生，有些仅表现为发热和乏力，此类症状的发病机制尚不清楚。有报道证实水杨酸类药物可减轻症状。水肿/周围性水肿的发生率约 30%，部分患者可出现面部水肿。肺水肿的发生率约 1%，水肿/周围性水肿常常由轻到中度，几乎不影响用药剂量，部分患者伴有局部疼痛，停止用药（吉西他滨）后常自行逆转，引起这种毒性的机制尚不清楚，没任何证据表明与心脏、肝肾功能受损有关。

亦常见的不良反应报道有 13%的患者脱发（常为轻度），10%患者嗜睡，8%患者腹泻，7%的患者有口腔毒性（主要为溃疡及红斑），6%患者有便秘。曾有低血压的病例报道，有的研究报道有心肌梗死、充血性心力衰竭及心律失常，但无明确表明是吉西他滨引起的心脏毒性。

【禁忌证】对本品过敏者禁用。

【药物的相互作用】一项治疗非小细胞肺癌的试验中，应用 1 000mg/m² 吉西他滨的患者，同时给予连续 6 周的胸部放射治疗，结果出现了严重的甚至威胁生命的毒性反应，并发生食管炎和肺炎。尤其当接受大剂量放疗时，上述反应更明显。目前尚无将吉西他滨与治疗剂量放射治疗配合进行综合治疗的合适方案。

七、羟基脲

【英文名称】hydroxycarbamide

【制剂】片剂：0.5g。

【药理作用】本品是一种核苷二磷酸还原酶抑制剂，可阻止核苷酸还原为脱氧核苷酸，干扰嘌呤及嘧啶碱基生物合成，选择性地阻碍 DNA 合成，对 RNA 及蛋白质合成无阻断作用。周期特异性药，S 期细胞敏感。本品口服吸收佳，血浆 T_{max} 为 1～2h，6h 从血中消失，可透过血 - 脑脊液屏障，CSF 中 T_{max} 为 3h，20% 在肝内代谢，80% 由尿排出。

【适应证】①慢性粒细胞白血病（CML）有效，并可用于对白消安耐药的 CML。②对黑色素瘤、肾癌、头颈部癌有一定疗效，与放疗联合对头颈部及宫颈鳞癌有效。

【用法用量】口服，CML 每日 20～60mg/kg，每周两次，6 周为 1 个疗程；头颈癌、宫颈鳞癌等每次 80mg/kg，每 3d 一次，需与放疗合用。

【注意事项】

（1）服用本品可使患者免疫功能受到抑制，故用药期间避免接种病毒疫苗，一般停药 3 个月至 1 年才可考虑接种疫苗。

（2）服用本品时应适当增加液体的摄入量，以增加尿量及尿酸的排泄。定期监测白细胞、血小板、血中尿素氮、尿酸及肌酐浓度。

【不良反应】

（1）骨髓抑制为剂量限制性毒性，可致白细胞和血小板减少，停药后 1～2 周可恢复。

（2）有时出现胃肠道反应，尚有致睾丸萎缩和致畸胎的报道。

（3）偶有中枢神经系统症状和脱发，亦有本药引起药物性发热的报道，重复给药时可再出现。

【禁忌证】①水痘、带状疱疹及各种严重感染禁用。②对本品过敏者禁用。③本品有诱变、致畸胎及致癌的潜在可能，孕妇及哺乳期妇女禁用。

【药物的相互作用】可能减少 5 - Fu 转变为活性代谢物（Fd - UMP），二者并用应慎重；本品对中枢神经系统有抑制作用，故用本品时慎用巴比妥类、苯二氮䓬类、麻醉药等；本品有可能提高患者血中尿酸的浓度，故与别嘌醇、秋水仙碱、丙磺舒等合用治疗痛风时，须调整上述药物剂量。本品与别嘌醇合用能预防并逆转其所致的高尿酸血症，与烷化剂无交叉耐药。

八、硫鸟嘌呤

【英文名称】tioguanine

【制剂】片剂：25mg。

【药理作用】属于抑制嘌呤合成途径的常用嘌呤代谢拮抗药物，是细胞周期特异性药物，对处于 S 期细胞最敏感，除能抑制细胞 DNA 的合成外，对 RNA 的合成亦有轻度抑制作用。本品是鸟嘌呤的类似物，在人体内必须由磷酸核糖转移酶转为硫鸟嘌呤核糖核苷酸方具活性，本品的作用环节与巯嘌呤相似，此外，硫鸟嘌呤核糖核苷酸通过对鸟苷酸激酶的抑制作用，可阻止一磷酸鸟苷（GMP）磷酸化为二磷酸鸟苷（GPD）。本品经代谢为脱氧核糖三磷酸后，能掺入 DNA，因而进一步抑制核酸的生物合成，巯嘌呤无此作用。本品与巯嘌呤有交叉耐药，而与阿糖胞苷等药物合用可提高疗效。口服后吸收不完全，约 30%。本品的活化及分解过程均在肝脏内进行，经甲基化作用转为氨甲基硫嘌呤或经脱氨作用转为硫嘌呤而失去活性，但灭活的代谢过程与黄嘌呤氧化酶无关，因而服用别嘌醇，对本品的代谢并无明显的抑制作用。一次口服，40% 的药物在 24h 内以代谢产物形式经尿液排出，尿中仅能测出微量的硫鸟嘌呤。

【适应证】①急性淋巴细胞白血病及急性非淋巴白血病的诱导缓解期及继续治疗期。②慢性粒细胞白血病的慢性期及急变期。

【用法用量】成人常用量，口服，开始时每日 2mg/kg 或 100mg/m²，一日一次或分次服用，如 4 周后临床未改进，白细胞未见抑制，可慎将每日剂量增至 3mg/kg。维持量按每日 2～3mg/kg 或 100mg/m²，一次或分次口服。联合化疗中 75～200mg/m² 一次或分次服，连用 5～7d。小儿常用量，口服每日 2.5mg/kg，一日 1 次或分次日服。

【注意事项】

（1）骨髓已有显著的抑制（血常规表现有白细胞减少或血小板显著降低），并出现相应严重的感染或明显的出血现象者，有肝肾功能损害、胆管疾患者，有痛风病史、尿酸盐结石病史者，4~6周内已接受过细胞毒药物或放射治疗者均应慎用。

（2）用药期间应注意定期（每周）检查周围血常规，检查肝功能，包括总胆红素、直接胆红素等，其他包括血尿素氮、血尿酸、肌酐清除率等。

（3）服用本品时，应适当增加水的摄入量，并使尿液保持碱性，或同时服用别嘌醇以防止患者血清尿酸含量的增高及尿酸性肾病的形成。

（4）本品可有迟缓的作用，因此在疗程中首次出现血细胞减少症，特别是粒细胞减少症、血小板减少症、黄疸、出血或出血倾向时，即应迅速停药，当各实验值恢复后，可以小剂量开始服用。有增加胎儿死亡或先天性畸形的危险，应避免在妊娠初期的3个月内服用，哺乳期妇女慎用。

【不良反应】

（1）常见的毒性反应为骨髓抑制，可有白细胞和血小板减少。

（2）消化系统反应：恶心、呕吐、食欲减退等胃肠道反应及肝功能损害，可伴有黄疸。

（3）开始治疗的白血病及淋巴瘤患者可出现高尿酸血症，严重者可发生尿酸性肾病。

（4）本品有抑制睾丸或卵巢功能的可能，引起闭经或精子缺乏，与药物的剂量和疗程有关，反应可能是不可逆的。

【禁忌证】已知对本品高度过敏的患者禁用。

【药物的相互作用】本品有增加血尿酸含量的作用，因而和抗痛风药物同时使用时，须调节抗痛风药的剂量，以控制高尿酸血症及痛风疾病；本品与其他对骨髓有抑制的抗肿瘤药或放射治疗合并使用时，会增强本品的效应，因而须考虑调节本品的剂量与疗程。

九、巯嘌呤

【英文名称】mercaptopurine，6 - MP

【制剂】50mg。

【药理作用】属于抑制嘌呤合成途径的细胞周期特异性药物，化学结构与次黄嘌呤相似，因而能竞争性地抑制次黄嘌呤的转变过程。本品进入体内，在细胞内必须由磷酸核糖转移酶转为6 - 巯基嘌呤核糖核苷酸后，方具有活性。其主要的作用环节有二：①通过负反馈作用抑制酰胺转移酶，因而阻止1 - 焦磷酸 - 5 - 磷酸核糖（PRPP）转为1 - 氨基 - 5 - 磷酸核糖（PRA）的过程，干扰了嘌呤核苷酸合成的起始阶段。②抑制复杂的嘌呤间的相互转变，即能抑制次黄嘌呤核苷酸转为腺嘌呤核苷酸及次黄嘌呤核苷酸转为黄嘌呤核苷酸、鸟嘌呤核苷酸的过程，同时本品还抑制辅酶 I（NAD$^+$）的合成，并减少了生物合成 DNA 所必需的脱氧三磷酸腺苷（dATP）及脱氧三磷酸鸟苷（dGTP），因而肿瘤细胞不能增殖，本品对处于 S 增殖周期的细胞较敏感，除能抑制细胞 DNA 的合成外，对细胞 RNA 的合成亦有轻度的抑制作用。用巯嘌呤治疗白血病常产生耐药现象，其原因可能是体内出现了突变的白血病细胞株，因而失去了将巯嘌呤变为巯嘌呤核糖核苷酸的能力。

口服胃肠道吸收不完全，约50%。广泛分布于体液内。血浆蛋白结合率约为20%。本品吸收后的活化分解代谢过程主要在肝脏内进行，在肝内经黄嘌呤氧化酶等氧化及甲基化作用后分解为硫尿酸等而失去活性。静脉注射后的半衰期约为90min，约半量经代谢后在24h即迅速从肾脏排泄，其中7%~39%以原型排出。

【适应证】适用于绒毛膜上皮癌、恶性葡萄胎、急性淋巴细胞白血病及急性非淋巴细胞白血病，慢性粒细胞白血病的急变期。

【用法用量】

（1）绒毛膜上皮癌：成人常用量，每日6.0~6.5mg/kg，分两次口服，以10d为1个疗程，疗程间歇为3~4周。

（2）白血病：①开始：每日 2.5mg/kg 或 80～100mg/m²，一日 1 次或分次服用，一般于用药后 2～4 周可见显效，如用药 4 周后，仍未见临床改进及白细胞数下降，可考虑在仔细观察下，加量至每日 5mg/kg。②维持：每日 1.5～2.5mg/kg 或 50～100mg/m²，一日 1 次或分次口服。小儿常用量：每日 1.5～2.5mg/kg 或 50mg/m²，一日 1 次或分次口服。

【注意事项】

（1）对诊断的干扰：白血病时有大量白血病细胞破坏，在服本品时则破坏更多，致使血液及尿中尿酸浓度明显增高，严重者可产生尿酸盐肾结石。

（2）下列情况应慎用：骨髓已有显著的抑制现象（白细胞减少或血小板显著降低）或出现相应的严重感染或明显的出血倾向；肝功能损害、胆管疾患者，有痛风病史、尿酸盐肾结石病史者；4～6 周内已接受过细胞毒药物或放射治疗者。

（3）用药期间应注意定期检查外周血常规及肝、肾功能，每周应随访白细胞计数及分类、血小板计数、血红蛋白 1～2 次，对血细胞在短期内急骤下降者，应每日观察血常规。

【不良反应】

（1）较常见的为骨髓抑制：可有白细胞及血小板减少。

（2）肝脏损害：可致胆汁淤积出现黄疸。

（3）消化系统：恶心、呕吐、食欲减退、口腔炎、腹泻，但较少发生，可见于服药量过大的患者。

（4）高尿酸血症：多见于白血病治疗初期，严重的可发生尿酸性肾病。

（5）间质性肺炎及肺纤维化少见。

【禁忌证】①对本品过敏者禁用。②孕妇禁用。

【药物的相互作用】

（1）与别嘌呤同时服用时，由于后者抑制了巯嘌呤的代谢，明显地增加巯嘌呤的效能与毒性。

（2）本品与对肝细胞有毒性的药物同时服用时，有增加对肝细胞毒性的危险。

（3）本品与其他对骨髓有抑制的抗肿瘤药物或放射治疗合并应用时，会增强巯嘌呤效应，因而必须考虑调节本品的剂量与疗程。

十、卡莫氟

【英文名称】carmofur

【制剂】片剂：50mg。

【药理作用】本品为氟尿嘧啶的衍生物，口服吸收迅速，在体内缓慢释放出氟尿嘧啶，干扰或阻断 DNA、RNA 及蛋白质合成而发挥抗肿瘤作用。本品口服后，能在体内经多种途径代谢，逐渐释放出氟尿嘧啶，并能较长时间维持氟尿嘧啶于有效的血药浓度范围内，T_{max} 2～4h，肝、肾及胃壁浓度较高，主要由尿排出。

【适应证】主要用于消化道癌（食管癌、胃癌、结直肠癌），乳腺癌亦有效。

【用法用量】成人口服一次 200mg，一日 3～4 次；或按体表面积一日 140mg/m²，分 3 次口服。联合化疗一次 200mg，一日 3 次。

【注意事项】高龄、骨髓功能低下、肝肾功能不全、营养不良者以及孕妇慎用。服药后避免摄入乙醇性饮料。

【不良反应】

（1）血液系统偶见白细胞、血小板减少。神经系统偶见言语、步行及意识障碍、锥体外系反应等。

（2）消化道反应有恶心、呕吐、腹痛、腹泻，罕见消化道溃疡。肝、肾功能异常，有时出现胸痛、ECG 异常。

（3）其他有皮疹、发热、水肿等。

【禁忌证】①对本品过敏者禁用。②孕妇、哺乳妇慎用。

【药物的相互作用】尚不明确。

（聂 娟）

第三节 靶向治疗药物

靶向制剂指一类能使药物浓集于靶器官、靶组织、靶细胞且疗效高、不良反应小的靶向给药系统，为第四代药物剂型，且被认为是抗癌药的适宜剂型。此类药物有非细胞毒性和靶向性的特点，主要对肿瘤细胞起调节作用和稳定作用。目前已在临床上广为应用并已取得一定成效的分子靶向治疗药物，有四大类：①表皮生长因子单靶点信号传导抑制剂：如伊马替尼、吉非替尼、厄洛替尼等。②抗肿瘤单克隆抗体：如利妥昔单抗、曲妥珠单抗、西妥昔单抗、尼妥珠单抗等。③新生血管抑制剂：如贝伐珠单抗、重组人血管内皮抑素等，见第五节。④多靶点抗肿瘤靶向治疗药：如索拉非尼（多吉美）、凡德他尼等。

一、利妥昔单抗

【英文名称】rituximab

【制剂】利妥昔单抗注射液：10ml（100mg）；50ml（500mg）。

【药理作用】利妥昔单抗是一种嵌合鼠/人的单克隆抗体，该抗体与纵贯细胞膜的 CD20 抗原特异性结合。此抗原位于前 B 细胞和成熟 B 淋巴细胞，但在造血干细胞、后 B 细胞、正常血浆细胞或其他正常组织中不存在。该抗原表达于 95% 以上的 B 淋巴细胞型的非霍奇金淋巴瘤。在与抗体结合后，CD20 不被内在化或从细胞膜上脱落。CD20 不以游离抗原形式在血浆中循环，因此，也就不会与抗体竞争性结合。利妥昔单抗与 B 淋巴细胞上的 CD20 结合，并引发 B 细胞溶解的免疫反应。细胞溶解的可能机制包括补体依赖性细胞毒性（CDC）和抗体依赖性细胞的细胞毒性作用（ADCC）。此外，体外研究证明，利妥昔单抗可使药物抵抗性的人体淋巴细胞对一些化疗药的细胞毒性敏感。

【适应证】复发或耐药的滤泡性中央型淋巴瘤（国际工作分类 B、C 和 D 亚型的 B 细胞非霍奇金淋巴瘤）。未经治疗的 CD20 阳性Ⅲ~Ⅳ期滤泡性非霍奇金淋巴瘤，应与标准 CVP 化疗（环磷酰胺、长春新碱和泼尼松）8 个周期联合治疗。CD20 阳性弥散大 B 细胞性非霍奇金淋巴瘤（DLBCL），应与标准 CHOP 化疗（环磷酰胺、多柔比星、长春新碱、泼尼松）8 个周期联合治疗。

【用法用量】须稀释后静脉滴注。无菌条件下，用氯化钠注射液或 5% 葡萄糖注射液稀释到浓度为 1mg/ml，通过专用输液管给药。初次滴注，起始滴注速度 50mg/h；最初 60min 过后，可每 30min 增加 50mg/h，直至最大速度 400mg/h。以后的滴注，起始滴注速度可为 100mg/h，每 30min 增加 100mg/h，直至最大速度 400mg/h。

用于滤泡性非霍奇金淋巴瘤，单药治疗，成人一次 375mg/m²，一周 1 次，22d 疗程内共给药 4 次。首次治疗后复发患者，一次 375mg/m²，一周 1 次，连续 4 周。

弥散大 B 细胞性非霍奇金淋巴瘤联合 CHOP，一次 375mg/m²，每个化疗周期的第 1 天使用，化疗的其他组分应在本品应用后使用。

不推荐本品在治疗期间减量使用，与标准化疗合用时，标准化疗药剂量可以减少。

【注意事项】

（1）细胞因子释放综合征或肿瘤溶解综合征。出现严重细胞因子释放综合征的患者应立即停止滴注，并予对症治疗，严密监护至症状和体征消失。

（2）超敏反应。

（3）约 50% 的患者会出现输液相关不良反应，约 10% 的患者较严重，出现低血压、呼吸困难和支气管痉挛。

（4）滴注期间可能出现一过性低血压，滴注前 12h 及滴注期间应考虑停用抗高血压药。有心脏病史的患者在滴注过程中应严密监护。

（5）可能导致严重的皮肤黏膜反应。

（6）定期检查全血细胞计数。骨髓功能差的患者慎用。

【不良反应】疼痛，不适，腹胀，高血压，心动过缓，心动过速，直立性低血压，心律失常，腹泻，消化不良，厌食症，淋巴结病，高血糖，外周水肿，乳酸脱氢酶（LDH）增高，低血钙，肌张力增高，头晕，焦虑，感觉异常，感觉过敏，易激惹，失眠，神经质，咳嗽，鼻窦炎，支气管炎，呼吸道疾病，阻塞性细支气管炎，盗汗，出汗，单纯疱疹，带状疱疹，泪液分泌疾病，结膜炎，味觉障碍。

【禁忌证】对本品的任何组分和鼠蛋白过敏者，妊娠及哺乳期妇女。

【药物的相互作用】目前尚未见本药与其他药物相互作用的报道。当患者存在人抗鼠抗体（HAMA）或人抗嵌合抗体（HACA）滴度时，若使用其他诊断或治疗性单克隆抗体，会产生过敏或高敏反应。

二、曲妥珠单抗

【英文名称】trastuzumab

【制剂】注射用曲妥珠单抗：440mg。

【药理作用】曲妥珠单抗是一种重组 DNA 衍生的人源化单克隆抗体，选择性地作用于人表皮生长因子受体-2（HER2）的细胞外部位。此抗体属 IgG1 型，含人的框架区，及能与 HER2 结合的鼠抗-p185 HER2 抗体的互补决定区。人源化的抗 HER2 抗体是由悬养于无菌培养基中的哺乳动物细胞（中国仓鼠卵巢细胞 CHO）产生的，用亲和色谱法和离子交换法纯化，包括特殊的病毒灭活的去除程序。

HER2 原癌基因或 C-erbB2 编码单一的受体样跨膜蛋白，相对分子质量 185kD，其结构上与表皮生长因子受体相关。在原发性乳腺癌患者中观察到有 25%~30% 的患者 HER2 过度表达。HER2 基因扩增的结果是这些肿瘤细胞表面 HER2 蛋白表达增加，导致 HER2 受体活化。

研究表明，HER2 过度表达的肿瘤患者较无过度表达的无病生存期短。HER2 的过度表达可通过以下方法诊断：对肿瘤组织块以免疫组化为基础的评价法，组织或血浆样品的 ELISA 法或荧光原位杂交法（FISH）。

曲妥珠单抗是抗体依赖的细胞介导的细胞毒性作用（ADCC）的潜在介质。在体外研究中，曲妥珠单抗介导的 ADCC 被证明在 HER2 过度表达的癌细胞中比 HER2 非过度表达的癌细胞中更优先产生。

【适应证】HER2 过度表达的转移性乳腺癌，已接受过 1 个或多个化疗方案的转移性乳腺癌，联合紫杉类药物治疗未接受过化疗的转移性乳腺癌。

【用法用量】静脉滴注：初次剂量一次 4mg/kg，90min 内输入。

维持剂量，一次 2mg/kg，一周 1 次，如初次剂量可耐受，则维持剂量可于 30min 内输完。治疗持续到疾病进展为止。

【注意事项】

（1）须在有经验的医师监测下用药。

（2）观察到有心脏功能症状和体征：与蒽环类药物和环磷酰胺合用时心脏不良事件风险增加。治疗前应进行全面的基础心脏评价，治疗中应评估左室功能，若出现显著的左室功能减退应考虑停药。监测并不能发现全部将发生心功能减退的患者。

（3）在灭菌注射水中，苯甲醇作为防腐剂，它对新生儿和 3 岁以下的儿童有毒性。用于对苯甲醇过敏的患者，应用注射用水重新配制。

（4）不能使用 5% 葡萄糖注射液为溶剂，因其可使蛋白凝固，不可与其他药物混合输注。

【不良反应】疼痛，乏力，寒战，发热，感冒样症状，感染，白细胞减少，血小板减少，贫血，肝毒性，心功能不全，血管扩张，低血压，畏食，便秘，腹泻，消化不良，腹胀，呕吐，恶心，周围水肿，关节痛，肌肉疼痛，焦虑，抑郁，眩晕，失眠，感觉异常，嗜睡，哮喘，咳嗽增多，呼吸困难，鼻出血，肺部疾病，胸腔积液，咽炎，鼻炎，鼻窦炎，瘙痒，皮疹。

【禁忌证】对本品或其他成分过敏者，妊娠及哺乳期妇女。

【药物的相互作用】正式的本药在人体内与其他药物相互作用的研究，未观察到临床试验中与其共同使用的药物有临床明显的相互作用。

三、西妥昔单抗

【英文名称】cetuximab，C225

【制剂】西妥昔单抗注射液：50ml（100mg）。

【药理作用】本品可与表达于正常细胞和多种癌细胞表面的 EGF 受体特异性结合，并竞争性阻断 EGF 和其他配体，如 α 转化生长因子（TGF-α）的结合。本品是针对 EGF 受体的 IgG1 单克隆抗体，两者特异性结合后，通过对与 EGF 受体结合的酪氨酸激酶（TK）的抑制作用，阻断细胞内信号转导途径，从而抑制癌细胞的增殖，诱导癌细胞的凋亡，减少基质金属蛋白酶和血管内皮生长因子的产生。

本品单剂治疗或与化疗、放疗联合治疗时的药动学呈非线性特征。当剂量从 $20mg/m^2$ 增加到 $400mg/m^2$ 时，药时曲线下面积（AUC）的增加程度超过剂量的增长倍数。当剂量从 $20mg/m^2$ 增加到 $200mg/m^2$ 时，清除率（CL）从 $0.08L/（m^2·h）$ 下降至 $0.02L/（m^2·h）$，当剂量 > $200mg/m^2$ 时，CL 不变。表观分布容积（Vd）与剂量无关，接近 $2\sim3L/m^2$。本品 $400mg/m^2$ 滴注 2h 后，平均最大血药浓度（G_{max}）为 184μg/ml（92~327μg/ml），平均消除半衰期（$t_{1/2}$）为 97h（41~213h）。按 $250mg/m^2$ 滴注 1h 后，平均 C_{max} 为 140μg/ml（120~170μg/ml）。在推荐剂量下（初始 $400mg/m^2$，以后一周 $250mg/m^2$）到第 3 周时，本品达到稳态血药浓度，峰值、谷值波动范围分别为 168~235μg/ml 和 41~85μg/ml。平均 $t_{1/2}$ 为 114h（75~188h）。

【适应证】与伊立替康联用治疗表达 EGFR、经伊立替康治疗失败的转移性结直肠癌。

【用法用量】静脉滴注：初始剂量一次 $400mg/m^2$，滴注 120min，之后一周给药 1 次 $250mg/m^2$，滴注 60min，最大滴注速率不得超过 5ml/min。治疗持续至病情进展。

【注意事项】

（1）如出现轻中度超敏反应，应减慢本品的滴注速率，一旦发生严重超敏反应，应立即并永久停用，并进行紧急处理。

（2）给药时发生呼吸困难可能与本品相关。老年患者、体能状况低下或伴有肺部疾病的患者可能存在更高的与呼吸困难相关的风险。

（3）发生严重（3 级）皮肤反应，须中断治疗。

（4）体能状况低下或伴有心肺疾病的患者慎用。

（5）注意监测血清中镁的水平，需要时应补充镁。

（6）用药过程中及用药结束后 1h 内，需密切监测患者的状况，并须配备复苏设备。

（7）首次滴注本品之前，患者须接受抗组胺药物治疗，建议在一次使用本品前都进行这种治疗。

（8）伊立替康须在本品滴注结束 1h 后开始使用。

（9）本品须在有经验的医师指导下使用。建议检测 EGFR。

【不良反应】急性气道阻塞，支气管痉挛，喘鸣，嘶哑，说话困难，风疹，低血压，发热，寒战，恶心，皮疹，结膜炎，呼吸困难，粉刺样皮疹，指甲病，甲床炎，低血镁症。

【禁忌证】已知对本品有严重超敏反应（3 级或 4 级）者，妊娠及哺乳期妇女。

【药物的相互作用】伊立替康不会影响西妥昔单抗的安全性，反之亦然。一项正式的药物相互作用研究显示，单剂量（$350mg/m^2$ 体表面积）伊立替康不会影响本品的药代动力学性质。同样，本品也不会影响伊立替康的药代动力学性质。尚未进行本品与其他药物相互作用的人体研究。

四、吉非替尼

【英文名称】gefitinib

【制剂】吉非替尼片：0.25g。

【药理作用】吉非替尼是一种选择性表皮生长因子受体（EGFR）酪氨酸激酶抑制剂，该酶通常表达于上皮来源的实体瘤。对于 EGFR 酪氨酸激酶活性的抑制可妨碍肿瘤的生长，转移和血管生成，并增加肿瘤细胞的凋亡。在体内，吉非替尼广泛抑制异种移植于裸鼠的人肿瘤细胞衍生系的肿瘤生长，并提高化疗、放疗及激素治疗的抗肿瘤活性。在临床实验中已证实吉非替尼对局部晚期或转移性非小细胞肺癌具客观的抗肿瘤反应并可改善疾病相关的症状。

【适应证】既往接受过铂化合物和多西他赛治疗或不适于化疗的晚期或转移性非小细胞肺癌。

【用法用量】口服：一次 250mg，一日 1 次，空腹或与食物同服。

【注意事项】

（1）接受本品治疗的患者，偶尔可发生急性间质性肺病，部分患者可因此死亡。伴有先天性肺纤维化、间质性肺炎、肺尘病、放射性肺炎、药物诱发性肺炎的患者出现这种情况时死亡率增加。若患者气短，咳嗽和发热等呼吸道症状加重，应中断治疗，及时查明原因。当证实有间质性肺病时，应停药并进行相应治疗。

（2）应告诫患者有眼部症状、严重或持续的腹泻、恶心、呕吐或畏食加重时应立即就医。

（3）定期检查肝功能，氨基转移酶轻中度升高者慎用，严重升高者停药。

（4）治疗期间可出现乏力症状，影响驾驶及操纵机器能力。

（5）不推荐用于儿童或青少年。

【不良反应】腹泻，消化道反应，口腔黏膜炎，脱水，口腔溃疡，胰腺炎，脓疱性皮疹，指甲异常，多形红斑，血管性水肿，荨麻疹，皮肤干燥，瘙痒，痤疮，肝功能异常，氨基转移酶升高，乏力，脱发，体重下降，外周性水肿，结膜炎，眼睑炎，睫毛生长异常，弱视，角膜糜烂，角膜脱落，眼部缺血/出血，鼻出血，血尿，INR 升高，出血性膀胱炎，胰腺炎，呼吸困难，间质性肺病。

【禁忌证】对本品或赋形剂有严重变态反应者，妊娠及哺乳期妇女。

【药物的相互作用】体外试验证实吉非替尼通过 CYP 3A4 代谢。在健康志愿者中将吉非替尼与利福平同时给药，吉非替尼的平均 AUC 降低 83%，在健康志愿者中将吉非替尼与伊曲康唑（itraconazole，一种 CYP 3A4 抑制剂）合用，吉非替尼的平均 AUC 增加 80%。由于药物不良反应与剂量及作用时间相关，该结果可能有临床意义。与能引起胃 pH 值持续升高大于等于 5 的药物合用，可使吉非替尼的平均 AUC 减低 47%。

五、厄洛替尼

【英文名称】erlotinib

【制剂】盐酸厄洛替尼片：25mg；100mg；150mg。

【药理作用】厄洛替尼的临床抗肿瘤作用机制尚未完全明确。厄洛替尼能抑制与表皮生长因子受体（EGFR）相关的细胞内酪氨酸激酶的磷酸化。对其他酪氨酸激酶受体是否有特异性抑制作用尚未完全明确。EGFR 表达于正常细胞和肿瘤细胞的表面。在临床前研究中没有观察到潜在致癌性的证据。

【适应证】两个或两个以上化疗方案失败的局部晚期或转移的非小细胞肺癌。

【用法用量】口服：一次 150mg，一日 1 次，进食前 1h 或进食后 2h 服用。

【注意事项】同服华法林或其他双香豆素类抗凝药的患者应定期监测凝血酶原时间或 INR。

【不良反应】可见皮疹，腹泻，腹痛，食欲下降，乏力，呼吸困难，咳嗽，恶心，呕吐，感染，口腔黏膜炎，荨麻疹，皮肤干燥，结膜炎，干燥性角结膜炎，肝功能异常，ALT、AST 和胆红素升高。

【禁忌证】妊娠及哺乳期妇女。

【药物的相互作用】尚不明确。

六、索拉非尼

【英文名称】sorafenib

【制剂】甲苯磺酸索拉非尼片：0.2g。

【药理作用】索拉非尼是一种新颖的二芳基尿素，化学名 4－4－［3－（4－氯－3－三氟甲基－苯基）－酰脲］－苯氧基－吡啶－2－羧酸甲胺，临床使用的是索拉非尼的甲苯磺酸盐。索拉非尼是一种口服多激酶抑制剂，具有靶向抑制肿瘤细胞增殖和肿瘤血管生成的作用。索拉非尼采取"多靶点"方式攻击肿瘤细胞，对 Raf－1 激酶、B－Raf、血管内皮生长因子受体－2、血小板源性生长因子受体、Fms 样酪氨酸激酶－3（Flt－3）和干细胞生长因子（c－KIT）均具有抑制作用。它一方面可以通过上游抑制受体酪氨酸激酶 KIT 和 FLT－3，以及下游抑制 RAFlMEK/ERK 途径中丝氨酸－苏氨酸激酶，减少肿瘤细胞增生；另一方面，通过上游抑制受体酪氨酸激酶 VEGFR 和 PDGFR，以及下游抑制 RAF/MEK/ERK 途径中丝氨酸－苏氨酸激酶，减少肿瘤血管生成。

【适应证】不能手术的晚期肾细胞癌。

【用法用量】口服，一次 0.4g，一日 2 次，空腹或伴低脂、中脂饮食服用，治疗持续至患者不能临床受益或出现不可耐受的毒性反应。出现不良反应时，剂量可减为 0.4g，一日 1 次或隔日 1 次，必要时停药。

【注意事项】

（1）注意治疗期间血压变化、出血风险、骨髓抑制。

（2）合用华法林的患者应定期进行相关检查。

（3）有活动性出血倾向的患者应慎用，且不宜进行肌内注射，因本品可能诱发血小板减少，使患者易出现出血、碰伤或血肿等情况。

（4）既往进行过骨髓抑制治疗（包括放疗和化疗）的患者慎用。

（5）活动性感染（包括真菌感染或病毒感染）患者在应用本品前宜先进行相关治疗，曾感染过带状疱疹、单纯疱疹等疱疹病毒或有其他病毒感染既往史的患者，化疗后感染可能复发。

（6）本品在儿童患者中的安全性和有效性尚未得到验证。

（7）肝病、黄疸或肾病患者慎用。

【不良反应】淋巴细胞减少，白细胞减少，中性粒细胞减少，血小板减少，贫血，低磷血症，低钠血症，脱水，腹泻，皮疹、脱屑、瘙痒、红斑，皮肤干燥，脱发，手足综合征，血压升高，疲劳、虚弱，发热，恶心，呕吐，吞咽困难，食欲减退，口腔炎，头痛，面部潮红，便秘，肢体疼痛，关节炎，脂肪酶升高，淀粉酶升高，胰腺炎，勃起功能障碍，男性乳房发育，声嘶，耳鸣，抑郁。

【禁忌证】对本品或非活性成分严重过敏者，妊娠及哺乳期妇女。

【药物的相互作用】索拉非尼与多柔比星或伊立替康合用时，后两者的药时曲线下面积（AUC）将分别增加21%和26%～42%，目前尚不清楚上述现象是否具有临床意义，但一般建议索拉非尼与上述两种药物合用时应注意密切观察。索拉非尼与酮康唑合用时较安全。从理论上说，任何能够诱导 CYP 3A4 的药物均能加快索拉非尼的代谢，降低其血药浓度和临床疗效。索拉非尼是 CYP 2C9 的竞争性抑制剂，因此，它有可能会升高其他经 CYP 2C9 代谢的药物的血药浓度。当索拉非尼与其他治疗范围较窄的 CYP 2C9 底物［如塞来昔布、双氯芬酸、屈大麻酚、四氢大麻酚（THC）、苯妥英或磷苯妥英、吡罗昔康、舍曲林、甲苯磺丁脲、托吡酯和华法林等］合用时应注意观察，以防出现严重不良反应。

七、舒尼替尼

【英文名称】sunitinib

【制剂】苹果酸舒尼替尼胶囊：12.5mg；25mg；50mg。

【药理作用】苹果酸舒尼替尼是一种能抑制多个受体酪氨酸激酶的小分子，可抑制血小板衍生生长因子受体（PDGFRa 和 PDGFRβ）、血管内皮生长因子受体（VEGFR1、VEGFR2 和 VEGFR3）、干细胞因子受体（KIT）、Fms 样酪氨酸激酶－3（FLT3）、1 型集落刺激因子受体（CSF－1R）和神经胶质细胞系衍生的神经营养因子受体（RET）。在表达受体酪氨酸激酶靶点的肿瘤模型的体内实验中，舒尼替尼能抑制多个受体酪氨酸激酶（PDGFRβ、VEGFR2、KIT）的磷酸化进程；在某些动物肿瘤模型中显示出抑制肿瘤生长或导致肿瘤消退和/或抑制肿瘤转移的作用。体外实验结果表明舒尼替尼能抑制靶向受体酪氨酸激酶（PDGFR、RET 或 KIT）表达失调的肿瘤细胞生长，体内实验结果表明其能抑制 PDGFRp

和 VEGFR2 依赖的肿瘤血管形成。

【适应证】伊马替尼治疗失败或不能耐受的胃肠道间质瘤（GIST），不能手术的晚期肾细胞癌（RCC）。

【用法用量】口服：一次 50mg，一日 1 次，服药 4 周，停药 2 周（4/2 给药方案）。与食物同服或不同服均可。

【注意事项】

（1）若出现充血性心力衰竭的临床表现应停药。无充血性心力衰竭临床证据但射血分数 <50% 以及射血分数低于基线 20% 的患者也应停药或减量。

（2）本品可延长心电图 QT 间期，且呈剂量依赖性，应慎用于已知有心电图 QT 间期延长病史、服用抗心律失常药物或有相应基础心脏疾病、心动过缓和电解质紊乱的患者。

（3）用药期间如果发生严重高血压，应暂停使用，直至高血压得到控制。

（4）育龄妇女用药时应避孕；哺乳期妇女用药时应停止哺乳。

【不良反应】食欲减退，恶心，腹泻，腹痛，便秘，乏力，味觉改变，畏食，呕吐，黏膜炎/口腔炎，消化不良，发热，高血压，皮疹，手足综合征，皮肤变色，外周性水肿，出血，左心室功能障碍，心电图 QT 间期延长，静脉血栓事件，可逆性后脑白质脑病综合征（RPLS），头晕，头痛，背痛，关节痛，肢痛，体重改变，灵敏性下降，精神功能改变，视力丧失，结膜炎，嗜睡，呼吸困难，AST/ALT、脂肪酶、碱性磷酸酶、淀粉酶、总胆红素、间接胆红素、肌酐升高；低血钾，高血钠，左室射血分数下降，血小板减少，白细胞减少，淋巴细胞减少，甲状腺功能减低。

【禁忌证】对本品或非活性成分严重过敏者。

【药物的相互作用】尚不明确。

八、伊马替尼

【英文名称】imatinib

【制剂】甲磺酸伊马替尼胶囊：100mg。

【药理作用】甲磺酸伊马替尼在体内、外均可在细胞水平上抑制 bcr－abl 酪氨酸激酶，能选择性抑制 bcr－abl 阳性细胞系细胞、Ph 染色体阳性的慢性粒细胞白血病和急性淋巴细胞白血病患者的新鲜细胞的增殖和诱导其凋亡。此外，甲磺酸伊马替尼还可抑制血小板衍化生长因子（PDGF）受体、干细胞因子（SCF），c－Kit 受体的酪氨酸激酶，从而抑制由 PDGF 和干细胞因子介导的细胞行为。

【适应证】慢性髓性白血病急变期、加速期或 INF－a 治疗失败后的慢性期患者，不能切除和（或）发生转移的恶性胃肠道间质肿瘤（GIST）的成人患者。

【用法用量】口服：成人一日 1 次，儿童和青少年一日 1 次或分两次服用，宜在进餐时服用，并饮一大杯水，不能吞咽胶囊的患者（儿童），可将胶囊内药物分散于水或苹果汁中。

CML 患者慢性期，一日 400mg；急变期和加速期，一日 600mg，只要有效，就应持续服用。不能切除和/或转移的恶性 GIST：一日 400mg，治疗后如未获得满意效果，若无药品不良反应，可考虑增加剂量至一日 600mg。治疗剂量应依据出现的不良反应作调整。

【注意事项】

（1）儿童患者水潴留可能不出现可以识别的水肿，水潴留可以加重或导致心力衰竭，严重心力衰竭者、青光眼的患者应慎用。

（2）可能出现胃肠道出血和肿瘤内出血，在治疗初始应监测患者的胃肠道症状。

（3）有肝功能损害者慎用。

（4）定期检查血常规、肝功能。

【不良反应】恶心，呕吐，腹泻、腹胀，消化不良，便秘，食管反流，口腔溃疡，肌痛，肌痉挛，关节肿胀，水潴留，疲劳，发热，畏寒，胃肠道出血，肿瘤内出血，败血症，肺炎，性功能障碍，肝坏死，单纯疱疹，带状疱疹，上呼吸道感染，胃肠炎，骨髓抑制，中性粒细胞减少，血小板减少，食欲减退，体重增加，脱水，高尿酸血症，低钾血症，低钠血症，抑郁，焦虑，性欲降低，意识模糊，头痛，头晕，味觉障碍，失眠，感觉异常，嗜睡，周围神经病变，记忆损害，结膜炎，流泪增多，视力模糊，视网膜出血，青光眼，心力衰竭，心动过速，高血压，低血压，潮红，四肢发冷，呼吸困难，肝酶升高，皮肤干燥，毛发稀少，色素沉着。

【禁忌证】对本品活性物质或任何赋形剂过敏者，妊娠及哺乳期妇女。

【药物的相互作用】

（1）CYP 3A4 抑制剂：健康志愿者同时服用单剂酮康唑（CYP 3A4 抑制剂）后，甲磺酸伊马替尼的药物暴露量大大增加，平均最高血浆浓度和曲线下面积可分别增加 26% 和 40%，因此同时服用甲磺酸伊马替尼和 CYP 3A4 抑制剂（如酮康唑、伊曲康唑、红霉素和克拉霉素）时必须谨慎。

（2）CYP 3A4 诱导剂：在临床研究中发现，同时给予苯妥英药物后，甲磺酸伊马替尼的血浆浓度降低，疗效减低。其他诱导剂如地塞米松、卡他咪嗪、利福平、苯巴比妥和含有 St John 麦汁浸膏制剂等，可能有类似问题，但尚未进行专门研究，因此同时服用这些药物时须谨慎。

（3）甲磺酸伊马替尼可使下列药物改变血浆浓度甲磺酸伊马替尼使辛伐他汀（CYP 3A4 底物）的平均 C_{max} 和 AUC 分别增加 2 倍和 3.5 倍。当同时服用本药和治疗窗狭窄的 CYP 3A4 底物（如环孢素、匹莫齐特）时应谨慎。甲磺酸伊马替尼可增加经 CYP 3A4 代谢的其他药物（如苯二氮草类、双氢吡啶、钙离子拮抗剂和 HMG – CoA 还原酶抑制剂等）的血浆浓度。

（4）在与抑制 CYP 3A4 活性相似的浓度下，甲磺酸伊马替尼还可在体外抑制细胞色素 P450 异构酶 CYP 2D6 的活性，因此在与甲磺酸伊马替尼同时服用时，有可能增加全身与 CYP 2D6 底物的接触量，尽管尚未作专项研究，用药时仍应谨慎。

（5）甲磺酸伊马替尼在体外还可抑制 CYP 2C9 和 CYP 2C19 的活性，同时服用华法林后可见到凝血酶原时间延长。因此在甲磺酸伊马替尼治疗的始末或更改剂量时，若同时在用双香豆素，宜短期监测凝血酶原时间。

（6）应告知患者避免使用含有对乙酰氨基酚的非处方药和处方药。

（聂　娟）

第四节　抗肿瘤抗生素

一、放线菌素 D

放线菌素 D 为由我国桂林土壤中分离出的放线菌（Streptornyces melanochlomogenes）的发酵液中得到的抗生素。与国外的放线菌素 D 结构相同。

【其他名称】更生霉素，Actinomycin D，ACTD。

【ATC 编码】IL01DA01

【性状】为鲜红色结晶或橙红色结晶性粉末，无臭，有引湿性，遇光及热不稳定，使其效价降低。几不溶于水（但在 10℃ 水中溶解）。熔点 243～248℃（分解）。

【药理学】本品能抑制 RNA 的合成，作用于 mRNA 干扰细胞的转录过程。静脉注射后迅速由血中消失，在 24h 内 12%～25% 由肾脏，50%～90% 由胆汁中排出。与放射并用可提高肿瘤对放射的敏感性。

【适应证】本品对肾母细胞瘤（Wilms 瘤）、横纹肌肉瘤、神经母细胞瘤、霍奇金病及绒毛膜癌有效，对睾丸肿瘤也有一定疗效。

【用法和用量】一次 0.2～0.4mg，溶于 5% 葡萄糖液 500ml 中静脉滴注，或溶于生理盐水 20～40ml 中静脉注射，1 日或隔日 1 次，1 个疗程总量 4～6mg。2 个疗程间隔 2 周。

【不良反应】有消化道反应、骨髓抑制，少数患者有脱发、皮炎、发热及肝功能损伤等。

【禁忌证】对本品过敏者禁用。严重骨髓抑制者，严重肝肾功能损害者禁用。妊娠及哺乳期妇女禁用。

【注意】水痘或最近患过水痘者不宜用本品。骨髓功能低下，有痛风病史，肝功能损害，感染，有尿酸盐性肾结石病史，近期接受过放射治疗或抗癌药治疗者慎用。用药期间应严格检查血常规。定期查肝肾功能。不良反应出现后可考虑减量或停药。注射时防止药液漏出血管外。本品可能使尿及血内尿酸升高。

【药物相互作用】本品可提高放射敏感性，与放射治疗同时应用，可能加重放射治疗降低白细胞作用和局部组织损害作用。本品也可能削弱维生素 K 的疗效。

【制剂】注射用放线菌素 D：每瓶 200μg；500μg。

【贮法】应在避光、阴凉处保存。

二、博来霉素

【其他名称】争光霉素，博莱霉素，Bleocin，BLM。

【ATC 编码】L01DC01

【性状】黄白或白色冻干粉末、块状松散物。易溶于水，不溶于丙酮和己基醋酸盐。

【药理学】本品与铁的复合物嵌入 DNA，引起 DNA 单链和双链断裂。它不引起 RNA 链断裂。作用的第一步是本品的二噻唑环嵌入 DNA 的 G－C 碱基对之间，同时末端三肽氨基酸的正电荷和 DNA 磷酸基作用，使其解链。作用的第二步是本品与铁的复合物导致超氧或羟自由基的生成，引起 DNA 链断裂。

口服无效。需经肌肉或静脉注射。注射给药后，在血中消失较快，广泛分布到肝、脾、肾等各组织中，尤以皮肤和肺较多，因该处细胞中酰胺酶活性低，本品水解失活少。在其他正常组织则迅速失活。部分药物可透过血脑屏障。血浆蛋白结合率仅为 1%。连续静脉滴注 4～5d，每日 30mg，24h 内血药浓度稳定在 146ng/ml，静脉滴注后，$t_{1/2}$ 为 1.3h 及 8.9h。快速静脉注射，$t_{1/2}$ 为 24min 及 4h。3 岁以下小儿 $t_{1/2}$ 为 54min 及 3h。肌肉注射或静注本品 15mg，血药峰浓度分别为 1μg/ml 及 3μg/ml。有可能在组织细胞内由酰胺酶水解而失活。主要经肾排泄，24h 内排出 50%～80%，不能被透析清除。

【适应证】用于头颈部、食管、皮肤、宫颈、阴道、外阴、阴茎的鳞癌和霍奇金病及恶性淋巴瘤、睾丸癌等，亦可用于治疗银屑病。

【用法和用量】肌内、静脉及动脉注射，成人每次 15mg，每日 1 次或每周 2～3 次，总量不超过 400mg；小儿每次按体表面积 10mg/m²。第 1 次用药时，先肌肉注射 1/3 量，若无反应再将全部剂量注射完。静脉注射应缓慢，不少于 10min。

【不良反应】常见的有恶心、呕吐、口腔炎、皮肤反应、药物热、食欲减退、脱发、色素沉着、指甲变色、手足指（趾）红斑、硬结、肿胀及脱皮等。肺炎样症状及肺纤维化症状，表现为呼吸困难、咳嗽、啰音、间质水肿等。

【禁忌证】严重肺部疾患、严重弥散性肺纤维化者，对本类药物有过敏史者，严重肾功能障碍者，严重心脏疾患，胸部及其周围接受放射治疗者。

【注意】因所有抗癌药均可影响细胞动力学，并引起诱发和畸形形成，妊娠及哺乳期妇女应谨慎给药，特别是妊娠初期的 3 个月。下列情况应慎用：70 岁以上老年患者、肺部经过放射治疗者、肺功能损害、肝肾功能损害。发热患者及白细胞低于 2.5×10^9/L 不宜用。

【药物相互作用】吸氧增加的患者，例如，作为全身麻醉程序的一部分，使用本品肺毒性的风险增加，推荐减少吸氧的浓度。给予本品和顺铂的患者有增加肺毒性的报道。

【制剂】注射用盐酸博来霉素：每瓶 15mg 效价。

【贮法】密封、凉暗干燥处保存。

三、平阳霉素

平阳霉素为从我国浙江平阳县土壤中的放线菌（Streptornyces pingyangenszs）培养液中分离得到的抗肿瘤抗生素。经研究与国外的博来霉素成分相近。两者比较，博来霉素为多组分的复合药，主要成分为 A2；平阳霉素则为单一的 Aso 实践证明本品对鳞癌有较好疗效，而肺毒性相对较低。

【其他名称】Pingyangmycin，PYM。

【性状】为白色疏松块状物或无定形固体，无臭，引湿性较强。易溶于水。

【药理学】本品与博来霉素的作用相近，主要抑制胸腺嘧啶核苷掺入 DNA，与 DNA 结合使之破坏。另外它也能使 DNA 单链断裂，并释放出部分游离碱基，可能因此破坏 DNA 模板，阻止 DNA 的复制。

静脉注射后 30min 血液浓度达最高峰，以后迅速下降。$t_{1/2}$ 为 1.5h，在 24h 内由尿中排出 25% ~50%。

【适应证】用于头颈部鳞癌、恶性淋巴瘤、乳腺癌、食管癌及鼻咽癌等，亦可用于其他处如肺、子宫颈及皮肤的鳞癌。

【用法和用量】肌内、静脉或肿瘤内注射，一次 8mg，隔日一次，1 个疗程总量 240mg。

【不良反应】可有发热、胃肠道反应、皮肤反应（色素沉着、皮炎、角化增厚、皮疹等）、脱发、肢端麻痛、口腔炎等。本品与博来霉素相比引起化学性肺炎或肺纤维变的机会较小。

【禁忌证】对本品过敏者禁用。

【注意】应用时须先接受试验剂量，一般可以小剂量 2mg 以下开始。用药期间应注意检查肺部，如出现肺炎样变，应停药。

【制剂】注射用平阳霉素：每支 8mg。

【贮法】干燥、阴凉处保存。

四、丝裂霉素

为从放线菌（Streptornyces caespitosus）的培养液中分离出的抗肿瘤药物，对多种实体瘤有效，为常用的周期非特异性药物之一。

【其他名称】自力霉素，MUTAMYCIN，MMC。

【ATC 编码】L01DC03

【性状】为深紫色结晶性粉末，无臭，在酸、碱及日光下均不稳定。微溶于水。其水溶液在 pH 值为 6 ~9 时较稳定。

【药理学】从结构上看具有苯醌、乌拉坦及乙烯亚胺基三种有效基团。在细胞内通过还原酶活化后，起作用，可使 DNA 解聚，同时拮抗 DNA 的复制。高浓度时对 RNA 和蛋白质的合成亦有抑制作用。本品分子上的烷化基团可与 DNA 链中鸟嘌呤 N7 结合，形成链间交叉联结，它亦可与胞嘧啶碱基结合，与其他碱基的结合较少。主要作用于晚 G_1 期和早 S 期。在酸性和乏氧条件下也有作用。耐药主要由细胞膜通透性降低，以致细胞内浓度下降；降解加快和所谓的突变 - 选择机制。

虽然本品口服后亦能吸收，但血中浓度只能达到静脉注射的 1/20，故一般采用静脉冲入。静脉注射本品 30mg、20mg、10mg 后，血中最高浓度分别为 2.7μg/ml、1.5μg/ml 及 0.5μg/ml，其廓清也不相同（表 8 -1）。

表 8 -1 丝裂霉素的廓清

给药剂量（mg）	2	10	20	30
$t_{1/2\alpha}$（min）	6	9	10	17
$t_{1/2\beta}$（min）	28	52	73	112

本品主要从肾小球过滤，肝、脾、肾、脑及心脏等组织参与本品的失活，最可能是在肝由微粒体代谢。静脉注射后有相当剂量由尿中排出，数小时内有 10% 以原形排出。

【适应证】对多种实体肿瘤有效，特别是对消化道癌为目前各国常用的抗肿瘤药物之一。

【用法和用量】静脉注射，1 日 2mg；或每周 2 次，每次 4 ~6mg，40 ~60mg 为 1 个疗程。或 8 ~10mg/m² 静脉冲入，每 3 周 1 次。

【不良反应】本品与其他烷化剂的毒性相近，主要为骨髓抑制、消化道反应。此外，对肾脏、肺亦有毒性，个别患者可引起发热、乏力、肌肉痛及脱发。用药期间应严格检查血象。本品对局部有刺激作用，不可漏于血管外。

【禁忌证】水痘或带状疱疹患者禁用。用药期间禁用活病毒疫苗接种和避免口服脊髓灰质炎疫苗。妊娠及哺乳期妇女禁用。

【注意】本品溶解后需在 4～6h 内应用。与维生素 C、维生素 B_6 等配伍静脉应用时，可使本品疗效显著下降。

【药物相互作用】本品与阿霉素同时应用可增加心脏毒性，建议阿霉素的总量限制在按体表面积 450mg/m^2 以下。

【制剂】注射用丝裂霉素：每瓶 2mg；4mg；8mg；10mg。

【贮法】应避光，阴冷处贮存。

五、柔红霉素

本品为由 Streptornyces peucetins 提出的一种抗生素。从我国河北正定县土壤中亦获得同类放线菌株并提出同类物质（即柔红霉素）。主要用于对常用抗肿瘤药耐药的急性淋巴细胞或粒细胞白血病，但缓解期短，故需与其他药物合并应用。

【其他名称】柔毛霉素，红比霉素，正定霉素，Daunomycin，Rubidomycin，DNR。

【ATC 编码】LOIDB02

【性状】为橙红色针状结晶，易溶于水。其水溶液相当稳定，在 0℃ 或 37℃ 能保存 3 周活力不变。

【药理学】作用与阿霉素相同，嵌入 DNA，可抑制 RNA 和 DNA 的合成，对 RNA 的影响尤为明显，选择性地作用于嘌呤核苷。

在血中 $t_{1/2}$ 为 30～50h。转化为醇的形式由尿中排出，也有相当部分由胆汁排泄。

【适应证】主要治疗急性粒细胞及急性淋巴细胞白血病。

【用法和用量】静脉滴注，30～60mg/m^2，用 0.9% 氯化钠注射液 250ml 溶解后滴注，1h 内滴完，每周 1 次，也可每日 1 次，连用 3d。

【不良反应】

(1) 骨髓抑制：较严重，故不应用药过久。如出现口腔溃疡（此反应多在骨髓毒性之前出现），应即停药。

(2) 胃肠道反应：恶心、呕吐、腹痛、口腔溃疡。

(3) 心脏毒性：可引起心肌损害，心电图异常，心律失常，严重者可有心力衰竭，故总量不应超过 25mg/kg。滴速快时也可出现心律失常。

(4) 漏出血管外时，可致局部组织坏死。

【禁忌证】对本品过敏者禁用。严重骨髓抑制者，严重肝肾功能损害者禁用。妊娠及哺乳期妇女禁用。有心脏病者忌用。

【注意】对肝功能不全者慎用。不宜与过酸、过碱的药物混用，以免降低效价或失效。

【药物相互作用】对心脏或肝脏有毒性的药物不能与柔红霉素同用。本品可能与多柔比星有交叉耐药性，但与阿糖胞苷、甲氨蝶呤、环磷酰胺和亚硝脲类药物无交叉耐药性。用药期间及停用本品后 3～6 个月内禁用病毒疫苗接种。

【制剂】注射用柔红霉素：每瓶 10mg；20mg。

【贮法】密闭、干燥，室温下保存。

六、多柔比星

本品为由 Streptornyces peucetium varcaeszus 的发酵液提出的一种糖苷抗生素，由于其抗瘤谱广，且对乏氧细胞也有效，故在肿瘤化学治疗中占有重要地位，但本品对心肌有毒性。

【其他名称】阿霉素，Adriamycln，ADRIBLASTIN，ADM。

【ATC 编码】L01DB01

【性状】盐酸盐为橘红色针状结晶，易溶于水，水溶液稳定。在碱性溶液中迅速分解。

【药理学】如前所述，蒽环类化合物的主要作用机制是直接嵌入 DNA 核碱对之间，干扰转录过程，阻止 mRNA 的形成起到抗肿瘤作用。它既抑制 DNA 的合成又抑制 RNA 的合成，所以对细胞周期各阶段均有作用，为一细胞周期非特异性药物。此外，本品还可导致自由基的生成，能与金属离子结合，与细胞膜结合。自由基的形成与心脏毒性有关。本品对乏氧细胞也有作用。

本品静脉注射后血浆浓度迅速下降，呈三室模型，$t_{1/2}$ 分别为 8 ~ 25min，1. 5 ~ 10h，24 ~ 48h。本品和柔红霉素的主要代谢物分别为阿霉醇和柔红霉醇，其代谢物主要在肝脏。配氧糖基也是本品的代谢产物，可能与心脏毒性有关；而表柔比星的脱氧配基的产生率较低，因之心脏毒性也低。本品大部由胆汁排出，48h 由尿中排出 10%，4d 内胆道排出 40%。其中绝大部分以原形及阿霉醇排出。

【适应证】本品为广谱抗肿瘤抗生素，对急性白血病、淋巴瘤、乳腺癌、肺癌及多种其他实体肿瘤均有效。

【用法】静脉注射，一般主张间断给药，40 ~ 50mg/m²，每 3 周 1 次；也有人给予 20 ~ 30mg/m²，每周 1 次，连用 2 次静脉注射。目前认为总量不宜超过 450mg/m²，以免发生心脏毒性。

【不良反应】骨髓抑制、脱发、消化道反应均较常见；本品可引起心脏毒性，轻的表现为心电图室上性心动过速、室性期外收缩及 ST - T 改变，重者可出现心肌炎，而发生心力衰竭与所用总剂量相关，大多发生于总量超过 400mg/m² 的患者。与原先存在的心脏疾病无关。辅酶 Q10，维生素 C、维生素 E 等由于可清除自由基，可降低心脏毒性。

【禁忌证】曾用其他抗肿瘤药物或放射治疗已引起骨髓抑制者禁用；心肺功能失代偿者、严重心脏病患者禁用；妊娠及哺乳期妇女禁用；周围血常规中白细胞低于 $3.5 \times 10^9/L$ 或血小板低于 $5 \times 10^{10}/L$ 患者禁用；明显感染或发热、恶病质、失水、电解质或酸碱平衡失调者禁用；胃肠道梗阻、明显黄疸或肝功能损害者禁用；水痘或带状疱疹患者禁用。

【注意】老年、2 岁以下幼儿或原有心脏病者要特别慎用。肝功能不全者应减量或慎用。过去曾用过足量柔红霉素或多柔比星者不能再用本药。与其他抗肿瘤药物联用时不能在同一注射器内混用。

【药物相互作用】各种骨髓抑制细胞毒药物特别是亚硝脲类、大剂量环磷酰胺或甲氨蝶呤、丝裂霉素或放射治疗，如与本品同用，后者一次量或总剂量均应酌减。本品如与链佐星同用，后者可延长本品的半衰期，因此前者剂量应予酌减。任何可能导致肝脏损害的药物如与本品同用，可增加本品的肝毒性；与阿糖胞苷同用可导致坏死性结肠炎；与肝素、头孢菌素等混合应用易产生沉淀。本品与柔红霉素呈交叉耐药性。与阿糖胞苷、甲氨蝶呤、氟尿嘧啶、氮芥、丝裂霉素、博来霉素、环磷酰胺和亚硝脲类药物无交叉耐药性。且与环磷酰胺、氟尿嘧啶、顺铂及亚硝脲类药物同用，有不同程度的协同作用。用药期间慎用活病毒疫苗接种。

【制剂】注射用阿霉素：每瓶 10mg；20mg；50mg。

【贮法】密闭、干燥、避光保存。

七、表柔比星

表柔比星为多柔比星的同分异构体，4' 位置上的羟基由顺位变为反位。经 20 余年的临床应用，证明其疗效与多柔比星相同，而毒性尤其是心脏毒性低于多柔比星。

【其他名称】表阿霉素，PHARMORUBICIN，EPI。

【ATC 编码】L01DB03

【性状】为橘红色粉末状结晶，可溶于水，在生理盐水中稳定。微溶于酒精，不溶于丙酮、氯仿等。当 pH 值为 7 时呈橘红色，如 pH 值超过 9 则变成蓝紫色。其盐酸盐在 4℃ 避光条件下至少可保存 1 年。冷冻干燥的制剂在室温中可保存 3 年以上。但在日光下、高温和高湿度下不稳定，在碱性溶液中可迅速分解成有色素的混合物。

【药理学】本品的作用机制是直接嵌入 DNA 核碱对之间，干扰转录过程，阻止 mRNA 的形成，从而抑制 DNA 和 RNA 的合成。此外，本品对拓扑异构酶Ⅱ也有抑制作用。为一细胞周期非特异性药物，对多种移植性肿瘤均有效。与多柔比星相比，疗效相等或略高。

体内代谢与多柔比星相近，但有一些特点：①在带瘤动物中给药后 1、24、48h，本品在心脏、脾脏的浓度以及 48h 在肾脏的浓度低于多柔比星。②在体内代谢、排出均较多柔比星快。血浆 $t_{1/2}$ 为 30h，$t_{1/2\alpha}$ 为（3.1 ± 4.8）min，$t_{1/2\beta}$ 为（$1.3\sim2.6$）h，$t_{1/2\gamma}$ 为 20～40h；而多柔比星为 43h。血浆清除率本品为 1 440ml/min，而多柔比星为 880ml/min。本品与多柔比星一样主要经胆道排泄，48h 尿中排出 10%，4d 内胆道排出 40%，其中绝大部分以原形及与葡萄糖醛酸的结合物排出。这可能与本品排出较快有关。90% 以上与血浆蛋白结合。在血浆中和尿中可测出本品的主要代谢产物为表阿霉醇，以及表柔比星和表阿霉醇与葡萄糖醛酸的结合物。其血浆清除率高，而排泄相对缓慢，表明其与组织广泛结合。本品不能透过血脑屏障。尿中排出为注射剂量的 7%～23%，肾功能正常与否对本品的药代动力影响不大。但由于主要由肝胆系统排出，占 40%～45%，对有肝转移和肝功能受损的患者，本品在血浆中的浓度维持时间较长，故应适当减低剂量，一般可给半量。

【适应证】与多柔比星相同。

【用法和用量】$50\sim90mg/m^2$，静脉注射，每 3 周 1 次。

【不良反应】与多柔比星相同，但不良反应一般较轻，尤其是心脏毒性。

【禁忌证】禁用于因用化疗或放疗而造成明显骨髓抑制的患者，禁用于已用过大剂量蒽环类药物（如多柔比星或柔红霉素）的患者，禁用于近期或既往有心脏受损病史的患者，禁用于血尿患者膀胱内灌注。

【注意】定期查血常规、心电图、肝功能，如有异常及时处理。既往放疗、化疗的患者、老年人、骨髓功能低下、心功能异常等应适当减量，或将每次剂量分次给药。联合用药及肝胆疾患者亦应适当减量。用过多柔比星者，则本品的总量应控制在 $800mg/m^2$ 以下。

【药物相互作用】本品不可与肝素混合注射。在本品给药前使用紫杉醇类药物会引起本品药物原形及代谢物血药浓度升高，其中代谢物既没有活性也没有毒性。当紫杉醇或多西他赛药物和本品联合用药时，先予本品则对其药代动力学没有影响。

【制剂】注射用表柔比星：每安瓿 10mg。

【贮法】室温避光下保存。

八、吡柔比星

本品是半合成的蒽环类抗癌药，其化学结构式与多柔比星相似。

【其他名称】吡喃阿霉素，THP。

【ATC 编码】L01DB08

【性状】为橙红色固体或粉末，溶于甲醇和水。在 pH 值为 6 的水溶液（1mg/ml）中最稳定。

【药理学】对白血病 P388 和 L1210、Lewis 肺癌、吉田肉瘤、黑色素瘤 B16、结肠癌 26 和 38 等多种动物肿瘤有抑制作用，对 Lewis 肺癌的肺转移抑制明显。通过直接嵌入 DNA 双螺旋链，抑制 DNA 聚合酶，阻止核酸合成，在 G_2 期使细胞不能进行分裂，而导致肿瘤细胞死亡。对耐 ADM 肿瘤细胞也有效。在体内分布较快，主要经胆道从粪便排出。

【适应证】对头颈部癌、乳腺癌、膀胱癌、输尿管癌、肾盂癌、卵巢癌、宫颈癌、恶性淋巴瘤和急性白血病有效，单药有效率为 20%～30%，恶性淋巴瘤为 50%。动脉给药和膀胱内给药的疗效则明显提高。

【用法和用量】以 5% 葡萄糖注射液或蒸馏水 10ml 溶液溶解，静脉冲入。本药难溶于氯化钠注射液，故不宜用氯化钠注射液溶解。①一次 25～40mg/m²，静脉冲入，3～4 周重复。②7～20mg/m²，静脉冲入，一日 1 次，连用 5d，3～4 周重复。③每次（15～30）mg/（15～30）ml 溶液，膀胱内注入，保留 1～2h，每周 3 次，2～3 周为 1 个疗程。

【不良反应】为骨髓抑制，表现为白细胞减少和血小板减少、食欲不振、恶心、呕吐、口腔炎、乏力、发热，少数有腹泻、肝肾功能损伤。脱发、心脏毒性和胃肠道反应较 ADM 为轻。静脉注射时药液漏至皮下，可引起局部炎症。

【禁忌证】因化疗或放疗而造成明显骨髓抑制者禁用。严重器质性心脏病或心功能异常者及对本品过敏者禁用。已用过大剂量蒽环类药物（如多柔比星或柔红霉素）的患者禁用。妊娠期、哺乳期及育龄期妇女禁用。

【注意】本品不可静脉推注。慎与碱性药物配伍。肝肾功能不全者慎用本品。

【药物相互作用】本品与其他有潜在心脏毒性药物或细胞毒药物合用时，可能出现心脏毒性或骨髓抑制作用的叠加，应密切注意心脏功能和血液学的检测。

【制剂】注射用吡柔比星：每支 10mg；20mg（内含乳糖分别 90mg；180mg）。

【贮存】室温阴凉处保存。

九、米托蒽醌

米托蒽醌为合成的蒽环类抗肿瘤药物，结构与多柔比星近似。

【其他名称】NOVANTRONE，DHAD。

【ATC 编码】L01DB07

【性状】为蓝黑色结晶，无臭，易吸潮。易溶于水形成色泽深的蓝色溶液。在乙醇中微溶，在氯仿中不溶。

【药理学】作用机制与其他蒽环类相似，主要作用为嵌入 DNA 和形成交叉连接，对 RNA 的合成也有抑制，为周期非特异性药物。对 G_0 期细胞也有作用，耐药主要由于细胞膜的 P 糖蛋白。

进入血中后大部分（95% 以上）与血浆蛋白结合，也与血细胞结合包括红细胞、白细胞及单核细胞。排出呈三室模型 $t_{1/2}\alpha$ 为 0.1h，$t_{1/2}\beta$ 为 1.1h，$t_{1/2}\gamma$ 为 42.6h。在体内因与组织结合排出缓慢。在肝中代谢，主要通过氧化或与葡萄糖醛酸或硫酸盐结合。尿中在 5d 内才有 6.5% 排出，另由胆汁中排出 2.7%，粪便 18% 肝功能不全的患者排出更为缓慢。因之严重肝功能损害的患者应减低剂量。

【适应证】主要用于乳腺癌、恶性淋巴瘤、急性白血病，对肺癌、黑色素瘤、软组织肉瘤、多发性骨髓瘤、肝癌、大肠癌、肾癌、前列腺癌、子宫内膜癌、睾丸肿瘤、卵巢瘤和头颈部癌也有效。

【用法和用量】实体瘤：$10 \sim 14mg/m^2$，静脉冲入，每 $3 \sim 4$ 周 1 次。在骨髓移植的患者可一次给 $75mg/m^2$。白血病：$2 \sim 20mg/m^2$，静脉注射，连续 $5 \sim 7d$；也可 $10 \sim 14mg/m^2$，静脉注射，每 $3 \sim 4$ 周 1 次。儿童单次剂量最高可达 $24mg/m^2$。联合化疗：剂量可酌减到 $8 \sim 10mg/m^2$，每 3 周 1 次。

【不良反应】骨髓抑制是限制剂量提高的毒性，可使白细胞减少，给药 $8 \sim 15d$ 达最低值，22d 时恢复。消化道反应常见、但多不严重，心脏毒性低于多柔比星，但如既往用过蒽环类药物或积累剂量超过 $140 \sim 160mg/m^2$ 者中约 10% 可有明显心脏毒性。如既往患者应用多柔比星的剂量超过 $350mg/m^2$ 者，必须心功能正常才可给予此药。脱发远轻于多柔比星。

【禁忌证】对本品过敏者禁用。妊娠及哺乳期妇女禁用。有心脏疾病的患者禁用或慎用。

【注意】注意既往蒽环类药物的用药总量，按规定禁止超过总限制量。

【药物相互作用】与多柔比星同用可加重心脏毒性。本品有骨髓抑制作用，与其他抗肿瘤药物联合应用时应注意。

【制剂】注射用米托蒽醌：每瓶 10mg；4mg。

【贮法】室温中避光保存。

十、阿柔比

【其他名称】阿克拉霉素，阿拉霉素，阿那霉素，Aclacinomycin，ACM，Aclacinon。

【ATC 编码】L01DB04

【性状】为橙红色固体或粉末，溶于甲醇和水。在 pH 值为 6 的水溶液（1mg/ml）中最稳定。

【药理学】抗癌谱与多柔比星相似，与 DNA 螺旋链结合，阻止和干扰核酸合成，选择性抑制 RNA

的合成，对 $G_1 \rightarrow S$ 期和 S 后期敏感。对多种动物肿瘤有抑制作用。

主要在肝脏代谢，其代谢产物随尿及粪排出。静脉注射一次 40～100mg，其血浆浓度在给药后迅速下降，但活性产物可维持在 20～30μg/ml 的浓度 12h 以上。其活性代谢产物在肺、脾、淋巴结分布较多。

【用法和用量】静脉注射或静脉滴注：20mg 溶于 10ml 等渗盐水或 5% 葡萄糖液中静脉注射或静脉滴注。急性白血病：每次 20mg（0.4mg/kg），每日 1 次，连用 10～15d。恶性淋巴瘤和实体癌：每次 40～50mg（0.8～1.0mg/kg），每周 2 次，第 1、2 或第 3、4 日用；或每次 20mg，每日 1 次，连用 7d，每隔 1 周给药。

【适应证】对急性白血病、恶性淋巴瘤、胃癌、肺癌、乳腺癌和卵巢癌等有卓越疗效，对多柔比星、柔红霉素耐药的病例亦有效，并且脱发、口腔炎等均较轻。

【不良反应】可有心脏毒性（如心电图变化、心动过速、心律失常及心力衰竭）、白细胞减少、血小板减少、贫血、出血、恶心、呕吐、厌食、口腔炎、腹泻、转氨酶升高、蛋白尿、皮疹、脱发、色素沉着、头痛、发热等。

【禁忌证】心功能不全、妊娠期妇女（致畸胎）及对本品过敏者禁用。

【注意】老年患者、肾功能不全者、水痘患者、骨髓抑制患者慎用；勿将药物漏出血管外。

【药物相互作用】与 pH 值在 7 以上的注射剂配伍时，有可能发生浑浊。

【制剂】粉针剂：ACM－A，20mg；ACM－B，6mg（ACM－B 比 ACM－A 不良反应少）。

【贮法】密封，在干燥凉暗处保存。

（郭建平）

参考文献

[1] 杨敏，陈勇，张廷模，等．对中药学概念体系雏形构建的研究．中药药理与临床，2015，31 (6)：215－217.

[2] 程德云．临床药物治疗学．第4版．北京：人民卫生出版社，2012.

[3] 李向荣．药剂学．杭州：浙江大学医学出版，2010.

[4] 宋文宣，李德爱．实用心血管药物学．北京：人民卫生出版社，2010.

[5] 陈吉生，陈慧，马建春．新编临床药物学．北京：中国中医药出版社，2013.

[6] 姚丹炜．体内药物分析．杭州：浙江大学出版社，2012.

[7] 崔福德．药剂学．第7版．北京：人民卫生出版社，2011.

[8] 朱家壁．现代生物药剂学．北京：人民卫生出版社，2011.

[9] 杨宝峰．药理学．第8版．北京：人民卫生出版社，2013.

[10] 井智勇．老年重症肺炎合并糖尿病抗感染治疗的药学监护．中国实用医刊，2014，41 (16)：60－62.

[11] 王慧丽，王序杰，张欢．对1例晚期结肠癌患者的药学监护．药学研究，2015 (1)：45－46.

[12] 李泛珠．药剂学．北京：中国中医药出版社，2011.

[13] 杨世杰．药理学．第2版．北京：人民卫生出版社，2012.

[14] 吴昊姝，娄小娥．面向新药研发思维的药学本科生探究型实验教学．高等工程教育研究，2016 (5)：129－136.

[15] 阚全程．医院药物高级教程．北京：人民军医出版社，2015.

[16] 沈映君，孙建宁．中药药理学．第2版．北京：人民卫生出版社，2014.

[17] 姜远英．临床药物治疗学．第3版．北京：人民卫生出版社，2011.

[18] 平其能，屠锡德，张俊寿．药剂学．第4版．北京：人民卫生出版社，2013.

[19] 库宝善．神经精神药理学．北京：北京大学医学出版，2016.

[20] 袁培明．药学干预对抗生素临床合理应用的影响．中国继续医学教育，2015，7 (18)：174－175.

[21] 李兆申．现代消化病药物治疗学．北京：人民军医出版社，2015.

[22] 袁伟杰．现代肾病药物治疗学．北京：人民军医出版社，2011.

[23] 陈新谦，金有豫，汤光．新编药物学．第17版．北京：人民卫生出版社，2011.

[24] 周宏灏，袁洪．药物临床试验．北京：人民卫生出版社，2011.

[25] 高学敏，钟赣生．中药学．北京：中国中医药出版社，2012.

[26] 张玉．临床药物手册．第2版．北京：人民卫生出版社，2012.

[27] 李学林，崔瑛，曹俊岭．实用临床中药学．北京：人民卫生出版社，2013.